Coco Burckhardt

12 Heilpflanzen und ihre Geschichten

Märchen, Mythen, Medizin

Mit Illustrationen von Rafael Kläger

ulmer

Inhalt

Zwölf Geschichten

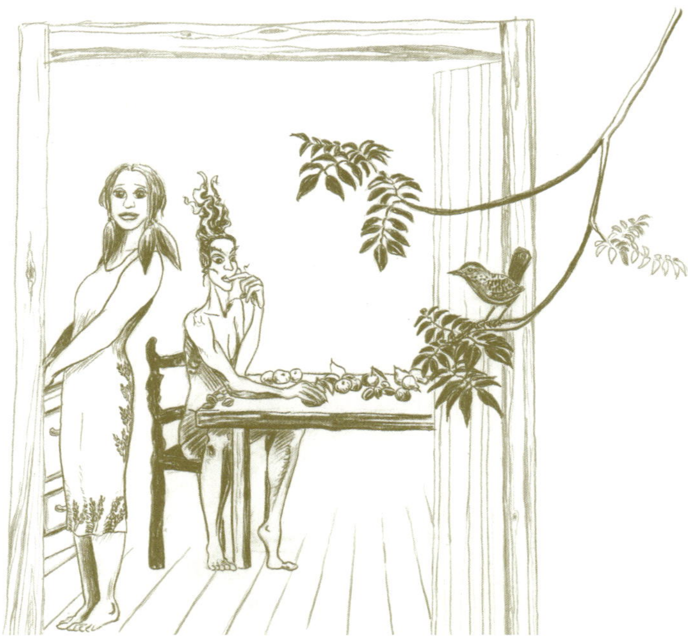

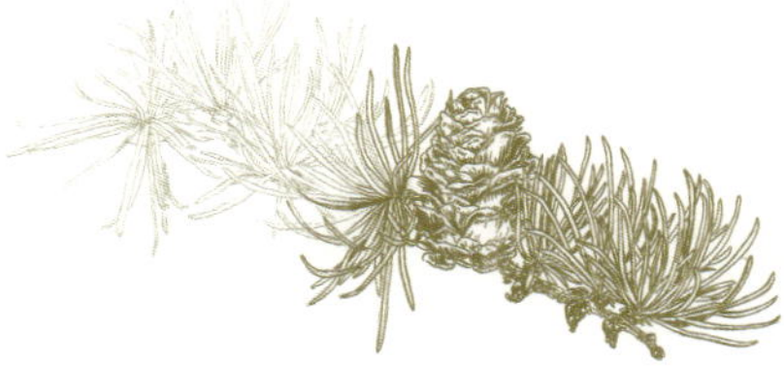

Service

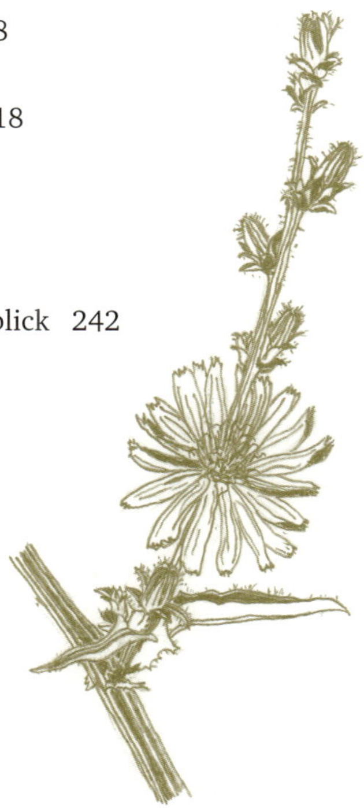

Vom Geschichtenerzählen ...

Es gab einmal eine Zeit, in der man sich des Abends traf, um Geschichten zu erzählen – sie handelten von den Geschicken der Menschen und Götter, von Freude und Leid, von Vergangenem und Zukünftigem. Nicht selten sprachen sie auch von den Geheimnissen der Natur und ihren Geschöpfen, welches Kraut wie und wann am besten zu verwenden war und in wessen göttlicher Gunst es stand. Über all die Zeitalter hindurch halfen uns Geschichten in Form von Sagen, Mythen und Märchen, die Welt um uns herum zu verstehen, uns ein Gefühl für Stein, Pflanze, Wasser, Wind, Erde, Sonne und Mond zu geben. Alles war belebt, sogar beseelt, und man wusste, dass man ein untrennbarer Teil der Schöpfung war.

Heute herrscht ein anderer Zeitgeist. Die Natur ist dabei in den Hintergrund gerückt, sie ist nur noch ein Aspekt unter vielen in unserem Leben, denn meist dreht sich alles um das persönliche kleine Universum, abgekoppelt vom Leben zwischen Himmel und Erde.

Geschichten aus vergangenen Tagen, ob originär oder nachempfunden, können uns heute helfen, sich dem einstigen Bewusstsein anzunähern, um darüber die Verbindung zur Natur wieder zu spüren, sie als heilig und schützenswert zu erkennen.

Die Geschichtenerzähler in unseren Breiten sind leider schon lange verstummt, doch wir sollten uns bemühen, sie wieder auferstehen zu lassen. Nicht nur, um unsere Beziehung und Wertschätzung der Schöpfung gegenüber neu auszurichten, sondern auch, weil es eine so schöne, gesellige und auch nachhaltige Tradition ist.

Die Nachhaltigkeit erlebe ich jedes Jahr in meinen Kräuterkursen; Geschichten lassen sich besser merken als kalte Fakten. Eine Tatsache, die durch die moderne Naturwissenschaft bestätigt wurde: Die Wissensvermittlung unter Einbeziehung der emotionalen Ebene und sinnlicher Erfahrungen aktiviert sowohl die rechte als auch die linke Gehirnhälfte und erhöht darüber die Einprägsamkeit.

Ich selber habe Geschichten schon immer geliebt. Die meiner Großeltern, wenn sie aus ihrem Leben erzählten, und auch Märchen und Sagen, vor allem die aus dem keltischen Kulturkreis – jener Kultur, die in unseren Breiten als letzte noch in einem innigen Verhältnis zur Natur lebte und eine außerordentliche Erzählkultur besaß.

Mit dem vorliegenden Buch möchte ich Sie nun auf diese alte, fast vergessene Art und Weise mit 12 Pflanzen vertraut machen.

Die Pflanzengeschichten, die den Kapiteln vorausgehen, folgen dem Jahreskreis und sind eingebunden in die keltische Lebenswelt und verknüpft mit deren Vegetationsgöttern. Der rote Faden, der in ihnen gesponnen wird, zieht sich durch die folgenden Abschnitte, die von der Volkskunde, der Signaturlehre nach planetarischer „Zugehörigkeit", der Botanik, den Wirkstoffen und der Heilkunde berichten und welche schließlich im „Webmuster" zusammengefasst werden.

Diese unterschiedlichen Betrachtungsweisen reichen von der Frühgeschichte bis in die gegenwärtige Naturwissenschaft und sollen Ihnen, zusammen mit den Geschichten, dazu dienen, das Wesen der Pflanzen auf kognitiver und emotionaler Ebene kennenzulernen.

Je mehr man über das teils Jahrtausende alte Verhältnis der Menschen zu „Floras Kindern" erfährt und verinnerlicht, desto inniger lässt sich eine Beziehung zu ihnen aufbauen und umso gezielter weiß man sich mit ihren Heilwirkungen zu helfen.

„12 Heilpflanzen und ihre Geschichten" ist in erster Linie ein Lesebuch, bietet Ihnen aber in Bezug auf die medizinische Verwendung auch die Vorteile eines Nachschlagewerks, so dass Sie im Fall einer Erkrankung zügig das Mittel der Wahl finden. Im Heilkundeteil der einzelnen Kapitel werden die Anwendungsgebiete mit ihren jeweiligen Darreichungsformen erläutert. Die dazugehörigen Rezepte finden Sie dann zusammengefasst am Ende des Kapitels. Manche Rezepte sind dort genau beschrieben, andere folgen in ihrer Herstellung Grundrezepten, die auf den Seiten 9 bis 11 stehen. Außerdem finden Sie ab Seite 242 eine Übersichtstabelle aller Pflanzen und deren heilkundliche Verwendungsmöglichkeiten.

Nun wünsche ich Ihnen viel Spaß bei der Lektüre und hoffe, dass, inspiriert durch die Natur und das vor Ihnen liegende Buch, Ihre Wurzeln weiter wachsen. Wurzeln, die Sie mit „Mutter Erde" und „Vater Kultur" verbinden. Wer weiß, welche Geschichten und Geheimnisse Ihnen Wald und Wiesen dann zuwispern werden …

Viel Freude dabei! Ihre Coco Burckhardt

Von den Kelten …

Über 1000 Jahre lang erblühte die keltische Kultur in Europa und dehnte sich bis 450 v. Chr. bis nach Kleinasien aus. Sie war eine Fusion der Megalithbauern und der gegen Ende der Bronzezeit aus Westasien einfallenden viehzüchtenden Reitervölker.

Im Gegensatz zu den Kulturen der Antike besaßen die Kelten keine Schrift, zumindest nicht zur Dokumentation, sondern nur für rituelle Zwecke. Geschriebene Sprache war tote Sprache, doch die Heldensagen und das Wissen über die Natur waren lebendig und mussten daher von Generation zu Generation mündlich weitergegeben werden. So entwickelte sich im keltischen Siedlungsgebiet eine große Erzählkultur, die bei den Inselkelten, vor allem in Irland, zum Teil bis heute Bestand hat.

Den Inselkelten, genau genommen den frühen christlichen Mönchen von Irland und Wales aus der Zeit zwischen dem 6. und dem 10. Jahrhundert, ist es zu verdanken, dass wir heute zumindest einige Mythen und Sagen aus dem keltischen Kulturraum kennen. Sie hielten beispielsweise den Ulsterzyklus um den Helden Cuchulin, den Osiandischen Zyklus um den Helden Finn mac Cumaill und die walisische Sammlung des Mabinogi schriftlich fest. Ansonsten bleibt uns von der keltischen Kultur nur ein Flickenteppich aus politisch eingefärbten Schriften der Römer und Griechen, aus alten Märchen, Kinderliedern, dem Marienkult und dem Brauchtum.

Die meisten Jahreskreisfeste aus heidnisch keltischer Zeit wurden im Zuge der Christianisierung durch Feste der Bibelgeschichte ersetzt. Dabei erhielten sie ein fixes Datum, anders als bei den Kelten, die sich nach dem Mondzyklus richteten. Fließend wie der Verlauf der Jahreszeiten war auch die keltische Götterwelt. Es gab viele Regionalgottheiten, und die Götter schlüpften in den Sagen oft in die Rolle eines Helden. Ihre Charaktere waren sehr komplex, und je nach Mythos traten einzelne Eigenschaften mal stärker, mal überhaupt nicht in den Vordergrund.

In den folgenden Geschichten sind die keltischen Götter stark vereinfacht dargestellt. Ich habe sie bewusst auf ihre Eigenschaften als

Natur- oder Jahreszeitengötter reduziert und sie hier nur in aller Kürze beschrieben.

Das Jahr beginnt ...

Das Jahr beginnt in Dunkelheit mit der Wintergöttin **Morrigan** und ihrem Gemahl **Samhain**. Zur Vollmondnacht im November zum Fest „Samhain" treten sie ihr Amt als Hüter der Natur an. Zur gleichen Zeit scheint es, als würde das ewige Licht der Natur vom Antlitz der Erde verschwinden. Sie hüten es bis zur Wintersonnwende, wenn es wieder genügend Kraft geschöpft hat, um von Neuem geboren zu werden. Auch die Samen und Wurzeln der Pflanzen finden in Morrigans und Samhains unterirdischem Reich Schutz vor der Kälte und sammeln Kraft für das kommende Jahr.

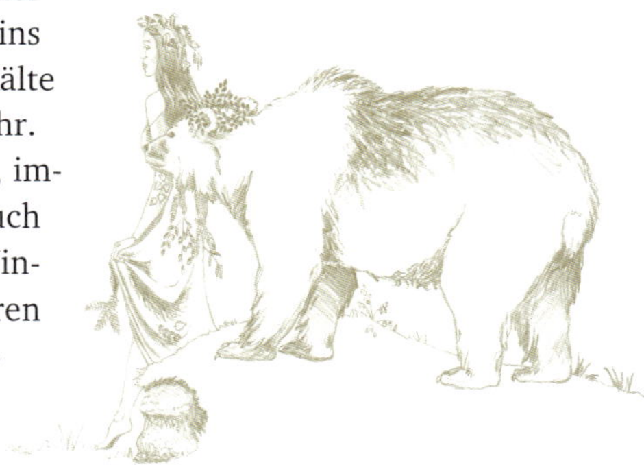

Ihre Pflanzen sind die nie schlafenden, immergrünen, die das Licht der Natur auch heute noch über die leblos scheinende Winterzeit hinweg erhalten. Zu ihnen gehören die Nadelbäume, die Mistel, das Immergrün, der Efeu und die Stechpalme.

Der Februarvollmond „Imbolc" läutet einen neuen Abschnitt im Jahreskreislauf ein, begleitet von der Frühlingsgöttin **Brigit** und ihrem Gefährten, dem **Bären**. Sie treten an die Stelle von Morrigan und Samhain und sind von nun an für die Geschicke in der Natur verantwortlich. Brigit, die holde Birkenfee, weckt mit ihrem lieblichen Gesang Bäume, Sträucher und Blumen auf, die dem Frühling neues Leben einhauchen und die Entbehrungen des Winters beenden. Der Bär, voller Kraft und Gemütlichkeit, schenkt jenen Pflanzensamen, die erst später aufwachen, noch ein bisschen Wärme in seinem dicken Pelz. Die Pflanzen der Brigit und des Bären sind allesamt Boten des Frühlings, wie das Schneeglöckchen, das Veilchen, der Huflattich, die Haselruten, die Weiden und natürlich die Birke.

Zum Maivollmond „Beltane" werden die beiden vom Sonnengott **Belenos** und seiner Blütenmaid **Belisama** abgelöst. Menschen, Tiere und Pflanzen laben sich jetzt am bunten Treiben der Natur. Belenos ist so stark und kräftig, dass er der Sonne hilft, noch heller und wärmer auf die Erde zu scheinen. Belisama ihrerseits schenkt jeder Blüte eine eigene, wunderbare Farbe, und mit der Kraft von Belenos funkeln und duften sie im Sommerreigen. Die leuchtenden und aromatischen Blumen, wie das Johanniskraut, der Beifuß, der Thymian und die Königskerze, sowie die vor Kraft strotzenden Bäume, wie Eiche und Buche, stehen dem Götterpaar am nächsten.

Zum Augustvollmond „Lugnasad“ neigt sich die ausgelassene Jahreszeit ihrem Ende zu, und das muntere Treiben verwandelt sich in eifriges Schaffen. **Lugus**, der rotschopfige Gott des Herbstes, macht die Sonne feurig und ausdörrend. Er schenkt den Früchten ihre Süße, dem Korn seine goldene Farbe und den Bäumen ihr buntes Kleid. **Annona**, die Kornmutter und Gemahlin von Lugus, hilft den Pflanzen beim Ausreifen und den Menschen bei der Ernte. Buntes Laub, rotbackige Äpfel, goldene Ähren, Kornblumen, Klatschmohn und die Esche – der Lichtbaum – stehen im Gefolge der Herbstgötter. Die Natur mit ihren reifen Früchten gleicht einem gefüllten Erntedankkorb und steht im Zeichen des Wandels und der Vervollkommnung.

Das Jahr ist vollbracht und der Kreislauf der Natur kann von Neuem beginnen.

Grundrezepte der Heilkunde

Die Verarbeitungsmöglichkeiten vieler Pflanzen beruhen meist auf ein und demselben Rezept. Damit es nicht zu Wiederholungen kommt, habe ich in den einzelnen Kapiteln auf die Grundrezepte im folgenden Teil verwiesen.

Tinkturen

Füllen Sie ein Schraubdeckelglas mit etwa 300 ml Inhalt, beispielsweise ein Marmeladenglas, ¾ voll mit den jeweils benötigten grob zerkleinerten frischen Pflanzenteilen. Wenn Sie Kraut (Blätter, Triebspitzen, Stängel), Blüten oder Wurzeln nehmen, verwenden Sie in der Regel 38 %igen Alkohol, für Rinde benötigen Sie 70 %igen Alkohol. Schließen Sie das Glas und lassen Sie den Ansatz nun für 4 Wochen an einem dunklen Ort stehen. Schütteln Sie ihn dabei hin und wieder. Danach sind die Wirkstoffe in Lösung gegangen und Sie können die Tinktur abgießen. Lagern Sie die Tinktur in dunklen Flaschen an einem kühlen Ort. Auf diese Weise bleiben die Wirkstoffe bestmöglich erhalten.

Ich selber belasse die Pflanzenteile allerdings bis zum Verbrauch der Tinktur im Glas, denn meiner Auffassung nach sind es nicht nur die Wirkstoffe, sondern auch das Wesen einer Pflanze, die den Körper heilen. Und je länger eine Pflanze ausgezogen wird, umso mehr kann auch ihr Wesen in die Tinktur übergehen. Eine Tinktur ist bei dunkler, kühler Lagerung viele Jahre haltbar. Spätestens wenn sie ihr Aroma verloren hat, sollten Sie eine neue herstellen.

Teezubereitung

Die Angaben in den Rezepten beziehen sich auf getrocknete Pflanzenteile (siehe auch „Umgang mit Sammelgut“ Seite 15). Falls nicht anders beschrieben, können Sie bei frischen Teilen einfach die doppelte Menge verwenden. Fachleute sind sich in Bezug auf Menge der Kräuter und Ziehzeit des Tees recht uneinig. Wenn Ihnen manche

Angaben in meinen Rezepten zu gering oder zu hoch erscheinen, möchte ich Ihnen raten: Gehen Sie Ihrem Gefühl nach und passen Sie die Menge Ihren individuellen Wünschen an. (Ausnahme: Efeu, dort die Dosierung nicht überschreiten!)
Infus bei den Rezepten bedeutet: Die Kräuter mit kochendem Wasser übergießen, 3–5 Minuten ziehen lassen und anschließend abgießen.
Dekokt bedeutet: Die Pflanzenteile werden über Nacht in Wasser angesetzt und am nächsten Tag kurz aufgekocht und abgeseiht.

Möchten Sie eine Teekur durchführen, können Sie täglich 2–3 Tassen über einen Zeitraum von 4 Wochen trinken, danach sollten Sie eine Pause von 1 Woche einlegen oder zu einer anderen Pflanze mit ähnlichem Wirkspektrum greifen.

Im Akutzustand können Sie, falls im Porträtteil nicht anders erwähnt, bis zu 1,5 Liter täglich trinken.

Kompressen

Der Tee für die Kompressen wird in gleicher Weise vorbereitet wie der Tee zum Trinken, der Unterschied liegt nur in dem Mengenverhältnis Pflanze:Wasser. Tauchen Sie ein Stück Mulltuch in den leicht abgekühlten Kompressentee, wringen Sie es aus und legen es um die betroffene Stelle. Dann wickeln Sie alles nochmals mit einem Handtuch ein und belassen dort die Kompresse für 15–30 Minuten.

Ölauszug

Ein Schraubdeckelglas ½ bis ¾ mit den jeweiligen grob zerkleinerten frischen Pflanzenteilen füllen, das Glas mit Olivenöl auffüllen und verschlossen an einen sonnigen Platz stellen (bei einem 400 ml großen Glas wären das 2–3 Handvoll zerkleinerte Pflanzenteile). Der Ansatz sollte in den ersten 3–4 Wochen alle 2–3 Tage gut geschüttelt werden, damit alle Teile vom Öl gesättigt sind und nicht schimmeln. Nach dieser Zeit können Sie den Ölansatz abseihen und an einem dunklen, kühlen Ort aufbewahren, denn die Inhaltstoffe sind nun in Lösung gegangen.

Ich belasse aus demselben Grund wie bei der Tinktur die Pflanzenteile über diesen Zeitraum hinaus im Öl. Sie müssen aber stets davon bedeckt bleiben. Ist das nicht mehr gewährleistet, gieße ich den Ansatz ab und lagere ihn wie oben beschrieben.

Den Ölauszug können Sie als solchen verwenden oder als Basis für eine Salbe nutzen. Er ist gut gelagert in der Regel über ein Jahr haltbar. Sobald das Öl ranzig riecht, müssen Sie es wegschütten, denn dann hat sich die Fett- und Eiweißstruktur verändert und könnte auf der Haut zu Reizungen und Irritationen führen.

Salbe

Zutaten für 60 ml Salbe:

- 35 ml Öl (das jeweils passende Öl finden Sie bei den Rezepten der Porträts erwähnt)
- 4 g Bienenwachs
- 8 g Wollwachs
- 2 EL gut zerkleinerte Pflanzenteile (die benötigten Pflanzenteile finden Sie ebenfalls in den Rezepten der Porträts erwähnt)

Pflanzenteile gemeinsam mit dem Öl in ein feuerfestes Glas geben und dieses in einem Wasserbad erhitzen. Die Temperatur des Öls sollte 70 °C nicht überschreiten. Falls kein Thermometer zur Hand ist, können Sie die Hitze auch anhand der Bläschenbildung überprüfen. Steigen ganz kleine Bläschen auf, müssen Sie die Temperatur reduzieren. Mit guten, heilsamen Gedanken den Ölauszug etwa 30 Minuten rühren und dann durch einen Teefilter in ein weiteres feuerfestes Glas abseihen.

Kleine Warenkunde

Wollwachs ist das aus dem Schaffell entfernte und gereinigte Fett. Im Handel wird es auch als Adeps lanae oder Lanolin anhydrid verkauft (Lanolin hydrid, ein Restprodukt der Erdölverarbeitung, wird ebenfalls als Salbengrundlage angeboten, ist aber nicht zu empfehlen). Es ist unserem Hautfett recht nahe und ermöglicht daher ein schnelles und gutes Einziehen. Ersatzweise können Sie auch die rein pflanzliche Sheabutter verwenden.

Bienenwachs sollte möglichst von einem Bio-Imker stammen. Es gibt der Salbe ihre feste Struktur.

Dem Öl nun Wollwachs und Bienenwachs hinzufügen und alles zusammen erneut ins Wasserbad geben. Die Zutaten so lange rühren, bis alles eine homogene Flüssigkeit ergibt. Dann von der Wärmequelle nehmen.

Haben Sie bereits einen Ölauszug der Pflanze hergestellt, beginnen Sie direkt bei Schritt 2. Eine Salbe ist bei kühler Lagerung gut 1 Jahr haltbar. Wie bei dem Ölauszug verrät auch hier der ranzige Geruch das „Verfallsdatum“. Mit ranzig gewordenen Salben können Sie aber noch wunderbar Ihre Lederschuhe pflegen.

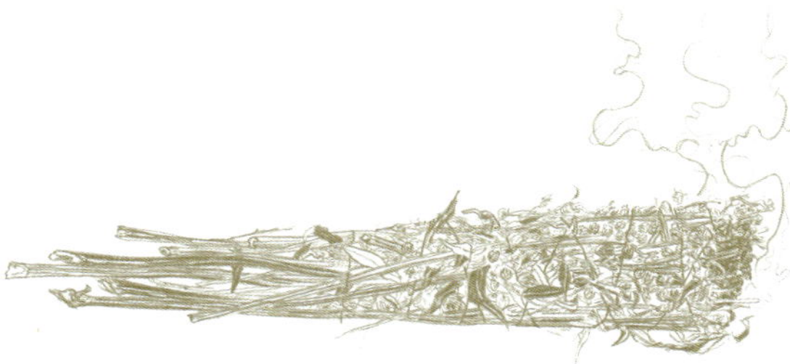

Räucherpflanzen und ihre Wirkungen

Einige der im Buch vorgestellten Pflanzen eignen sich gut zum Räuchern. Eine genauere Beschreibung finden Sie beim Beifuß auf Seite 162 und bei der Lärche auf Seite 216. Die verräuchterten Pflanzen haben ganz unterschiedliche Wirkungen.

Weide: schenkt Zuversicht, Geborgenheit und Freude; wärmt das Herz; vertreibt Sorgen und Traurigkeit und schafft eine behütende Stimmung
Wacholder: baut einen Schutzraum auf; wirkt reinigend (insbesondere bei Krankenzimmern), klärend, konzentrationsfördernd, beruhigend und erdend; hilft bei Übergängen, schenkt innere Sicherheit und unterstützt Kontaktaufnahme zu Ahnen
Fichte: wirkt beruhigend; wärmt die Seele und heilt alte innere Wunden, auch solche, die tief im Verborgenen liegen; fördert die Konzentration und klärt den Geist
Engelwurz: Schutz, wie der Mantel eines Engels; wirkt herzerwärmend und antidepressiv; stärkt das Vertrauen in sich und die Welt; reinigt alte Häuser; macht großzügig und offenherzig; hilft das „höhere Selbst" zu verstehen und sich besser kennenzulernen
Beifuß: ideal für Übergänge aller Art (auch während des Sterbeprozesses); hilft bei Melancholie, Verzweiflung, Verlustängsten und Trennungsschmerz; energetische Reinigung; schafft Schutzraum; unterstützt Veränderungen im Leben; stärkt die Weiblichkeit und die Intuition; fördert das Traumbewusstsein und die Trauerarbeit; kräftigt und wärmt die Seele
Lärche: macht fröhlich; zentriert; schärft den Blick für die Anderswelt; hilft bei innerer Müdigkeit; schenkt Kraft für einen Neustart
Schafgarbe: zentriert; fördert das Traumbewusstsein und die Hellsichtigkeit, harmonisierend, stärkend.

Sammelleitfaden

Meine Bitte: Wenn Sie zur Ernte losiehen, nehmen Sie doch zusätzlich einen kleinen Müllbeutel mit. Die Natur schenkt uns so vieles. Geben Sie ihr schon beim Sammeln ein bisschen zurück und befreien Sie sie von dem vom Menschen verursachten Unrat.

Sammelörtlichkeit

Die gehaltvollsten und am wenigsten mit Schadstoffen belasteten Kräuter finden Sie auf:

- Brachwiesen,
- Erdaushubdeponien.

An folgenden Orten sollten Sie nicht sammeln:

- Hundegassiwege,
- Ränder vielbefahrener Straßen,
- mit Kunstdünger gedüngte Wiesen,
- gespritzte Obstwiesen,
- Ackerrandstreifen,
- Naturschutzgebiete.

Sammelverhalten

Sammeln Sie bitte mit Respekt und betreiben Sie keinen Raubbau, das bedeutet:

- Nehmen Sie an jedem Ort nur ein wenig mit, um den Bestand zu schützen.
- Sammeln Sie nur so viel, wie Sie benötigen.
- Ernten Sie von einer einzelnen Pflanze nicht alles ab. Dies gilt für die oberirdischen und im Fall von Stauden oder Gehölzen auch für die unterirdischen Teile.
- Füllen Sie, wenn Sie Wurzeln graben, das Grabloch wieder mit Erde auf.
- Achten Sie beim Ernten von Früchten darauf, dass Sie nicht versehentlich Äste abreißen.

- Vergewissern Sie sich, dass Sie beim Ernten von Harzen die verschlossene Wunde an der Rinde nicht erneut aufreißen.
- Verwenden Sie beim Sammeln von Kräutern einen Stoffbeutel oder eine Papiertüte. Je nach Witterung fangen die Pflanzenteile in Plastik schnell an zu welken oder zu gammeln.
- Achten Sie ferner darauf, dass die Pflanzen gesund sind. Ein bisschen Käferfraß macht nichts aus, sie sollten aber keinen Mehltau haben und nicht von Läusen befallen sein.

Sammelzeitpunkt

- Tageszeit: Pflanzen mit hohem Anteil an ätherischen Ölen (Beifuß, Schafgarbe) haben zur Mittagszeit den kräftigsten Geschmack und die größte Heilkraft, denn die Sonne zieht die Öle ans Licht. Generell sollten Sie jedoch, vor allem an heißen Tagen, eher morgens oder abends sammeln, sonst welkt das Sammelgut schneller.
- Mondphasen: Zunehmender Mond lässt die Säfte steigen (das Kraut wird saftiger), abnehmender Mond lässt die Säfte sinken (die Wurzel wird saftiger).
- Traditionelle Sammelzeitpunkte: Sonnwend (21. Juni), Johanni (24. Juni), Frauendreisger (15. August–8. September), Wurzelernte Herbsttagundnachtgleiche (21. September).

Umgang mit dem Sammelgut

- Oberirdische Teile: Blätter, Stängel, Blüten und Rinde müssen an einem dunklen, luftigen Ort sanft getrocknet werden. Dazu können Sie sie zu kleinen Bündeln aufhängen, oder Sie legen sie auf Butterbrotpapier. Nachdem die Teile getrocknet sind, sollten sie luftdicht und dunkel gelagert werden. Um die größte „Ausbeute" an Wirkstoffen zu haben, ist es am besten, die Pflanzen erst direkt vor dem Gebrauch zu zerkleinern.
- Unterirdische Teile: Die Wurzeln am besten trocken abreiben, meist sind sie allerdings so verschmutzt, dass man sie mit einer Bürste waschen muss. Je nach Größe der Wurzel diese vor dem Trocknen eventuell noch der Länge nach aufschneiden. Dann wie mit den oberirdischen Teilen verfahren.

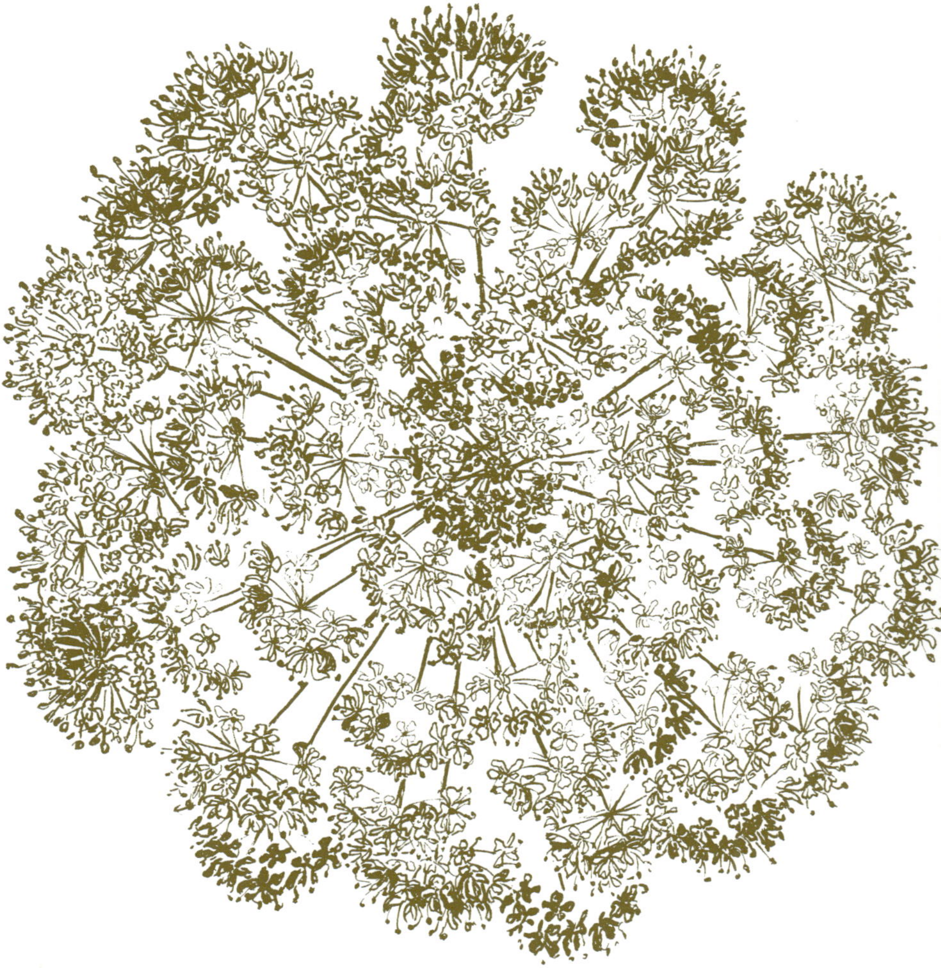

Zwölf Geschichten

Der Rübenkopf

In einer Zeit vor unserer Zeit wuchs ein junger Mann bei seiner Großmutter auf. Sie verlebten glückliche Tage, lachten viel und weinten selten. Er bestellte die Felder und versorgte die Tiere, sie erzählte viele Geschichten voller Weisheit und Wissen und konnte wunderbar kochen.

Die Jahre zogen ins Land, und die Großmutter spürte, dass sie bald die große Reise in eine andere Welt antreten würde. Sie hatte keine Angst zu sterben, der Tod erschien ihr nicht grausam, sondern vielmehr als ein nächster Schritt im großen Rad des Lebens. Ihr Leben war ein erfülltes und glückliches gewesen, und so sprach sie an einem lauen Sommerabend zu ihrem Enkel: „Mein gutes Kind, sei nicht traurig, wenn ich sterbe, ein Teil von mir wird immer bei dir sein und dich trösten. Sei nicht ängstlich, alles was ich dir beibringen konnte, hast du gelernt. Und brauchst du einmal einen Rat, so schicke ich dir Traumbilder, die dir helfen werden."

Noch am selben Abend schloss die Großmutter für immer ihre Augen und entschlief mit einem glücklichen Lächeln auf dem Gesicht.

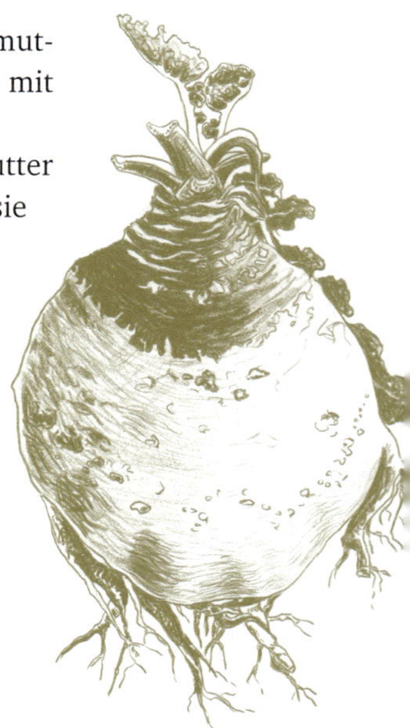

Der junge Mann vermisste seine Großmutter schon bald, oft dachte er an die Abende, als sie gemütlich beim prasselnden Feuer gesessen und sie ihm Geschichten erzählt hatte. Er tröstete sich mit dem Gedanken, dass seine Großmutter nun in der Leichtigkeit und dem Licht der Anderswelt wandelte. Umso mehr war er dann erstaunt, als er eines Nachts im November diesen seltsamen Traum hatte. Er träumte von seiner Großmutter. Eigentlich wirkte sie glücklich und zufrieden, doch ihre Augen waren voll Sehnsucht.

„Zum Vollmond im November kommt mein Geist der irdischen Welt so nahe, und ich erinnere mich an den Geschmack von gutem Essen. Nur ein Hauch, eine Idee – wie wäre das schön." Mit diesen Worten erwachte der junge Mann am nächsten Morgen. Seine Großmutter hatte immer gerne gegessen, das war auch nicht zu übersehen gewesen, doch dass ihr Geist, getrieben von der Sehnsucht nach gutem Essen, ihm im Traum erschienen war, wunderte den jungen Mann doch ein wenig. Er beschloss, zum nächsten Novembervollmond, wenn der Geist der Großmutter der irdischen Welt wieder nahe kam, ihren Wunsch zu erfüllen und ein Schälchen mit Speisen bereitzustellen. Es würde nur ein Hauch, eine Idee sein – aber es wäre schön.

Der Winter hielt Einzug im Land und bedeckte die Welt mit seinem stillen weißen Kleid. Ihm folgte der Frühling mit Vogelgezwitscher und zartem Grün. Der Sommer brachte munteres Treiben und sorgloses Leben. Der Herbst kam mit buntem Laub und reifen Früchten, und mit ihm rückte der November näher.

Der junge Mann hatte das Jahr über immer wieder darüber nachgedacht, welche Speisen er dem Geist der Großmutter in der Novembervollmondnacht hinstellen würde. Es sollte zum einen etwas sein, das die Großmutter zu ihren Lebzeiten gerne gegessen hatte, und zum anderen sollte es mehr als nur Essen sein.

Sie hatte ihm früher viel über die Geheimnisse der Natur und von der Bedeutung bestimmter Pflanzen erzählt. So beschloss er, zur besagten Nacht Apfel, Haselnuss und dicke Bohnen in ein Schälchen zu geben.

Der Apfelbaum war ein Tor zur Anderswelt, in der die Elfen und Geister lebten. Die meisten Pflanzen in der Anderswelt waren den sterblichen Menschen unbekannt, doch die Apfelbäume beider Welten waren in Erscheinung und Wesen einander Ebenbild.

Der Apfel sollte für den Geist der Großmutter ein Hauch – eine Idee – der irdischen Speisen sein.

„Der Haselnussstrauch ist eine Pflanze der Fruchtbarkeit und Lebensenergie", hatte die Großmutter den jungen Mann gelehrt. „Einen Haselnussstrauch kannst du so viel stutzen, wie du willst, er wird immer wiederkommen. Selbst eine abgeschnittene Rute ist so voller Lebensenergie, dass sie, in die Erde gesteckt, wieder austreiben und zu einem neuen Busch heranwachsen kann. Und nicht zu vergessen, dass sie das Leben der Menschen beschützt. Nicht nur weil ihre Früchte so nahrhaft sind und uns reichlich Kraft geben, einen langen Winter zu überstehen, sondern auch weil sie die Dörfer und Höfe der Menschen mit einem undurchdringlichen Ring ihrer Hecke umgibt. Merke dir das gut, mein Sohn."

So sollte die Haselnuss für den Geist der Großmutter ein Hauch – eine Idee – der irdischen Lebenskraft sein.

Die Bohne stand für die Ewigkeit. Man konnte sie über Jahre hinweg lagern, ohne dass sie ihre Fähigkeit verlor zu keimen, um dann zu einer neuen Bohnenranke heranzuwachsen. Sie ähnelte einem Embryo, doch ihr Ausreifen bedeutete das Absterben der Ranke. Sie war Beginn und Ende, Bild und Symbol für den ewigen Kreislauf des Lebens.

Die Bohne sollte dem Geist der Großmutter einen Hauch – eine Idee – der Ewigkeit schenken; die Ewigkeit, die beide Welten miteinander verband.

Also begab es sich, dass der junge Mann in der Novembervollmondnacht ein Schälchen mit Apfel, Haselnüssen und Bohnen auf das Grab der Großmutter stellte, das im Schatten von zwei großen Eiben lag.

Es war eine typische Novembernacht mit Sturmwolken und Wind. Doch neben den für eine solche Nacht typischen Geräuschen an Hof und Haus vernahm er noch andere: Kichern, Heulen, Klopfen und Klappern. Doch er war zu müde, um der Sache nachzugehen, und legte sich schlafen. Auch in dieser Nacht träumte er wieder von seiner Großmutter und träumte genau denselben Traum wie im Jahr zuvor. Wieder lag diese Sehnsucht in ihren Augen, und sie sprach: „Zum Vollmond im November kommt mein Geist der irdischen Welt so nahe, und ich erinnere mich an den Geschmack von gutem Essen. Nur ein Hauch, eine Idee – wie wäre das schön."

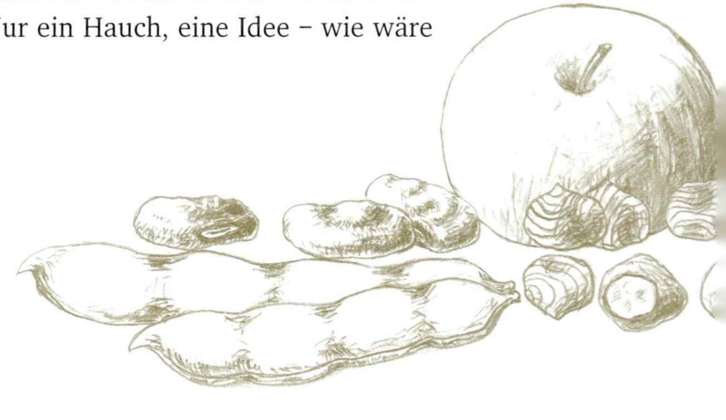

Der junge Mann wusste nicht, was er falsch gemacht hatte, hatte er doch dem Geist der Großmutter besondere Speisen bereitgestellt, die auch am Morgen nicht mehr auf dem Tellerchen lagen. Aber wer außer seiner Großmutter konnte sie genommen haben? Er überlegte lange und suchte schließlich Rat bei der weisen Frau des Dorfes.

„Bei der Wahl der Speisen hast du gut und weise entschieden. Doch nun erzähle mir genau von der Nacht. Ist dir irgendetwas komisch vorgekommen?“. Der junge Mann erzählte der Alten von dem ungewöhnlichen Kichern, Heulen, Klopfen und Klappern, das er vor dem Schlafengehen gehört hatte.

„Aha, ich glaube hier liegen Ursache und Lösung des Problems. Von solchen Leckereien, wie du sie für den Geist deiner Großmutter bereitgestellt hast, werden zuweilen auch andere Wesen angezogen. Du musst bedenken, es war die Vollmondnacht im November, wenn die Grenzen zwischen unserer und der Anderswelt schwinden.“

„Aber was sind das für andere Wesen?“, wollte der junge Mann wissen.

„Nun, schwer zu sagen, wer sie genau sind. Meist aber sind es Unholde, freche Elfen und ruhelose Geister, die ihren Schabernack in dieser Nacht treiben. Und es kann gut sein, dass sie sich an den Speisen bedient haben, bevor es der Geist deiner Großmutter tun konnte.

Wenn du diese Wesen mit Apfel, Nuss und Bohne angelockt hast, musst du dir etwas überlegen, womit du sie auch vertreiben kannst, etwas das sie abschreckt.“

Der junge Mann dankte für den Rat und das Wissen der Alten und machte sich auf den Heimweg.

Er dachte lange nach, fast ein ganzes Jahr. Sah den Winter, den Frühling und den Sommer an sich vorüberziehen.

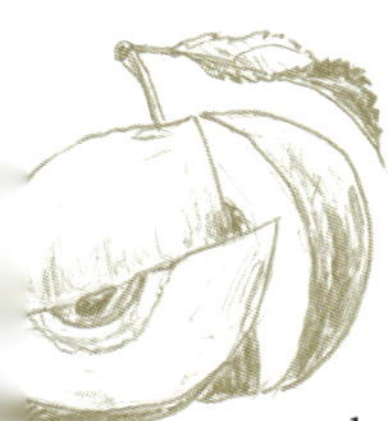

Und dann, eines Herbsttages, kam ihm eine Idee. Er war gerade auf dem Feld, um die großen Rüben zu ernten, als ihm auffiel, was für lustige „Köpfe“ er da aus der Erde herausholte. Eine von ihnen hatte sogar eine kleine Auswölbung, die aussah wie eine Nase. Er malte sich aus, wie abschreckend die lustigen „Köpfe“ aussehen könnten, wenn er gruselige Grimassen hineinschnitzte. Würde das die ungebetenen Besucher in der Novembervollmondnacht vertreiben? Einen Versuch war es wert. Am Vorabend dieser Nacht bereitete der junge Mann wieder ein Schälchen mit Apfel, Nuss und dicken Bohnen vor, platzierte es auf dem Grab seiner Großmutter zwischen den beiden alten Eiben und stellte den Rübenkopfwächter dazu. Aus dem lustigen „Kopf“ war ein gruseliges Grimassengesicht geworden, vor dem sich sogar der junge Mann fürchtete. Nun aber hatte er Bedenken, dass es dem Geist der Großmutter ganz ähnlich ergehen könnte und er sich aus Angst fernhalten würde. Deshalb gab er dem Rübenkopf die Anweisung, ihren Geist freundlich zu begrüßen und nur die Unholde, die frechen Elfen und ruhelosen Geister zu erschrecken.

Der junge Mann war sich nicht sicher, ob die Rübe seine Anweisungen verstanden hatte, doch er erinnerte sich an die Worte seiner Großmutter: „Das, was dir manchmal als unbelebte Natur erscheint, ist in Wirklichkeit doch voller Leben. Pflanzen, Steine, sogar der Wind verstehen dich, sie haben Gefühle und Wissen ganz eigener Art.“

Er vertraute ihren Worten und vertraute dem Rübenkopf.

Lange in die Nacht hinein hatte der junge Mann gewacht. Weder Kichern noch Heulen, Klopfen oder Klappern waren zu hören. Als er schließlich in den Schlaf fiel, träumte er von seiner Großmutter. Diesmal lag keine Sehnsucht in ihren Augen. Sie war vollkommen glücklich und zufrieden.

„Danke, mein gutes Kind. Nur ein Hauch – eine Idee – das war wunderschön.“ So lauteten ihre Worte im Traum. Die Rübe hatte die Unholde, die frechen Elfen und ruhelosen Geister ferngehalten und den Geist der Großmutter willkommen geheißen.

Und so kam es, dass bald viele Menschen im Land dem Beispiel des jungen Mannes folgten und in der Vollmondnacht des Novembers, wenn sich die Grenzen zwischen den Welten lichten, einen Rübenkopf vors Haus stellten. Einen Rübenkopf mit einer gruseligen Grimasse, um die unerwünschten Gäste aus der Anderswelt fernzuhalten.

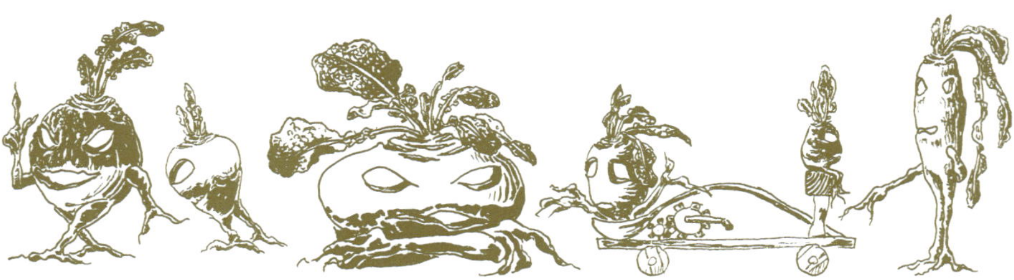

Die Kunde von der Kohlrübe

Ich erinnere mich noch daran, wie mein Vater für unsere Ziege Lisel immer wieder ein paar Futterrüben vom Feld stibitzte. Wir lebten damals in einem Vorort von Düsseldorf und besaßen einen großen Garten und eine Ziege, die meine Eltern mit der Flasche großzogen. Damals hatte mein Vater bestimmt noch keine Schwierigkeiten, ein Rübenfeld zu finden. Über 30 Jahre später wollte ich mit „meinen" Waldkindern in Erlangen Rüben schnitzen und hatte Glück, dass unser alter Vermieter für seine Kühe noch welche anbaute.
Vor allem im Süden wurden die weißfleischige Futter- wie auch die gelbfleischige Kohlrübe (die sich botanisch nicht unterscheiden) vom Mais verdrängt. Es ist aber schön festzustellen, dass das Interesse an dem „alten" Gemüse zumindest im Ökosektor wieder wächst. Neben den Mai- und Herbstrübchen (Brassica rapa) konnte ich letztes Jahr sogar eine Kohlrübe (B. napus) kaufen, ein Gemüse, das vergleichsweise jung ist.

Volkskunde

Die Kohlrübe ist ein sogenannter Artbastard, also eine Kreuzung aus zwei Elternarten, vermutlich *Brassica oleracea* und *Brassica rapa* (auch *Brassica campestris* genannt). Sie kann fruchtbare Samen produzieren, was bei Bastarden nicht selbstverständlich ist. Wann genau diese Kreuzung entstand und ob es Zufall oder Vorsatz war, weiß man heute nicht mehr. Sicher ist nur, dass sie in römischen Quellen neben der „rapum" (Stoppelrübe) und der „beta" (Rote Bete/Mangold) erwähnt wurde.

Entstehungsgeschichte

Über die „Eltern" der Kohlrübe (*Brassica napus*) weiß man etwas mehr. Ein Elternteil ist *Brassica rapa*. Sie gibt es in zwei Erscheinungsformen, nämlich als Rübsen (Betonung auf dem Samen) und als Stoppelrübe (Betonung auf der Rübe). Der Rübsen wurde in unseren Breiten in der Steinzeit wegen seiner ölhaltigen Saat wild gesammelt und auch bereits kultiviert. Die Stoppelrübe hingegen stammt wohl entweder aus dem heutigen Afghanistan, dem westlichen Pakistan oder dem Mittelmeerraum.

Brassica oleracea ist der andere „Elternteil", aus ihm wurden unsere diversen Kohlsorten gezüchtet. Er wächst seit vielen tausend Jahren in seiner Urform wild an der Mittelmeerküste, der Atlantikküste und auf Helgoland. Diese weite Verbreitung ist wohl der Grund, warum sowohl Römer als auch Kelten intensive Züchtungsarbeit leisten konnten. Antike Dokumente belegen die Nutzung diverser Kohlsorten sowie des Wildkohls, und von Seiten der Kelten existieren viele heute noch gebräuchliche Namen oder Teilsilben, wie zum Beispiel kol, kal, bresic und kap (im Rheinland nennt man ihn beispielsweise Kappes). Man nimmt an, dass der Kohl in Westeuropa seit mindestens 400 v. Chr. kultiviert wurde. Römer und Kelten ernteten aber mit großer Wahrscheinlichkeit noch keine „Köpfe", ihre Zuchtselektion bezog sich vielmehr auf Stängel, große Blätter oder Knospe. Der rote oder weiße Kopfkohl, wie wir ihn heute kennen, findet erst im Mittelalter Erwähnung. Die vielen Varietäten von Kopfkohl über Butterkohl und Brokkoli bis zum nachweislich jüngsten Mitglied der Kohlfamilie, dem (in Belgien gezüchteten) Rosenkohl, stammen alle von dieser einen Wildpflanze ab.

Saatregeln und Orakelpflanze

Wie bei vielen wichtigen Kulturpflanzen gab es auch bei der Kohlrübe einige „magische" Aussaatregeln. Man musste Sprüche aufsagen, damit die Rübe keine „Beine" entwickelte. Um sie gegen Tierfraß zu schützen, steckte man ausgewählte Pflanzen ums Feld, und in manchen Regionen war die Farbe der Kleidung ausschlaggebend oder man musste die Person, die einem am nächsten stand, zu Boden werfen, damit die Rübe besonders groß wurde. All diese Regeln kann man auf alte heidnische Fruchtbarkeitsrituale zurückführen, selbst dort, wo die Bauern schon seit Generationen christianisiert waren.

Ebenfalls aus vorchristlicher Zeit stammt die „Orakelfähigkeit" der Rübe, die sich um Weissagung in Sachen Liebe, Kinderzahl und Ernte drehte. In der Lüneburger Heide konnte man mit Rübe und Kohl auch das Wetter vorhersagen: Ließen sie ihre Blätter hängen, würde bald der Regen kommen.

Schutzzauber

Die gruselig geschnitzten Rübenköpfe aus der Geschichte kennt man kaum noch. Sie wurden mittlerweile durch die Kürbisköpfe ersetzt. Dabei war der Kürbis damals doch nur der Ersatz für die Rübe! Als die Siedler aus Europa nach Amerika kamen, pflegten sie die Bräuche ihrer alten Heimat sehr, denn sie waren die einzigen Wurzeln, die sie besaßen. Neben vielen anderen Schätzen stießen sie dort auch auf den Kürbis und schnitzten nun daraus ihre „Rübe". Der alte Brauch geriet in der europäischen Heimat größtenteils in Vergessenheit, sodass heute die meisten Menschen glauben, die geschnitzten Fratzen und das „Halloween"-Fest (von „all hallows eve": aller Heiligen Abend) seien ein US-Import.

In manchen ländlichen Regionen erhielt sich zumindest der Brauch, an St. Martin statt einer Laterne eine geschnitzte Rübe zu verwenden. Aus Baden ist außerdem bekannt, dass man zu Allerseelen eine ausgehöhlte, mit Inschriften beschnitzte Rübe auf das Grab seiner Angehörigen steckte.

Wie es überhaupt zu dem Rübenkopf kam, erzählt, neben unserer Geschichte auch die irische Sage von Jack O'Latern. Der Schmied Jack war ein gerissener, versoffener Bursche. Als der Teufel kam, um ihn zu holen, schaffte er es zweimal, ihn zu überlisten und noch ein wenig Lebenszeit herauszuschinden. Als er dann schließlich starb, wollte man ihn weder im Himmel noch in der Hölle haben. Doch hatte der Teufel Mitleid mit ihm und gab ihm als Licht ein Stück Höllenglut mit auf den dunklen Weg zurück zur Erdoberfläche. Die Glut war so heiß, dass Jack sie in die Rübe steckte, die er als Wegzehrung bei sich hatte. Seit diesem Tag zieht er in der Nacht vor Allerheiligen mit seiner leuchtenden Rübe durch die Straßen und schreckt damit sogar die Geister und Unholde, die mit den Menschen ihren Schabernack treiben wollen.

Von welcher Geschichte nun dieser Brauch ausging, weiß ich nicht zu sagen, gewiss ist aber, dass die ausgehöhlten Rüben die Toten und die Lebenden in der Nacht von Allerheiligen und des Novembervollmonds beschützen sollten, einer Nacht, in der die Grenze zwischen den Welten hauchdünn ist.

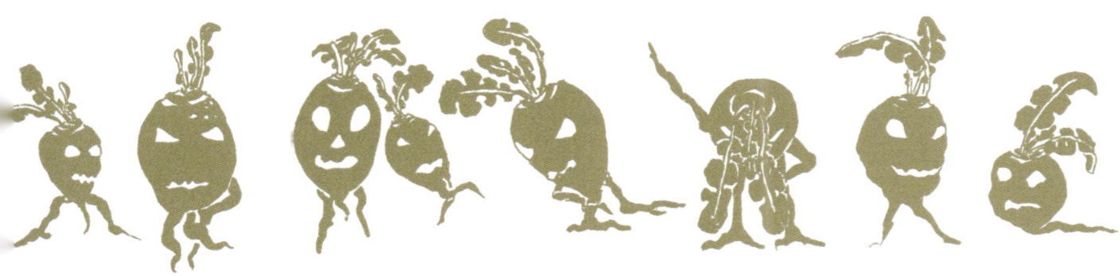

Signaturkunde

Nicht nur in der Welt der Geister hielt die Rübe ihre schützende Hand über die Menschen. Während des Ersten Weltkriegs, im sogenannten „Kohlrübenwinter“ von 1916/1917, bewahrte sie in Deutschland viele Stadtbewohner vor dem Verhungern.

Auch der Gott Mars kann beschützen, und unter seinem Zeichen steht die Kohlrübe, genauso wie all ihre Geschwister aus der Familie der Kreuzblütler.

Mars ist ein Krieger mit unbeugsamem Willen und hitzigem Temperament. Sein Handeln folgt den inneren Regungen, ohne den Umweg über die Vernunft.

Er ist auch ein Held, der voller Tugend die Schwachen beschützt und für Ehre eintritt.

Seine Pflanzen stechen und kratzen, schmecken scharf und brennen, tragen rote Blüten und Früchte.

Die körperlichen Organe und Strukturen, die ihm unterstehen, sind unter anderem die Galle (nicht die Leber!), die Muskulatur, das arterielle System samt Blutdruck, die sexuelle Potenz und die Blutbildung.

Er kann uns bei allen entzündlichen und akuten Prozessen sowie bei bakteriellen und viralen Infekten helfen und stärkt unsere körpereigene Abwehr.

„Der großzügige dicke König“, wie der französische Kräuterheiler Messegué die Kohlrübe nannte, mag auf den ersten Blick nicht wie ein Krieger erscheinen. Doch ihre Härchen an den Blättern pieksen und können sogar Hautreaktionen hervorrufen, und in dem „Saft, der durch ihre Adern fließt“, sind die scharf bis beißend schmeckenden Senfölglycoside enthalten. Im Abschnitt zur Heilkunde werden sich noch ein paar weitere Bezüge offenbaren.

Und gleich noch ein Zitat von Messegué: „*Brassica napus* ist entweder nichts als Wurzel oder nichts als Samen." Bisher habe ich nur von der Wurzel-Erscheinungsform berichtet. Ihr Bruder, die Samenvariante, sollte aber zumindest noch erwähnt werden, zumal er viel bekannter ist – der Raps.

Naturkunde

Deutscher Name: Kohlrübe
Lateinischer Name: *Brassica napus*
Familie: Kreuzblütler
Standort: Acker (Kulturgemüse)

Beschreibung: zweijährig; Blätter: bis zu 50 cm lang, fiederspaltig-lappig, gebuchtet, blaugrün bereift, kahl; Blattstängel: behaart; Blüten: gelb, traubenförmig angeordnet (Blütenstand 100–120 cm, verzweigt)
Blütezeit: Juni–August im 2. Jahr
Erntezeit: Wurzel: September–Oktober des 1. Jahres; Samen: August des 2. Jahres

Die Kohlrübe wurde auch Steckrübe genannt, da man sie meist vorzog und dann später ins Feld pflanzte. Der Name Stoppelrübe (*Brassica rapa* – ein „Elternteil" der Kohlrübe) kommt übrigens daher, dass man sie nach der Sommergetreideernte auf das Stoppelfeld säte. Sie wächst sehr schnell heran und trägt dem Erntezeitpunkt entsprechend auch den Namen Herbstrübchen.

Wirkstoffkunde

Die Kohlrübe enthält wie alle Kohlarten Flavonoide, Phenolsäuren, Sulfide, Glukosinolate (Senfölglycoside), Mineralstoffe und Vitamine. Ihr speziell zu eigen sind noch Beta-Carotine. Die meisten dieser Stoffe zählen zu den sogenannten Antikrebssubstanzen, sie wirken also der Bildung von Krebszellen entgegen.

Der Gehalt an Vitamin C in der Rübe ist mit 30–36 mg auf 100 g zwar nicht so hoch wie der von anderen Kohlsorten (Rosenkohl ist hier der Spitzenreiter), er liegt aber auch nur knapp unter dem einer Orange. Allerdings stand den Menschen diese Südfrucht früher nicht zur Verfügung, und so war lagerfähiges Gemüse mit einem relativ hohen Vitamin-C-Anteil lebenswichtig.

In der Heilkunde interessieren uns am meisten die Senfölglycoside. Keine andere Stoffgruppe im Pflanzenreich hat eine solche antibiotische Wirksamkeit.

Sie dienen der Pflanze als Fraßschutz und werden erst dann freigesetzt, wenn es zu einer Verletzung der Außenhülle kommt. Zum einen sollen die „großen Feinde" durch den beißenden Geruch vertrieben und zum anderen den „kleinen", den fürs Auge unsichtbaren Bakterien, Viren und Pilzen, beim Eintritt in den Pflanzenorganismus der Garaus gemacht werden. Gerade in Bezug auf anderweitig resistente Erreger, aber auch wegen ihrer krebsvorbeugenden Wirkung beginnt sich die Forschung nun immer mehr für die Senfölglycoside zu interessieren.

Da die Kohlrübe leider noch nicht „flächendeckend" zurückgekehrt ist, werde ich im Abschnitt zur Heilkunde auch einiges über den Kopfkohl berichten. Zum einen können Sie ihn zu fast jeder Jahreszeit im Laden kaufen, zum anderen hat er eine ruhmreiche und sehr lange Vergangenheit als Heilpflanze vorzuweisen.

Die meisten vorgestellten Pflanzen im Buch wachsen wild, sodass sich zwar die Frage nach der Sammelörtlichkeit stellt, nicht aber nach der Anbaumethode. Bitte bedenken Sie, dass Sie mit jedem konventionellen Lebensmittel – so auch mit jedem Gemüse – Pestizide, Fungizide, künstliche Düngemittel und dergleichen aufnehmen. Wenn sie sich also nicht ohnehin schon ökologisch ernähren, tun Sie es zumindest bei den hier beschriebenen heilkundlichen Rezepten.

Heilkunde

Es ist faszinierend, wie groß das Einsatzgebiet von Kohl oder Kohlrübe ist. Eigentlich reicht diese Pflanze allein als Hausapotheke aus, daher trug sie auch im Mittelalter den Namen „Arzt der Armen". Der römische Gelehrte Plinius (23–79 v. Chr.) meinte einige Jahrhunderte zuvor sogar: „600 Jahre hielt der Kohl die Römer gesund und sie brauchten keine Ärzte, dann wurden sie dekadent und verweichlicht."

Entgiftung und Blutkreislauf

Die Senfölglycoside aller Kohlgewächse haben sowohl innerlich als auch äußerlich eine entgiftende Wirkung. Man kann die Rübe, den Kopfkohl und ihre „Geschwister" einfach roh, milchsauer als Sauerkraut oder gekocht essen. Beim Kochen sollte man das Kochwasser, statt es wegzuschütten, trinken. Da die Senfölglycoside und die Vitamine auch ins Wasser übergehen, würde man anderenfalls auf die Gesamtmenge der Inhaltsstoffe verzichten. Falls jedoch beim „Kohlgenuss" plötzlich Kopfschmerzen auftreten, ist dies sehr wahrscheinlich ein Zeichen, dass die mobilisierten Giftstoffe nicht ausreichend gebunden wurden und die Blut-Hirn-Schranke passiert haben (siehe Seite 88). In diesem Fall sollte man vermehrt Bitter- oder Gerbstoffe zu sich nehmen oder den Genuss von Kohl und anderen senfölglycosidhaltigen Pflanzen reduzieren.

Für eine äußerliche lokale Entgiftung lassen sich Kohlwickel oder Rübenbreiauflagen verwenden. Sie ziehen selbst aus tieferen Hautschichten Schadstoffe heraus.

Als Begleittherapie können sie auch bei Venenentzündungen und sogenannten offenen Beinen angelegt werden.

Der regelmäßige Verzehr von Kohl senkt außerdem die Gefahr von Herz-Kreislauf-Erkankungen, und Sauerkrautsaft wirkt Arterienverkalkung entgegen.

Wichtig: Wenn Sie Herzmedikamente einnehmen, klären Sie bitte mit Ihrem Arzt, ob Kohlgenuss deren Wirkung entgegensteht.

Kopf und Nervensystem

Eine der antiken Entstehungsmythen zum Kohl erzählt, wie Dionysos, der Gott des Rausches, dem thrakischen König Lykurgos zürnte und ihn mit Wahnsinn strafte. Als fanatischer Abstinenzler hatte dieser zuvor viele Rebstöcke abhacken lassen. In seinem Wahnsinn erschlug er nun den eigenen Sohn, den er für einen Rebstock hielt. Aus den Tränen, die er vergoss, als er wieder zu Sinnen kam, wuchs diesem Volksmythos zufolge der erste Kohl.

So erklärte sich für die alten Griechen, dass der Kohl gegen Trunkenheit und Katerleiden hilft. Auch in Werken der frühen Neuzeit wird diese Anwendung noch genannt. Vorbeugend soll Kohlsaft oder roher Kohl mit Essig gemischt helfen, nach dem Gelage dann die Dämpfe von gekochtem Kohl oder dessen Verzehr – wobei ich mir vorstellen könnte, dass ein Kater-Magen dieser Therapie gegenüber nicht sonderlich aufgeschlossen ist. Man muss aber gar nicht übermäßig getrunken haben, damit der Kohl bei Kopfschmerz hilft. Laut dem Kräuterheiler Messegué lindert eine Abkochung sogar Migräne. Er hält den Kohl generell für eine der kräftigsten Arzneien bei nervlicher Erregung, wie zum Beispiel Schlaflosigkeit, Alpträumen, Angst und Prüfungsangst sowie depressive Verstimmungen, aber auch bei Dauermüdigkeit.

Sehr alte Kräuterbücher empfehlen den Kohl zudem bei Sinnesstörungen. So stärkt die Rohkost das Augenlicht, und der Saft, mit Wein gemischt ins Ohr gegeben, hilft bei Schwerhörigkeit.

Schmerztherapie und Bewegungsapparat

Seit der Antike werden Kopfkohl oder Kohlrübe durchgehend hoch gelobt, wenn es um Schmerzen im Bewegungsapparat geht. Rübenbreiauflagen wie auch Kohlwickel wurden und werden bei verrenkten Gliedern, entzündlichen Gelenkschmerzen, Verspannungen sowie bei Ischias-, Rheuma- und Gichtschmerzen aufgelegt. Die enthaltenen Senfölglycoside bewirken zum einen eine verstärkte lokale Durchblutung und fördern damit den Heilungsprozess. Zum anderen ziehen sie auch Harnstoffe, Wundsekrete und Bakterientoxine aus dem Gewebe.

Nach Ursel Bühring, einer der führenden deutschen Phytotherapeutinnen, kann es zu einer Erstverschlimmerung kommen, bei der die Beschwerden zunächst zunehmen, bevor sie nach der zweiten Anwendung dann abklingen.

Neben den Wickeln und Auflagen sollen laut mittelalterlichen Quellen auch Einreibungen aus Kohlasche vermengt mit Gänseschmalz helfen.

In der Volksheilkunde verwendete man außerdem die zerstoßenen Samen der Kohlrübe als schmerzstillende Auflagen bei Tierbissen, und den Kohlsaft nutzte man gegen Zahnschmerzen.

Äußere Verletzungen und Haut

Auch auf unsere Haut haben Kohlrübe und Kopfkohl mit ihren Senfölglycosiden sehr positive Wirkungen. Breiauflagen und Kohlwickel heilen alte und neue Wunden, fördern die Narbenheilung, helfen bei diversen Hautkrankeiten, wie etwa Akne und Ekzemen, sowie bei Insektenstichen und Frostbeulen. Die „Zugeigenschaften" der Senfölglycoside kann man sich bei Nagelbettentzündungen, Holzsplittern, Abszessen und tiefer liegenden Eiterherden zunutze machen. Durch die vermehrte lokale Durchblutung werden oberflächliche und tief liegende Blutergüsse schneller abgebaut.

Erkältungskrankheiten und Abwehrkräfte

Wie die Marssignatur und die Erläuterungen zu den Senfölglycosiden ahnen lassen, sollten Sie Kohlgewächse gerade in der kalten Jahreszeit viel zu sich nehmen. Zur Abwehrsteigerung und gegen Dauermüdigkeit rät Ursel Bühring dazu, über 4 Wochen mindestens 3× pro Woche ein (rohes oder gekochtes) Kohlgericht zu essen. Allein dadurch wird das Immunsystem ordentlich gestärkt. Aber auch bei diversen Infektionen helfen Kohl und Rübe weiter. Husten, Bronchitis, Angina, selbst Rippenfell- und Lungenentzündung oder Keuchhusten, werden innerlich mit Rübenmilch oder -sirup und äußerlich mit einem Krautwickel behandelt (wobei die letzten drei Erkrankungen dringend ärztlicher Abklärung bedürfen!). Bei Heiserkeit hilft es, ein rohes Stück Kohl langsam zu kauen und das entstehende Saft-Speichel-Gemisch anschließend ebenso langsam zu schlucken. Entwickelt sich eine Kehlkopfentzündung, kann wieder der Wickel verwenden werden, und droht der Verlust der Stimme, rät Messegué zum Kohlsirup, den er auch bei Atemwegserkrankungen im Allgemeinen einsetzt.

Magen und Darm

Alle Kohlgewächse wirken appetitanregend, fördern die Verdauung, hemmen ungewolltes Bakterienwachstum im Magen-Darm-Trakt und wirken Magenschleimhautentzündungen entgegen. Bei Leberzirrhose kann man als begleitende Therapie Kohlabkochungen zu sich nehmen, und bei Magen-Darm- sowie bei Zwölffingerdarmgeschwüren hilft Kohlsaft. Dazu sollten Sie 4 Wochen lang täglich ¼ Liter trinken.

Kohl in Form von Sauerkraut ist generell gut für eine gesunde Darmflora und bietet einen hervorragenden Gegenpol zu unserer meist viel zu übersäuerten, da zu eiweiß- und zuckerhaltigen Nahrung.

Liebeslust und Fruchbarkeit

Senfölglycoside werden auch unter der Gruppe der Scharfstoffe geführt, wobei diese Klassifizierung rein durch den Geschmack und nicht anhand der chemischen Zusammensetzung definiert ist. Wegen der umgangssprachlichen Verwendung des Wortes kann man sich, glaube ich, ganz gut merken, dass Kohlgewächse mit ihren Senfölglycosiden in dem Ruf stehen, das Liebesleben zu fördern. Tatsächlich kann die lokale Durchblutungsförderung im Unterleib, sei es durch innerliche oder äußerliche Anwendungen, eine aphrodisierende Wirkung haben. Wenn doch nur nicht dieser Geruch wäre – im Fall des Kohls fällt es wohl jedem schwer, sich dann auf das Wesentliche zu konzentrieren.

Nichtsdestotrotz nahm man die Kohlrübensamen, die im Übrigen den höchsten Gehalt an Scharfstoffen in der Pflanze aufweisen, zur Steigerung der Liebeslust ein. Zur Förderung der Periode und gegen Unfruchtbarkeit wurden die angewalkten Blätter über Nacht auf den Unterleib gelegt. Auch hier spielt die lokale Durchblutung die ausschlaggebende Rolle. Bei Schmerzen im Unterleib legte man Umschläge aus Kohlabkochungen auf.

Rezepte

Äußerliche Entgiftung, entzündliche und schmerzhafte Prozesse an Gelenken und Haut, Blutergüsse, Kehlkopfentzündung, Wunden, Frostbeulen

Krautwickel

Verwenden Sie je nach Größe der gewünschten Auflagefläche 2–4 Kohlblätter. Entfernen Sie zunächst die Mittelrippe und walken dann die Blätter durch, indem Sie eine Flasche darüberrollen (Holz nimmt zu viel austretenden Saft auf), oder Sie bügeln, wie es der Franzose Messegué macht. Auf diese Weise werden die Zellen aufgebrochen, und unsere Haut kann die Inhaltsstoffe aufnehmen. Die gewalkten oder gebügelten Kohlblätter schlagen Sie nun in ein Mulltuch ein und legen diesen Wickel auf die betroffene Stelle. Der Wickel sollte mindestens 1–2 Stunden einziehen, kann aber auch bedenkenlos über Nacht getragen werden.

Diese Anwendung können Sie täglich vornehmen, nach 5 Tagen ist jedoch eine Pause von 1–2 Tagen zu empfehlen.

Achtung: Der frische Kohl wirkt leicht hautreizend und sollte daher nicht bei Babys, Kleinkindern oder Menschen mit empfindlicher Haut angewendet werden.

Rübenmusauflage

Je nach Auflagefläche zunächst ein Stück Rübe dünsten, abkühlen lassen und dann zu einem Brei zerstampfen. In ein Mulltuch eingeschlagen wird der Brei auf die betroffene Stelle gelegt und kann dann ebenso lange wie ein Kohlwickel dort verweilen. Auch diese Anwendung sollte nicht länger als 5 Tage am Stück erfolgen. Danach ist eine Pause von 1–2 Tagen empfehlenswert.

„Kater", Migräne, diverse nervliche Erregungszustände, Dauermüdigkeit, Schmerzen im Unterleib (als Wickel)

Kohlabkochung
2 große, frische Kohlblätter klein rupfen und mit 1 Liter kochendem Wasser übergießen, zugedeckt etwa 10 Minuten ziehen lassen, davon täglich, bedenkenlos auch über einen längeren Zeitraum, 2–3 Tassen trinken. Bei Albträumen rät Messegué, eine Tasse vor dem Schlafengehen zu trinken.

Husten, Bronchitis, Angina, Stimmverlust

Rübenmilch
2 Kohlrüben reiben und ½ Liter Milch dazugeben. Das Ganze nun für 6 Stunden im Kühlschrank ziehen lassen, abseihen, leicht erwärmen und mit etwas Honig süßen. 2–3-mal täglich ¼ Liter während der Krankheitsphase trinken. Das geriebene Rübenfleisch kann selbstverständlich auch verzehrt werden.

„Rübensirup"
Eine Rübe recht tief, aber nicht breit aushöhlen und mit Kandiszucker oder Honig befüllen. Die Rübe stabil hinstellen (evtl. in eine kleine Schale) und mit der Öffnung nach oben unter ein großes Glas stellen. Dann kommt das Ganze möglichst an einen sonnigen oder zumindest warmen Ort. Der so hervorgerufene „Treibhauseffekt" bewirkt, dass Zucker oder Honig das Fruchtfleisch optimal durchdringen, ihm Wasser entziehen und es eine weichere Konsistenz annimmt. Während der Krankheitsphase können Sie täglich etwa ein halbes Glas (0,125 Liter) vom Saft-Fruchtfleischgemisch zu sich nehmen.

Kohlsirup
Einen halben Kohl mit dem Pürierstab zerkleinern und anschließend den Saft durch ein feines Tuch ablaufen lassen. Ersatzweise können Sie auch eine Flasche gepressten Kohlsaft im Reformhaus kaufen. Der Saft wird dann mit der gleichen Menge Honig oder Zucker zu einem Sirup aufgekocht, bei Bedarf täglich 6–8 EL einnehmen.

Webmuster

In unserer Geschichte lehrte die Großmutter ihren Enkel viele alte Pflanzengeheimnisse. Doch das Geheimnis der Kohlrübe musste der junge Mann selbst entdecken. Wer weiß, vielleicht wurde unsere Kohlrübe zu der Zeit der erzählten Begebenheiten noch nicht lange auf den Feldern angebaut, sodass es kaum Geschichten über sie gab, von denen die Großmutter hätte berichten können.

Mittlerweile wissen wir aber, welch schützende Kraft von den „lustigen Köpfen“ ausgeht. Nicht nur vertreibt die Rübe „die Unholde, frechen Elfen und ruhelosen Geister“ in der Nacht des Novembervollmonds. Sie wehrt auch die Krankheitsgeister ab, die wir heute Bakterien oder Viren nennen, und macht uns, ganz in „Marsmanier“, stark gegen Infektionen von außen.

Eine Blume für Morrigan

In einer Zeit vor unserer Zeit wachten Morrigan und Samhain im Winter über die Natur und all ihre Geschöpfe.

Der Winter ist ruhig, zuweilen sogar traumwandlerisch. Alles scheint zu schlafen, die Bäume auf der Erde und die Samen unter der Erde.

So war es kaum verwunderlich, dass die beiden Götter auch Hüter der Traumwelten waren. Sie kannten die Blumen und Blüten nur aus den Träumen der Schlafenden. Denn oft träumten die kleinen Samen davon, bald eine große Blume zu sein. Bunt und schön, doch es waren nur Traumbilder und Morrigan hätte so gerne einmal ihr irdisches Abbild gesehen, gerochen und gefühlt.

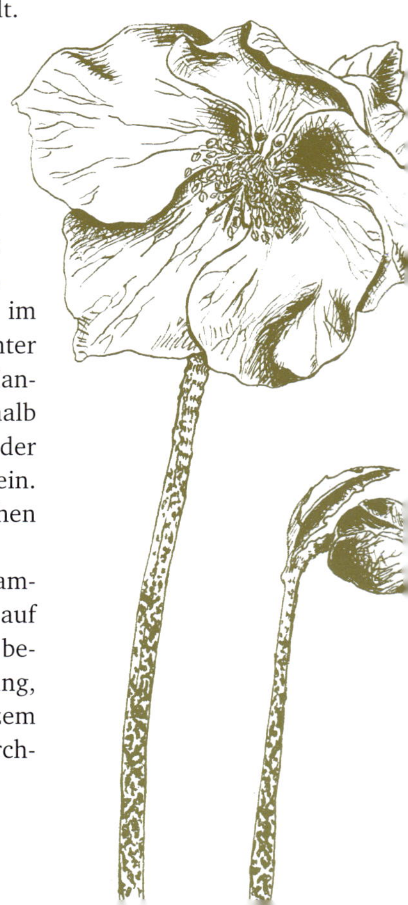

Es war kurz vor der Wintersonnwende, der Tag, an dem das Sonnenkind durch Morrigan wiedergeboren wird. Am Vollmond im November hatte es das oberirdische Reich verlassen und ruhte seitdem im Schoß der Wintergöttin, um Kraft für das kommende Jahr zu sammeln.

An diesem Tag, dem kürzesten im Jahr, hatten viele Pflanzensamen unter der Erde einen unruhigen Schlaf. Manche waren vor Aufregung sogar halb wach, denn sie wollten so gerne bei der Geburt des Sonnenkindes dabei sein. Aber das Traumland ließ sie nicht gehen – noch nicht.

Gerade um diese Zeit war es, als Samhain einen Schleier der Traurigkeit auf dem schönen Antlitz seiner Frau bemerkte. Sie war von edler Erscheinung, groß, schlank, mit langem schwarzem Haar, das von silbernen Strähnen durchzogen war, ebenso dunklen Augen und einer Haut so weiß wie Schnee. Samhain war von ganz ähnlicher Gestalt. Ihre Gesichter waren ernst und undurchdringlich, und ihre Augen führten in eine unendliche Tiefe der Seele, dort, wo die Schattenseiten und die lichten Seiten eins sind.

Selten kam es vor, dass ein Mensch den Wintergöttern begegnete, denn sie verbrachten die meiste Zeit in ihren unterirdischen Hallen im Herzen des Berges Atav-glas-Sklerijan. Doch wenn ein verworrener Zufall oder vielleicht das Schicksal einen Menschen dazu bestimmte, so wusste dieser nicht, ob Wahnsinn oder pure Freude sich seiner bemächtigte. Denn die Augen von Morrigan und Samhain spiegelten die dunklen Abgründe und lieblichen Ebenen seiner eigenen Seelenlandschaft wider. Es war ein großes Geschenk, in den Spiegel der Seele zu blicken. Manch einer wurde dadurch klug und weise, ein anderer verschlossen und zu einem eigenbrödlerischen, mürrischen Kauz.

Diese schönen, abgrundtiefen Augen, die den Menschen Verheißung oder Verzweiflung brachten, waren auf einmal nicht mehr klar, sondern schweiften in die Ferne. Samhain sorgte sich, oder zumindest glaubte er es, denn er hatte noch nie Sorge erlebt. Er kannte sie nur aus den Traumbildern der sterblichen Geschöpfe. Auch Sehnsucht war ihm nur aus diesen Bildern bekannt, aber nun entdeckte er sie in den Augen seiner Frau.

„Was ist mit dir? Es liegt Sehnsucht in deinen Augen."

Morrigan blickte auf und lächelte, denn sie erkannte nun dieses Gefühl.

„Ja, das stimmt – es ist Sehnsucht. Und du sorgst dich. Es ist seltsam, seit Anbeginn der Zeit sind wir Herren über Leben und Tod. Wir schenken dem Sonnenkind und damit allen Wesen das Leben, doch holen wir es zuvor im November zu uns unter die Erde. Leben und Tod sind eins. Der Kreislauf der Natur ist ewig. Gedeihen und Vergehen sind Teil davon. Deswegen sind uns Sehnsucht und Sorge unbekannt. Wonach sollten wir uns sehnen, worüber sorgen? Doch nun sehne ich mich tatsächlich nach etwas, ich sehne mich danach, eine Blume blühen zu sehen – an ihr zu riechen, sie anzufassen. Doch kann ich leider keinen Samen darum bitten. Sie schlummern noch, und außerdem gehören Blumen anderen Jahreszeiten an." Die Sehnsucht ließ Morrigan in weite Ferne fliehen. So stand sie da, schöner denn je, und begab sich langsam auf einen Pfad, der sie von ihrem Ursprung fortführen würde.

Doch bevor ihr Wesen begann, den ewigen Kreislauf der Natur zu verlassen, holte Samhain sie zurück und sprach: „Wir finden einen Weg. Unser Bote Corvus Corone soll zu den anderen Göttern fliegen und sie fragen, ob eine Blume aus ihrer Gefolgschaft im Winter blühen möchte."

Er lächelte, hauchte auf einen Stein, und auf ihm erblühte eine wunderschöne Blume aus Eis.

„Wenn er Erfolg hat, musst du dich nicht länger sehnen und ich mich nicht länger sorgen. Bis dahin aber musst du leider mit dieser Blume Vorlieb nehmen."

Wie zwei Verliebte standen sie sich gegenüber, die Ewigkeit zu einem Augenblick verdichtet. Ob es nun die wohlige Wärme ihrer Liebe war oder die kurz bevorstehende Geburt des Sonnenkindes oder gar beides zusammen, weiß keiner so genau. Sicher ist nur, dass ein Blumensamen so wach war, dass er noch die letzten drei Sätze der Morrigan ganz deutlich gehört hatte.

Es war der Samen einer auffallend roten Blume. Sie wurde stets von vielen Bienen besucht, denn sie trug sehr viel Nektar in sich. Die Mittsommernacht war der Höhepunkt ihrer Zeit. Wegen ihres Nektars und ihrer Schönheit wurde sie vielerorts bewundert. Die Blume war ein Kind des Sommers, doch mit jedem Sonnenstrahl wusste sie auch, dass sie ihre Pracht nicht nur den Sommergöttern Belenos und Belisama zu verdanken hatte, sondern auch den Wintergöttern. Ohne ihren liebevollen Schutz und ihre Mühen im Winter würde sie nicht ausreichend erholt sein, um im folgenden Jahr wieder zu blühen.

Diese Blume hatte nun gehört, wie sehr sich Morrigan danach sehnte, einmal an einer Blüte zu riechen, sie anzufassen und zu sehen. Da musste nicht erst ein Bote losge-

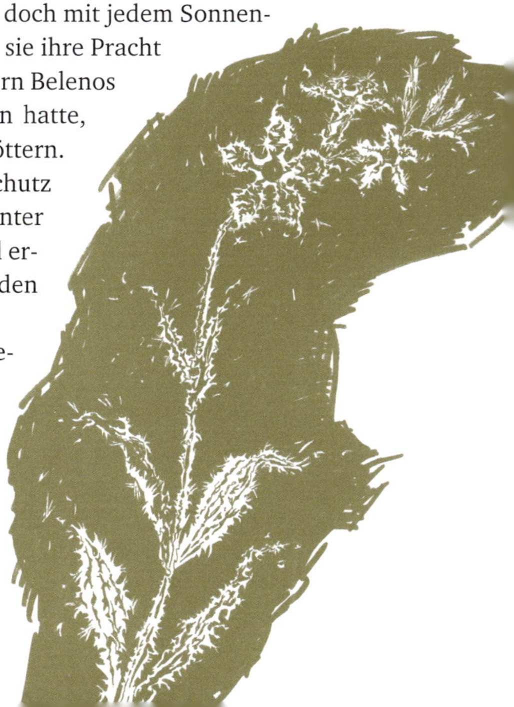

schickt werden. Sie wollte diese Blume sein. Ein wahres Kind des Sommers – ungestüm und schnellentschlossen.

„Ich will für Morrigan im Winter blühen, ich will für Morrigan im Winter blühen." Immer wieder sagte sie diesen Satz, ohne gehört zu werden. Sie schlief ja noch, und so waren ihre Worte nur im Traum zu hören. „Oh je, das ist jetzt wohl schon die erste Lektion der Winterzeit: Geduld haben. Aber irgendwann muss mich doch jemand hören."

Und damit hatte sie recht.

Das Sonnenkind war gerade wiedergeboren, und Morrigan kümmerte sich liebevoll darum, hielt es warm und sang ihm Lieder vor. Ihr Gatte musste sich deswegen vermehrt um die schlafenden Samen kümmern. Auf seinen Wegen durch die langen unterirdischen Säulengänge hörte er immer wieder ein Geräusch, wie ein Klopfen an der Tür seines Geistes. Als das Klopfen nicht aufhören wollte, folgte er dem Geräusch zu seinem Ursprung. Er nahm in der Mitte des Säulenganges Platz, schloss die Augen und reiste im Geist in das Land der Träume. Das Klopfen wurde lauter, und dann konnte er Worte erkennen. Es waren die Worte: „Ich will für Morrigan im Winter blühen." Nun konnte Samhain auch sehen, wer da so inbrünstig in alle Richtungen schrie: Es war eine knallrote Blume auf einer sonnendurchfluteten Sommerwiese. In der Welt der Träume gibt es so manch ungewöhnliches Bild, aber dieses hier schien alle bisherigen zu übertreffen: Samhain, der Wintergott mit schlanker edler Gestalt, sein langes schwarzes, mit silbernen Strähnen durchwirktes Haar, das er bis auf zwei Flechten zu beiden Seiten offen trug, schwarz gekleidet und die dunklen Augen umrahmt von einem schneeweißen Gesicht, stand auf einer sonnigen Sommerwiese inmitten eines bunten Blumenmeers.

Er trat nun ganz leise an die rote Blume hin, und als sie erneut ihren Satz, wessen Blume sie sein möchte, ausgerufen hatte, flüsterte ihr Samhain ins Ohr: „Bist du dir da sicher?". Die Blume erschrak. „Meine Güte, ich habe dich gar nicht bemerkt."

„Wie auch, du schreist ja ganz schön herum. Wenn es dir ernst ist, so wirst du lernen müssen, dass der Winter eine stille Jahreszeit ist."

„Ich weiß. Normalerweise bin ich auch gar nicht so laut. Ich wollte doch nur auf mich aufmerksam machen. Ich hab da nämlich im Halbschlaf etwas gehört. Etwas von eurer Unterhaltung. Das mit den Blumen. Und ich möchte sie sein – die Blume für Morrigan." Der letzte Satz war mehr aus dem Mund gekullert als gesprochen.

„Bedacht, Bedacht, junge Freundin. So eine Entscheidung will reiflich überlegt sein. Du bist ein Kind des Sommers, hast du überhaupt eine Vorstellung vom Winter? Ruhig ist er, kalt ist er, und Farben gibt es nur wenige."

„Nein, ich habe keine rechte Vorstellung vom Winter. Aber mein Entschluss steht trotzdem fest. Du bist viel zu viel Winter, deswegen verstehst du das Wesen der Sommerkinder nicht. Wir sind nicht besonnen, so wie du, wir sind sprunghaft wie ein Sommertag: wunderschöner Sonnenschein und mit einem Mal dunkle Gewitterwolken, die zerstörerischen Hagel mit sich bringen. Wir leben im Moment und entscheiden nur für den nächsten Augenblick. Ich habe mich entschieden, und dabei bleibt's."

Samhains ruhige, dunkle Augen schauten verblüfft. Aber die Blume hatte Recht. Er kannte das Wesen der Sommerkinder nicht und durfte sich auch nicht anmaßen, sie zum Nachdenken anzuhalten. Sie waren so, wie sie waren, kannten ihr sprunghaftes Wesen und grämten sich nicht, wenn ihnen die Folgen ihrer Entscheidung missfielen. Es ging um den Augenblick und nicht um die Folgen.

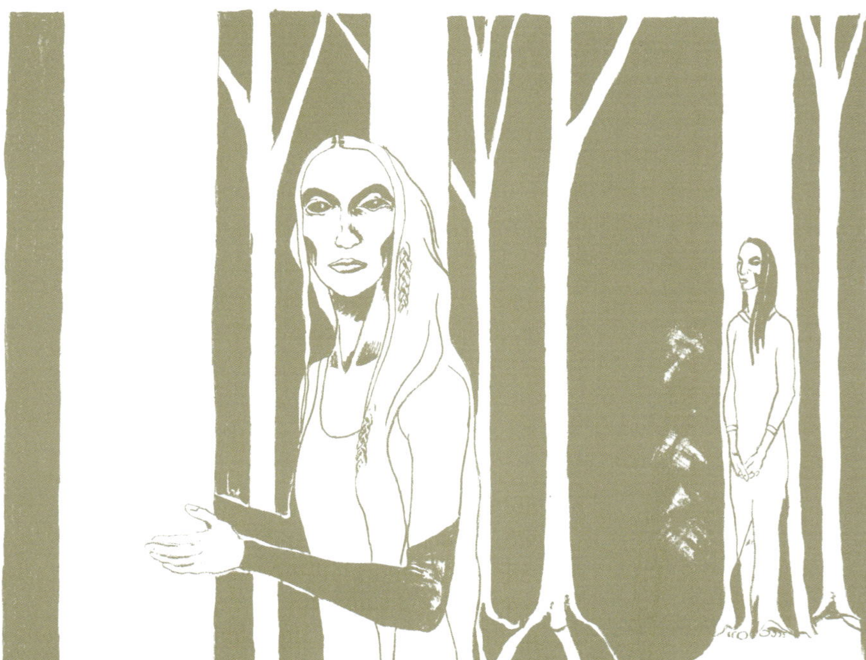

„Ich glaube, ich verstehe dich, auch wenn mir dein Sommerwesen fremd ist. Du hast dich also entschieden, dann werden wir dich mit Freuden willkommen heißen. Doch eines muss ich dir noch sagen, und wenn du dann noch immer für Morrigan blühen möchtest, ist es gut, und wenn nicht, so bin ich dir auch nicht böse."

Die rote Blume wollte schon wieder aufbegehren, doch Samhain gebot ihr Ruhe. „Stille! Jetzt hör doch mal zu. Du bist so schön rot und duftest lieblich nach Honig. Das wirst du aufgeben müssen. Die Bienen schlafen nämlich im Winter, und Rot ist im Winter den Beeren der Stechpalme vorbehalten. Und selbst wenn du bereit bist, diese Teile von dir aufzugeben, so müssen wir immer noch Belenos und Belisama um ihr Einverständnis bitten, das ist uraltes Gesetz."

Jetzt konnte die Blume nicht mehr an sich halten. „Das mit den Bienen weiß ich, und das mit der Farbe habe ich schon befürchtet. Es ist mir aber egal. Und was die Sommergötter angeht, also wenn ich Belisama erzähle, dass Morrigan keine einzige Blume um sich herum hat, wird sie gleich ein ganzes Dutzend losschicken, um im Winter zu blühen."

Samhain schmunzelte und dachte bei sich: „So ist also der Sommer! Von unserer kleinen Freundin werde ich bestimmt noch viel lernen." An die kleine Blume gewandt sprach er: „Gut, wie ich sehe, bist du festen Willens, und das rührt mich sehr. Unser Bote, die Krähe Corvus Corone, wird sich auf den Weg machen, um Belenos und Belisama um ihr Einverständnis zu bitten. Wenn sie einverstanden sind, dann soll es so sein und du wirst im nächsten Winter blühen. Doch bis dahin bist du noch ein Kind des Sommers, das im Winter schläft, um Kraft zu sammeln. Ich werde dich jetzt verlassen. Träume noch ein wenig, bis der Frühling kommt, und genieße womöglich ein letztes Mal den Sommer mit Honigduft und Farbenpracht."

Samhain erhob sich und streichelte die Blume. Dann schloss er die Augen und reiste in seinem Geist zurück zum großen Säulengang im Herzen des Berges Atav-glas-Sklerijan. Er freute sich. Morrigan musste sich bald nicht mehr sehnen und er sich nicht mehr sorgen.

Heimlich, ohne Morrigans Wissen, gab Samhain der Krähe Corvus Corone den Auftrag, bei den Sommergöttern vorzusprechen. Er wollte seine Gemahlin überraschen oder vor einer unerfüllten Hoffnung bewahren.

Ohnedies war Morrigan mit dem kleinen Sonnenkind vollauf beschäftigt und merkte die Heimlichkeiten ihres Gatten sowieso nicht.

Der Winter neigte sich dem Ende zu. Die Samen der ersten Frühlingsboten waren schon wach und das Sonnenkind munter und kräftig.

Als sich der Mond im Februar in seiner vollen Pracht zeigte, war es so weit. Das Sonnenkind verließ den dunklen mütterlichen Schoß der Erde, um für eine weitere Vegetationszeit den Menschen, Tieren und Pflanzen sein Licht und seine Wärme zu schenken. Mit dem Ende des Winters rückte auch das Ende von Morrigan und Samhains Aufgabe als Hüter der Natur näher. Bald würden sie sich ganz in die inneren Gemächer des Atav-glas-Sklerijan zurückziehen.

So nahm alles seinen uralten Lauf. Der Frühling erfüllte die Natur mit neuem Leben, ihn löste der Sommer ab, der Herbst reifte heran, und ihm folgte schließlich der Winter. Die Krähe hatte bei den Sommergöttern im Auftrag von Morrigan und Samhain vorgesprochen, allerdings keine Antwort erhalten. „Es soll eine Überraschung sein", hatten sie gesagt. Und es wurde eine Überraschung, als an der Wintersonnwende auf einmal kleine Blütenköpfchen aus der kalten Erde auftauchten.

Sie waren silberweiß und klar, wie der Winter. Ein zarter Duft und eine leichte rote Äderung an manchen Blütenblättern erinnerten an die Pracht, die sie im Sommer hatte zurücklassen müssen. Aber anscheinend hatte sie ihre sprunghafte Entscheidung nicht bereut, ganz im Gegenteil. Für eine Winterpflanze war sie ungeheuer lebhaft und erzählte immer wieder gerne, dass sie früher eine von vielen war und heute die einzige ist. Eine Blume im Winter zur Freude der Morrigan. Samhain und seine Gattin blicken einander lange an, dann sprach die Göttin: „Auch wenn Sehnen und Sorgen nun vorbei sind, fühle ich mich den Menschenkindern jetzt näher."

Das Sonnenkind übrigens war auch ganz entzückt von der Blume im Winter, dass es im kommenden Jahr besonders strahlte und den Menschen ein gutes Erntejahr bescherte.

Die Kunde von der Christrose

„Schön bist du, Kind des Mondes, nicht der Sonne", so empfindet Eduard Mörike in einem Gedicht („Auf eine Christblume") die Christrose. Er war nicht der einzige Dichter, den die Winterblume inspirierte. Auch Ganghofer, Hauff oder die Nobelpreisträgerin Selma Lagerlöf widmeten sich in ihren Werken diesem zauberhaften Pflänzchen. Auch bei mir wirkt ihr Zauber. Mit Kraft und der Wärme ihrer Knospen schiebt sie sich durch die Schneedecke. Ist sie erblüht, umgibt sie ein Flor der Anderswelt. Ihre Blüten leuchten aus eigener Kraft, unwirklich erscheint sie, doch sie ist hier, in dieser Welt. Wenn man sie intensiv betrachtet, kann man leicht glauben, dass sie kein Wesen evolutionärer Entwicklung ist, sondern, wie in der Geschichte erzählt, im Traum entstanden, für eine Göttin bestimmt – für die Göttin des Winters, der dunkelsten Zeit und der Zeit des wiedergeborenen Lichts.

Volkskunde

Bevor Carl von Linné (1707–1778) mit der Systematisierung der Pflanzenwelt begann, herrschte ein wenig Chaos bei der eindeutigen Namensgebung und Zuordnung innerhalb der Botanik.

So ging man beispielsweise bei der Interpretation der antiken Schriften davon aus, bei „der Helleborus" handle es sich um *Helleborus niger*, unsere Christrose. Da diese aber nur bis zum Balkan wild vorkommt, vermutet man heute, dass wohl eher die Rundblättrige oder die Orientalische Nieswurz (*H. cyclophyllus, H. orientalis*) gemeint waren. Das ändert aber wenig an den volkskundlichen Interpretationen und antiken Heilanwendungen. Allen drei gemeinsam ist die ungewöhnliche winterliche Blütezeit, und auch in ihrer Stoffzusammensetzung sind sie einander sehr ähnlich.

Blume der jungen Sonne

Ihr geläufiger Name Christrose sowie die anderen recht üblichen Bezeichnungen wie Christwurz, Christblume oder Weihnachtsrose deuten bereits darauf hin, zu welcher Jahreszeit sie erblühen kann.

Es ist ein bemerkenswertes Phänomen, wenn am dunkelsten Tag im Jahr, dem Tag, an dem die Sonne „wiedergeboren" wird, eine weiße Blume erblüht. Laut dem Volkskundler Max Höfler etablierten sich gegen 300 n. Chr. für die Christrose die Namen Adlerbrut und Sonnvogelkind. Der griechische Gelehrte Dioskurides warnte den Wurzelgräber eindringlich, während des Sammelns nach Adlern Ausschau zu halten. Würde ein Adler sehen, „wie jemand an seine Brut rangeht", so würde er denjenigen verfluchen, auf dass er im nächsten Jahr sterben müsse.

Der Adler wird in vielen Kulturen mit der Sonne assoziiert. Den Ernteregeln und den Namen zufolge erkannten die Menschen früher in der Winterblume wohl ein wahres Kind der Sonne – zur gleichen Zeit wie diese (neu) geboren. Ein weiterer Hinweis auf diese Interpretation findet sich im botanischen Namen. Der Gattungsname *Helleborus* leitet sich laut dem Ethymologen Frisk aus dem Griechischen „vom Hirschkalb gefressen" ab (ellos, hellos: Hirschkalb; bora: Fraß). Der Hirsch ist ebenso wie der Adler ein Symbol für die Sonne. Dementsprechend steht das Hirschkalb für die junge Sonne. Die *Helleborus* wäre folglich dessen früheste Nahrung, an der es sich laben kann.

Wie wir bereits aus der Geschichte wissen, freut sich das neugeborene Sonnenkind so sehr über die Blume, dass es im kommenden Jahr besonders viel scheint und den Menschen dadurch eine gute

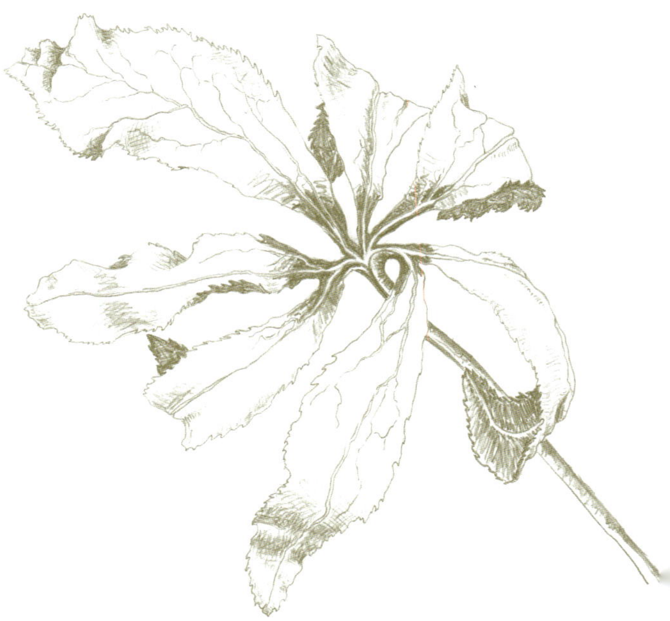

Ernte beschert. Die Orakelfähigkeit der Christrose in Bezug aufs Wetter nutzte man auch für genauere Vorhersagen. So legte man an Heiligabend zwölf ihrer Knospen in eine Schale Wasser. Jede Knospe stand für das Wetter eines Monats. Wenn sich eine Knospe öffnete, so bedeutete dies für den besagten Monat gutes Wetter.

In manchen Gegenden blühte sie erst zur Osterzeit, dort trug sie dann den Namen „Auferstehungsblume“. Weitere Bräuche lassen erkennen, dass sich ihre Blühzeit schon damals bis in den März und April erstreckte. Wie bei Frühblühern üblich, unterlag auch die Christrose den typischen Tabus der Frühlingspflanzen. Wenn man an ihr roch, bekam man Sommersprossen, und nahm man einen Strauß davon mit ins Haus, brachte es Unglück und die Hühner legten keine Eier mehr. Anders verhielt es sich, wenn man die Wurzel als Amulett um den Hals trug, dann war man vor negativen Einflüssen gefeit.

Zauberpflanze und langes Leben

Typische „Grundvoraussetzungen“ für schutzmagische Pflanzen sind ein starker Geruch, viele Dornen oder, wie im Falle der *Helleborus*, ihre Asaisonalität.

Die Christrose schützte nicht nur vor dem Wahnsinn, sondern konnte einen sogar davon heilen. Der Wahnsinn war eine Krankheit, für die man früher Verhexungen oder die Besetzung durch dämonische Kräfte verantwortlich machte. So wurde Herakles durch sie vom Wahnsinn kuriert, genauso wie die Töchter des Königs Proitos. Diese verweigerten dem Gott Dionysos (siehe Seite 58) ihre Ehrerbietung, wurden von ihm mit Raserei gestraft und durch das Wissen des Hirten und Sehers Melampus geheilt. Außerdem gibt es noch die Vermutung, bei der sagenumwobenen Pflanze „Moly“ handle es sich um die *Helleborus*. „Moly“ bewahrte den Helden Odysseus davor, von der Zauberin Kirke, auch bekannt als Circe, in ein Schwein verwandelt zu werden. Seinen Gefährten blieb diese Metamorphose zum Tier, einem Wesen ohne Verstand, nicht erspart.

Im antiken Rom und Griechenland, aber auch in unseren Breiten, wurde die Wurzel der Winterblume genutzt, um heftiges Niesen hervorzurufen, daher auch der Name „Nieswurz“. Das Niesen stellte einen heilsamen Vorgang dar, um sich von Besetzungen durch böse Geister zu befreien.

Neben Heilung vom und Schutz vor dem Wahnsinn konnte die Wurzel der Christrose, als Amulett getragen, vor vielen weiteren

Krankheiten bewahren und versprach zudem ein langes Leben, wenn man sie immerzu bei sich trug. Mag sein, dass dieser Glaube auf das hohe Alter der kleinen Staude zurückzuführen ist, die bis zu 30 Jahre alt werden kann und damit ihre anderen „Familienmitglieder“ weit hinter sich lässt.

Sie hat, wie wir gesehen haben, viele Tugenden. Darüber sollte aber nicht vergessen werden, dass sie auch eine Giftpflanze ist und sich als solche, so wird zumindest vermutet, auf der Zutatenliste für Hexensalben befand. Auch Medea, neben Kirke die größte Zauberin der antiken Sagenwelt, soll sie in ihrem Hexengarten gehegt haben.

Signaturkunde

Giftpflanzen unterstehen ihm und ein langes Leben hat er auch schon hinter sich, der Planetengott, der sich in unserer Christrose zeigt.

Die Christrose unterliegt fast vollkommen dem Saturn, jenem Planeten, der für uns Menschen lange Zeit den Rand unseres Sonnensystems bildete. Er ist düster und uralt, schaut einem tief in die Seele, hinab bis zum letzten versteckten Abgrund, ganz so wie es auch Samhain und Morrigan tun. Saturn hütet die Schwelle zwischen Leben und Tod, zwischen Gedanken und dauerhafter Materie, zwischen Individualität und Auflösung des Seins. Er legt so manchen Stein auf unseren Lebensweg, an dem wir wachsen und zu Erkenntnis gelangen können.

Die Pflanzen, die man ihm zugeordnet hat, sind langlebig, immergrün und oftmals giftig, sie widerstehen dem natürlichen Rhythmus und tragen in ihrer Erscheinung den Kontrast von Schwarz und Weiß.

Alles dies sind Merkmale, die auf die Christrose zutreffen, auch der Kontrast von Schwarz und Weiß: Die „Schwarze Nieswurz“ hat schwarze Wurzeln, denen ihre leuchtend weißen Blüten entgegenstehen.

Die Verwirklichung des saturnalen Prinzips ist mit der „Weisheit des Alters, der Erfahrungen“ gleichzusetzen. Dementsprechend treten die typischen saturnalen Krankheiten besonders zum Lebensabend auf. Es sind degenerative Prozesse, Knochen- und Bindegewebsleiden, wie etwa Bruch, Riss, Sklerosen oder Osteoporose, Verlust der Sinne, Alzheimer, Demenz, Altersschwindel. Und auch hier fügt sich die Christrose wunderbar ins Bild ein. Als homöopathische Arznei setzt man sie bei degenerativen Gelenkserkrankungen, bei Krebs, in der Geriatrie und auf der Palliativstation ein.

Auch wenn mir einige Gelehrte der Signaturlehre widersprechen mögen, halte ich es wie Mörike und erkenne in der Christrose auch ein „Kind des Mondes".

Betrachtet man die Anwendung der Christrose in der Gynäkologie, taucht auch tatsächlich der Mond auf. Dort setzt man sie vor allem ein, wenn das Leiden mit traumatischen Erlebnissen zusammenhängt. Sowohl der Unterleib als auch das Unterbewusste, in das wir Traumata gerne verstecken, werden von der Mondfrau regiert.

Naturkunde

Deutscher Name: Christrose
Lateinischer Name: *Helleborus niger*
Familie: Hahnenfußgewächse
Standort: Laubmischwald, Kiefernwald, Kalkalpen bis südosteuropäische Gebirge; vom Tal bis in 1900 m Höhe

Beschreibung: 10–30 cm hohe Staude; Blätter: langstielig, oben 7–9-fingrig, 10–20 cm breit, im oberen Teil gesägt; Blüte: 5–10 cm große, eiförmige Kelchblätter, weiß bis rosa, Kronblätter zu gelben bis gelbgrünen Nektarblättern umgewandelt, Staubblätter gelb. Die alten Laubblätter vergehen nach der Blüte. Damit die Pflanze weiterhin Fotosynthese betreiben kann, bilden die Kelchblätter nach der Bestäubung, anstatt abzufallen, Chlorophyll und übernehmen diese Aufgabe bis zum Frühsommer. Erst beim Abreifen der Samen wachsen neue Blätter heran. Dadurch ergibt sich das Bild, die Christrose würde ewig blühen – zunächst weiß, dann grün.
Blütezeit: Dezember–April

Bei einer so frühen Blütezeit fragt man sich, wer da bestäubt! Vereinzelt fliegen an warmen Tagen schon mal Hummeln oder Bienen die Christrose an und werden für das Bestäuben mit reichlich Nektar belohnt, eine Eigenschaft, die die „kleine rote Sommerblume" in ihre winterliche Gestalt mitgenommen hat. Die Narbe ist sehr lange fruchtbar, und im Notfall kann die Christrose sich auch selbst bestäuben.

Erntezeit: Die Christrose ist streng geschützt, man darf also nur die angepflanzten Exemplare ernten. Der Gehalt der „Schlüsselsubstanz", dem sogenannten Beta-Ecdyson (siehe Abschnitt Wirkstoffkunde), ist in der Wurzel im Sommer am höchsten.

Es gibt von Europa, über die Türkei, den Kaukasus, Syrien, Tibet bis nach China über 20 verschiedene *Helleborus*-Arten, darunter auch sogenannte Kleinstarten, die auf sehr beschränktem Raum (etwa in Nordkroatien, den Abruzzen, auf Korsika und Sardinien) endemisch sind, also ausschließlich dort vorkommen.

Wirkstoffkunde

> Der große englische Gelehrte Nicholas Culpeper riet dazu, die Christrose besser „alchemistisch zu purifizieren, als sie roh zu geben", also sozusagen eine Art homöopathisches Heilmittel aus ihr herzustellen. In der Wirkstoffkunde werden wir sehen, warum.

Wie bereits gesagt: Die Christrose ist eine Giftpflanze. Auf altschwedisch wurde sie „Thung" genannt, was so viel wie „Gift" bedeutet. Es gibt sogar antike Schriften, die berichten, wie man den Saft der Wurzel als eine Art erste Chemiewaffe verwendete. Er wurde angeblich in das Flüsschen Pleisthenes geschüttet, das die Stadt Kirrha mit Trinkwasser versorgte. Die Christrose wirkt unter anderem stark abführend, sodass die Bewohner statt zu kämpfen wohl mit anderen Dingen beschäftigt waren – der Sieg war gewiss, wenn auch wenig ruhmreich.

Die Christrose enthält im Wesentlichen Protoanemonin (siehe Seite 98), Helleborin und Beta-Ecdyson. Helleborin ist ein Seifenstoffgemisch (siehe auch Seite 63) mit Steroidsaponinen, die „Digitalis-Erscheinungen" hervorrufen können, wie Bradykardie (bei der der Puls bis auf 20 Schläge pro Minute fällt), massiven Bluthochdruck, Extrasystole bis Kammerflimmern und Verwirrtheit.

Beta-Ecdyson könnte man als Schlüsselsubstanz der Christrose bezeichnen. Dieser Stoff kommt im Pflanzenreich nur selten (bei 5–6 % aller Pflanzenarten) vor. Vielmehr ist es ein Stoff der Insekten und Krustentiere. Er regt zur Metamorphose an, bei einer Raupe beispielsweise sorgt er dafür, dass sie sich während der Verpuppung in einen Schmetterling verwandelt.

Das Wirkspektrum von Beta-Ecdyson gleicht dem winterlichen Wunder einer Blume im Schnee. Es hat eine kräftigende, „substanzaufbauende" (anabole) Wirkung auf Muskeln, Nervengewebe und Leber. Zudem verringert es das Absterben von Nervenzellen, senkt den Cholesterinspiegel um bis zu 30 % (im Tierversuch) und ist entzündungswidrig sowie wund- und knochenheilend. Außerdem wirkt es sich positiv auf die Nieren-, Herz-, und Lungenfunktion, auf das Herz-Kreislauf-System sowie auf die Haut aus. Das besondere Interesse der Forschung gilt seiner Anwendung in der Krebstherapie.

Heilkunde

Vieles fühlt sich bei der Christrose nach Veränderung und Neubeginn an: Sie durchbricht die Schneedecke – ihre Blüten strahlen weiß und klar –, ihre Blütezeit fällt zusammen mit der Wiedergeburt der Sonne, und ihr Hauptwirkstoff „verwandelt" die Raupe in den Schmetterling.
Vielleicht ist sie ja auch der Beginn von vielversprechenden Therapien gegen die schweren Krankheiten unserer Zeit.

Bevor ich die alten Quellen wiedergebe, möchte ich vorausschicken, dass es oft gewisse Definitionsprobleme gab. So bezeichnete der Name „Nieswurz" neben der Christrose auch den Germer (*Veratrum album*). Man gab sich zwar Mühe, die beiden auseinanderzuhalten, indem man die eine „Weiße" und die andere „Schwarze Nieswurz" nannte, aber so ganz gelang das nicht immer.

Auch der Name Christrose war nicht immer eindeutig. Hieronymus Bock, einer der „Kräuterväter" der frühen Neuzeit, bezeichnete damit die „Grüne Nieswurz" (*Helleborus virdis*), obwohl diese erst ab März blüht. Er nannte sie „die Gute, die Zahme, die Ungiftige" im Vergleich zur „Schwarzen, mit der man Wölfe und Füchse fängt".

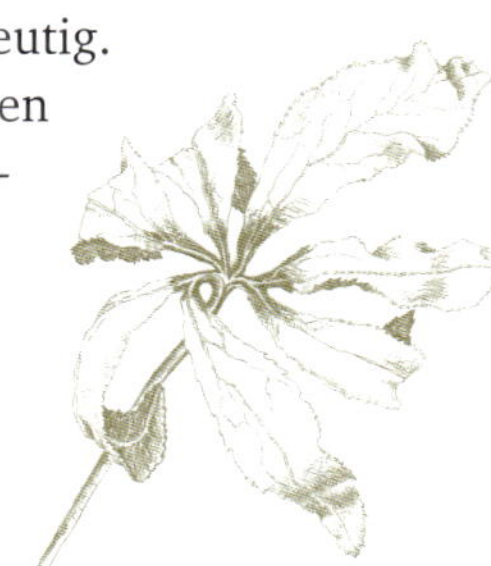

Anwendungen der Alten

Die großen Gelehrten des Mittelalters und der frühen Neuzeit teilten ihre Ansicht in Bezug auf die Heilwirkung der Christrose. Sie soll bei Epilepsie, Krämpfen, Viertagefieber, Bronchitis, Lähmungen, Schwindel und depressiven Verstimmungen helfen sowie taube Ohren, fauliges Fleisch (Gangrän) und diverse Hautkrankheiten heilen und des Weiteren stark ausleitend bis purgierend (abführend und brechreizfördernd) wirken.

Außerdem nutzte man sie vielfach, um die Periode zu fördern, und, falls nötig, auch zur Abtreibung. Dies führte 1592 zu einem Verkaufsverbot durch die Nürnberger Arzneimittelverordnung.

Die Christrose trägt viele Volksnamen, die sie als häufig genutztes Tierheilmittel auszeichnet. Man kurierte mit ihr den Schweinemilzbrand, den Rotlauf sowie Euterentzündungen, aber auch Darm und Hautparasiten. Die Wurzel wurde innerlich und äußerlich verwendet. Eine häufig nachzulesende Methode war das „Schelmer stechen" oder „Güllen" („Schelmerwurz", „Güllkraut"). Dabei durchbohrte man das Schweineohr, steckte ein Stück Wurzel hindurch, und die antivirale Wirkung der Christrose tat ihren Teil.

Moderne Anwendungsgebiete

Paracelsus war in vielem ein Wegbereiter, so auch bezüglich der heilkundlichen Anwendung der Christrose. Neben den oben genannten Verwendungen erkannte er auch ihre Wirkung als Demenzprophylaxe und ihre Förderung der Rekonvaleszenz nach einem Schlaganfall.

Samuel Hahnemann, Begründer der Homöopathie, der 1812 seine Doktorarbeit über die Christrose und ihren Gebrauch bei den alten Gelehrten schrieb, nahm dieses Wissen auf und fügte seine eigenen Forschungsergebnisse hinzu. Er stellte ein beachtliches Arzneimittelbild auf, das 95 Symptome umfasste.

Wunderbar zusammengetragen hat all dieses Wissen Johannes Wilkens, der Leiter einer geriatrischen Klinik, in seinem Buch „Die Heilkraft der Christrose".

Da die Anwendungsgebiete der homöopathisch verabreichten Christrose durchweg sehr ernst zu nehmende Krankheiten sind, die durch Ärzte, Heilpraktiker oder Psychologen behandelt werden sollten, liste ich sie hier nur auf, ohne näher auf die Therapiekonzepte einzugehen:

- degenerative Gelenkerkrankungen,
- schwere Nierenerkrankungen (nephrotisches Syndrom),
- ADS/ADHS,
- Komplikationen bei Frühgeburten, wie etwa schwere Hirnstörungen und deren Folgen,
- Epilepsie,
- neurologische Tics,
- Psychosen, depressive Verstimmungen,
- Schlaganfallfolgen, Schädel-Hirn-Traumen,
- Demenz,
- begleitende Behandlung auf der Palliativstation,
- in der Krebstherapie.

Rezept

Hautinfektion

Christrosenpflaster
Die geerntete Wurzel wird der Länge nach aufgeschnitten, getrocknet und anschließend im Mixer oder Mörser pulverisiert.

Nehmen Sie (je nach Größe der zu behandelnden Stelle) 1–2 EL des Wurzelpulvers und verrühren es mit etwas Essig zu einer Paste. Diese auftragen und für 1–2 Stunden einwirken lassen.

Früher wendete man das Rezept bei Räude, Krätze, Flechte und faulendem Fleisch an. Mit diesen teilweise hochinfektiösen Hautkrankheiten sollte man heute aber unbedingt zum Arzt gehen.

Der moderne Anwendungsbereich des Rezepts beschränkt sich auf leicht eitrige Hautentzündungen oder Hautflechten.

Webmuster

Als ich das erwähnte Buch von Johannes Wilkens gelesen hatte, wurde mir einmal mehr klar, was für eine unglaubliche Pflanze die kleine Winterblume ist. Sie ist so fantastisch in ihrem Äußeren, ihrer Blühzeit und ihrer Wirkung, dass sie wirklich nur aus einem Traum geboren werden konnte. Der Traum einer kleinen roten Sommerblume, die ihre Metamorphose durchlebt und zur „Einzigen“ wird, zur Blume der Morrigan.

Die Efeuschlange

In einer Zeit vor unserer Zeit lebte ein Mann mit seiner Frau in einem kleinen Haus am Rande eines großen Waldes. Sie hatten ein paar Ziegen, Federvieh und einen großen Gemüsegarten.

Es war Winter, und eine wichtige Aufgabe während dieser Jahreszeit war es, sich um die Brennholzvorräte zu kümmern. Dazu zog der Mann an schönen Tagen in den Wald hinaus, fällte Bäume, spaltete die Stämme und schichtete sie zum Trocknen auf.

Es war eben ein solcher Tag, da hatte er bereits einige kleinere Bäume gefällt und hätte sein Tagwerk guten Gewissens beenden können, doch es war so schön hier, dass er es vorzog, noch ein Weilchen im Wald zu bleiben. Von den Bäumen rieselte Schneestaub, der im Licht der Sonne wie viele tausend kleine Sterne glitzerte. Während er so wanderte, entdeckte er auf einer Lichtung einen Baum, der gut zu fällen war und ihnen für einen Winter ausreichend Holz liefern würde. Also setzte er die Axt an, doch als er die mächtige Efeuranke bemerkte, verharrte er in seiner Bewegung. Sie war wunderschön, groß und stark und erinnerte an

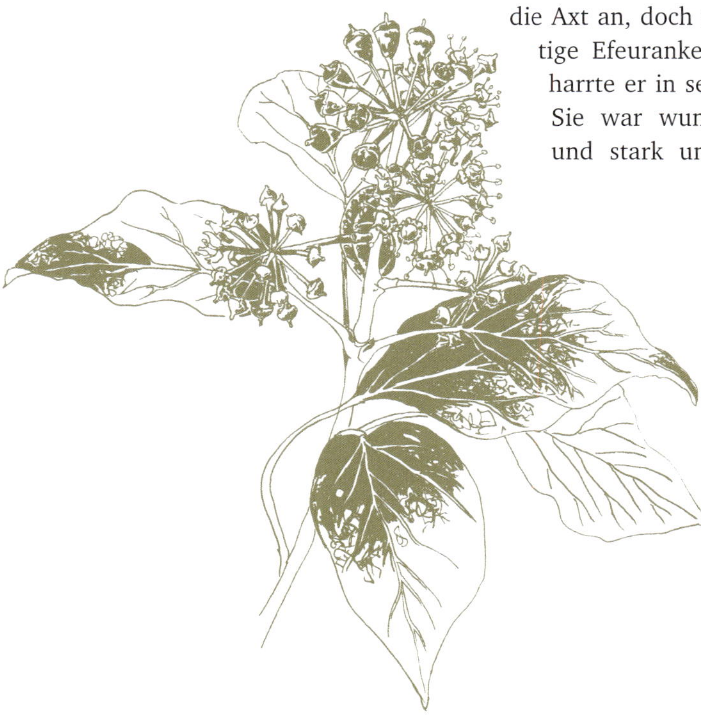

eine Schlange, die sich am Stamm emporwand. Diesen Baum, vielmehr diesen Efeu durfte man nicht einfach fällen. Er ließ die Axt zu Boden sinken, und eine Woge der Erleichterung huschte durch den Wald. Gebannt von dem schönen Anblick, hatte er noch ungezählte Momente dagestanden, bevor er sich schließlich auf den Heimweg machte.

Zu Hause angekommen, war er noch immer so überwältigt, dass er seiner Frau am liebsten jedes kleinste Detail erzählt hätte, doch fiel es ihm schwer, die passenden Worte zu finden. So beschloss er, ihr einfach diese verzauberte Stelle demnächst zu zeigen.

In der folgenden Nacht hatte er einen ungewöhnlichen Traum: Er stand in einem wunderschönen Hain, in dessen Mitte eine Quelle sprudelte. Sie plätscherte über ein paar Felsen und ihr Wasser war kristallklar und spiegelte die Farbenspiele der umliegenden Bäume wider. Viele der Bäume kannte der Mann. Da standen Eichen und Linden, Holunder und Hasel, Ulmen und Eschen, die Felsen gesäumt von Apfelbäumen und Weißdorn. Doch waren auch Bäume darunter, die er noch nie gesehen hatte, große und kleine, ungewöhnliche Gestalten mit silbernen Blüten und goldenen Früchten. Die Sonne war gerade erst aufgegangen, und die Vögel begannen mit ihrem Morgenkonzert. Es lag ein verzauberter Glanz über diesem Ort. Da hörte der Mann auf einmal eine liebliche Stimme. Ihr Klang war sanft und voller uraltem Wissen. Er sah sich um, konnte aber keine Menschenseele erblicken. Erst als die Sonne durch das Blätterdach blinzelte, sah er die große Schlange, deren Schuppenkleid in allen Regenbogenfarben leuchtete.

„Hab keine Angst, guter Mann, ich will dir nichts Böses. Ich weiß, dass der Ruf der Schlangen bei euch Menschen im Laufe der Jahrhunderte gelitten hat – du brauchst dich aber nicht zu fürchten."

Der Mann fürchtete sich auch gar nicht, er war ein Kind der Natur und wusste, dass alles seinen Platz hatte im großen Rad der Zeit. Er dachte nicht in Maßstäben von gut und böse, er war nur überrascht, weil es eine Schlange war, die da zu ihm sprach.

„Danke, dass du mich und den Baum, auf dem ich zuweilen ruhe, heute verschont hast. Zum Dank dafür werde ich dir ein Geheimnis verraten. Aber höre gut zu, denn gleich wirst du erwachen:

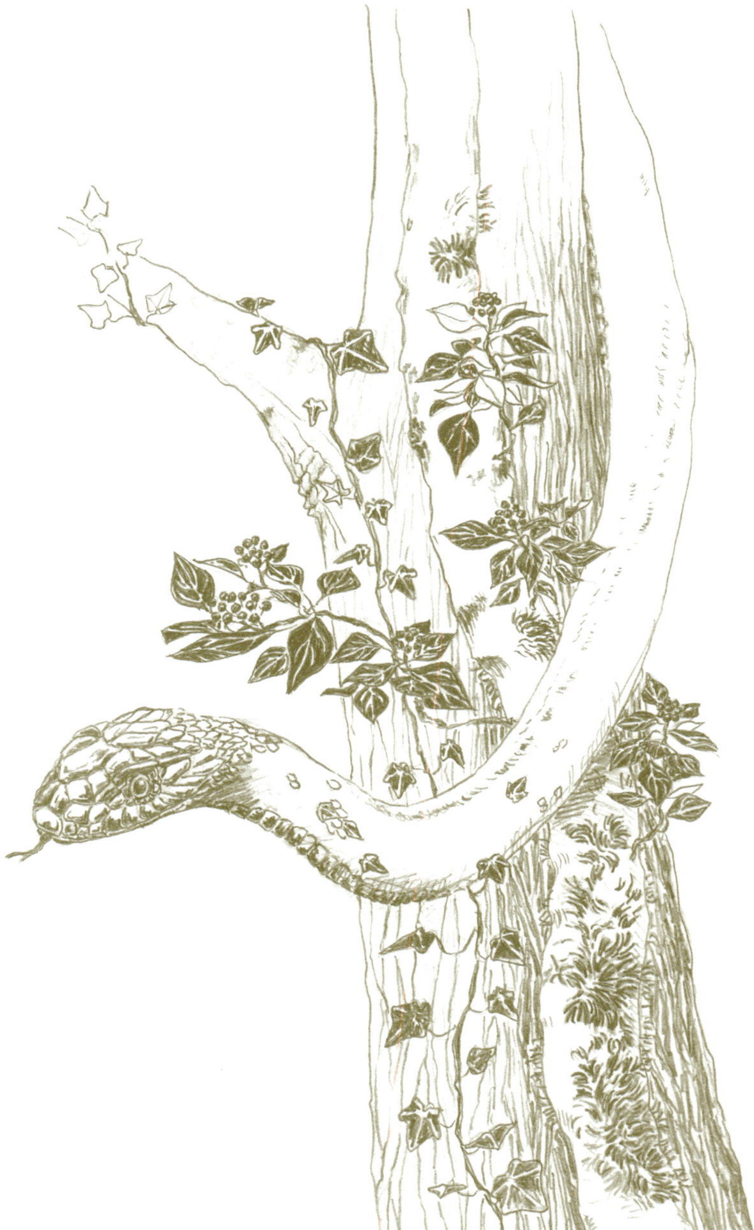

Ist der Winter zu kalt, macht den Atem dann krank,
So nimm meine Schuppen zur Genesung als Dank.“

Der Hahn krähte – der Mann war wach – was für ein Traum!

Heute gab es viel zu tun, es war ein Käse- und Backtag. Vor lauter Arbeit vergaß der Mann, seiner Frau von dem ungewöhnlichen Traum zu erzählen. Und wie es nun mal leider allzu oft in unserer Welt geschieht, wurden die Gedanken des Mannes vom Alltagstreiben eingeholt, und er vergaß auch in den kommenden Tagen, seiner Frau von dem Traum zu berichten. Bald war die Erinnerung an ihn nur noch ein blasses Schimmern im bunten Treiben der täglichen Arbeit.

Der Frühling klopfte an des Winters Tür. Erst sachte, dann kraftvoller, sodass die Eiszapfen von der Dachrinne klirrten. Die Sonne wurde kräftiger und die Tage länger. Tiere, Menschen und Pflanzen atmeten auf, bald würde die grüne Lebenskraft der Natur zurückkehren.

Die Stille des Winters machte dem Schnattern des Frühlings Platz. Nur an einem Ort herrschte wenig Freude, und es war noch still und ruhig. Es war das kleine Haus am Rande des großen Waldes. In den letzten Wintertagen war die Frau des Mannes schwer erkrankt. Sie wurde zunehmend schwächer und konnte kaum mehr atmen, so sehr stach ihr der Schmerz in der Lunge. Doch keiner der kräuterkundigen Heiler hatte ihr helfen können.

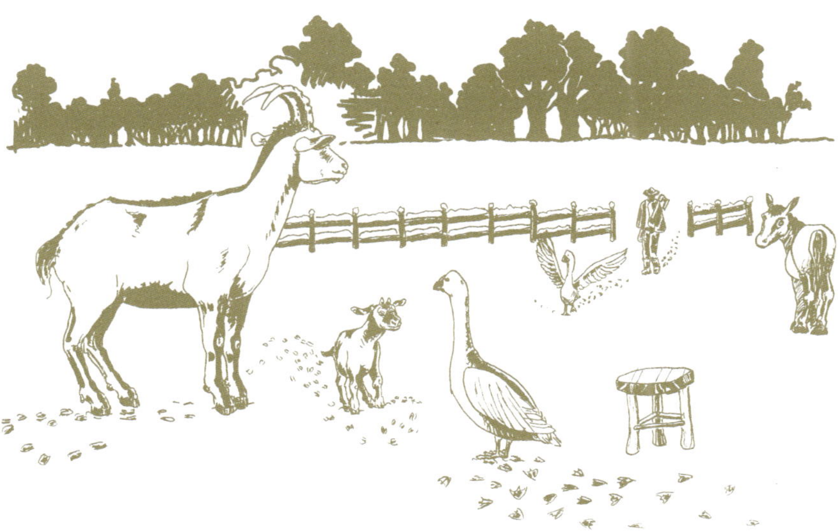

Eines Abends saß der Mann wie an vielen Abenden zuvor neben seiner Frau am Bett und hielt ihre Hand. Er beobachtete mit abwesendem Blick das Flackern der Kerze. Nach einer Weile schien ihm, als züngelte dort eine Schlange. Als sein Blick sich schärfte, verschwand sie, doch hinterließ das Abbild eines Traums, und er begann sich zu erinnern.

Am nächsten Tag eilte er noch vor Sonnenaufgang zur Weisen des Dorfes. In den letzten Wochen war er so oft hier gewesen und hatte sich jedes Mal von der Alten einen Einfall erhofft, wie man seine Frau heilen könne. Die Alte öffnete verschlafen die Tür: „Du bist es wieder. Komm herein und trinke einen Tee mit mir."

„Ich brauche keinen Tee und auch keinen Rat, nur die Deutung eines Traums!". Er trat ein und begann sogleich zu erzählen: von dem Tag im Wald, an dem er den Baum mit dem wunderschönen Efeu verschont hatte, und von dem Traum in der darauf folgenden Nacht. Mit einem Mal konnte er sich an alles ganz deutlich erinnern, auch an den Spruch der Schlange, kurz bevor er erwachte:

Ist der Winter zu kalt, macht den Atem dann krank,
So nimm meine Schuppen zur Genesung als Dank.

Die Alte sah ihn durchdringend an. „Wusstest du, dass sich die große Erdmutter zuweilen in Gestalt einer Schlange zeigt, als Hüterin uralten Wissens, der Erkenntnis über alles Sein. Ich kann dir nicht genau sagen, ob du von ihr oder vom Geist des Efeus geträumt hast. Aber darum geht es auch gar nicht. Der große Geist des Efeus oder die Erdmutter selbst haben dir aus Dank dafür, dass du die Ranke verschont hast, ein Geheimnis verraten. Ein Geheimnis, wie man die Krankheit des Atems, also der Lunge heilen kann. Sie müssen vorausgesehen haben, dass du eine solche Medizin bald brauchen kannst."

„Aber was ist die Medizin? Die Schuppen einer Schlange? Ein Efeu hat keine Schuppen, es hat nur ..." Und mit einem Mal fielen ihm eben jene von den Augen und er verstand, was diese Botschaft zu bedeuten hatte. „Die Blätter des Efeus als Medizin des Atems!".

Die Alte sah ihn wohlwollend an und nickte.

„Nun geh und sammle ein paar junge Efeublätter, koche einen Tee daraus und gib ihn deiner Frau zu trinken."

Der Mann eilte in den Wald, wie von einer höheren Macht geleitet, ohne auf seinen Weg zu achten. Die Zeit schien in anderen Bahnen zu verlaufen, oder hatte er jegliches Gefühl für die Zeit verloren – war es eine Ewigkeit oder nur ein Augenblick?

Seine Schritte verlangsamten sich. Vor ihm rankte der kräftige Efeu in liebevoller Umarmung um den Stamm seines Baumes. Mit dem freudigen Gefühl, eine alte Bekannte wiederzusehen, verharrte er zunächst in stillem Zwiegespräch, ehe er vorsichtig ein paar junge Blätter abzupfte.

„Hab Dank, meine Schöne. Ich komme wieder und nehme meine Frau mit, sobald sie gesund ist.“ Damit eilte er nach Hause.

Der Tee wirkte Wunder. Die langen, kräftezehrenden Hustenattacken legten sich, und auch das Atmen schmerzte schon bald nicht mehr. Mit jedem Tag kehrten Stück für Stück die Kraft und Freude der Frau zurück. Nach weniger als drei Wochen war sie vollkommen genesen, nur ein gelegentliches Kitzeln im Rachen erinnerte noch an die schlimme Krankheit.

Bald war sie erholt genug, einen längeren Spaziergang zu unternehmen, und so brachen Mann und Frau auf, die Efeuranke zu besuchen.

Diesmal ließ sich der Mann Zeit. Ohne Eile wollte er mit seiner Frau den lauen Frühlingswald genießen. An der Efeuranke angekommen, hielten sie andächtig inne. Sie hatten dieser Pflanze sehr viel zu verdanken. Der Mann hatte schon gefürchtet, er müsse seine junge Frau zu Grabe tragen, und die Frau hatte bereits den eiskalten Atem von Gevatter Tod gespürt. Diese immergrüne rankende Schönheit hatte ihnen ihr gemeinsames Leben zurückgegeben. Sie schauten einander an und taten es dem Efeu und dem Baum gleich: In liebevoller Umarmung standen sie da, und wieder schien die Zeit in anderen Bahnen zu verlaufen. Sie verbrachten ausgelassen den Rest des Tages damit, den Baum mit bunten Bändern und Blumen zu schmücken. Als der Abend hereinbrach, zündeten sie Bienenwachskerzen an, und die Blätter des Efeus funkelten wie kleine Edelsteine – oder waren es vielleicht doch die glitzernden Schuppen einer Schlange, die sich anmutig an den Baumstamm schmiegte?

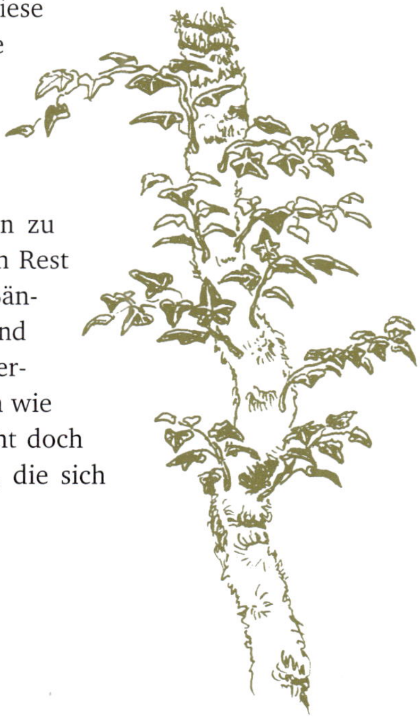

Die Kunde vom Efeu

Ich glaube fast, jedem Menschen geht es ähnlich wie mir, wenn er efeuumrankte Bäume, Mauern oder Grabsteine sieht. Es sind verwunschene, geheimnisvolle Orte, Orte, an denen die Luft von Zauber und alten Geschichten knistert.
Der prächtigste Efeu, den ich bisher je gesehen habe, wuchs im Westen der Bretagne. Er hatte einen Stammdurchmesser von annähernd 40 cm. Die Mauer, die er mit seinen Ranken schmückte, gehörte zu einer Garteneinfriedung der Abtei St. Matthieu, die im 6. Jahrhundert n. Chr. entstanden war. Es ist ein magischer Ort, eine Ruine auf grünem Rasen, die Felsen fallen steil ab, unten tobt der Atlantik, und der ewige Wind peitscht einem ins Gesicht. Einst war dieser Ort ein keltisches Heiligtum, dann ein christliches, und nun erzählen nur noch die Ruinen von diesen Zeiten. Der Efeu, der leider kurz vor meinem Besuch gekappt worden war, wuchs mit Sicherheit noch nicht zur Zeit der keltischen Druiden dort, und doch hatte ich den Eindruck, seine sterbende Schönheit flüstere mir noch Geschichten aus jener Zeit in den Geist.
Der Efeu mag den Schatten und das Zwielicht. Unter seinem immergrünen Kleid versteckt er die Orte der Ewigkeit. Zeitlos existieren sie fort, die Friedhöfe, Burgen und alten Gemäuer.

Volkskunde

Der Efeu ist seit jeher auch mit Eigenschaften wie Liebe, Treue und Glück verbunden. Die stärkste Assoziation, die Menschen zu ihm entwickelten, war jedoch schon immer jene der Unsterblichkeit.

Die Unsterblichkeit

Am deutlichsten zeigt uns der Efeu das Prinzip der Unsterblichkeit durch sein Blätterkleid. Es ist immergrün, beständig durch die Jahreszeiten hindurch.

Alte, abgestorbene Baumstämme scheinen durch die Efeuranken weiter zu grünen und zu blühen. Es macht den Eindruck, als lebten sie weiter fort. Vielleicht wurden die frühen Christen durch dieses Bild inspiriert, als sie, laut dem Sagensammler Anton Perger, ihre Toten auf Efeuranken betteten.

Setzt man die Unsterblichkeit mit dem Prinzip der Wiederkehr gleich, ist die Verbindung zur Vegetation mit ihren sich wiederholenden Rhythmen gezogen. In vielen Kulturen war der Efeu die Pflanze der Vegetationsgottheiten, vor allem in deren Manifestation als Schwelle von Vergehen und Werden. Bei den Kelten stand er häufig für die Wintergöttin, die mit ihrem Gatten das Leben auf der Erde zum Erliegen brachte, um es wenig später in neuem Glanz wieder zu entfachen. In Ägypten wurde der Gott Osiris mit einem Efeu assoziiert. Hierbei handelte es sich nicht um den bei uns heimischen Efeu, sondern um einen „Gattungsverwandten“. Osiris war der ägyptische Gott des Jenseits, der Wiedergeburt und des Nils, der sowohl Zerstörung als auch Fruchtbarkeit über das Land brachte. Die Griechen krönten Dionysos mit dem Efeukranz. Er ist der Gott des Weines, der Freude, der Trauben, der Fruchtbarkeit, des Wahnsinns und der Ekstase. Wahnsinn und Ekstase standen in den alten Kulturen für die unbändige, wilde Kraft der Natur, für den Grad zwischen Leben und Tod – „Weltenwandler“. Sie standen auch für das ursprüngliche Chaos, zerstörerisch und gebärend zugleich, das schöpferische Chaos als Gegensatz zur statischen Ordnung.

Ein in vielen Kulturen verwendetes Symbol für eben jenes schöpferische Urchaos ist die Schlange, manchmal auch als Drache dargestellt. Es bedarf nicht viel Fantasie, um im Efeu eine Schlange zu erkennen. Und so lässt sich die Verbindung unserer Kletterpflanze zur Unsterblichkeit noch ein wenig tiefer fassen.

Man könnte problemlos ein ganzes Buch mit der kulturellen Bedeutung der Schlange füllen. Hier gebe ich nur einen kurzen Überblick über den Symbolgehalt, der ihr weltweit zukommt. Bei den meisten Völkern nimmt die Schlange eine Sonderstellung im Tierreich ein, die ihre Verbindung zu Unsterblichkeit und Wiederkehr sowie ihre magische „Natur“ begründet:

- Sie häutet sich regelmäßig (Erneuerung);
- sie ist kalt und doch lebendig;
- ihr Gift ist tödlich und heilsam zugleich;
- sie bewohnt Erdlöcher, schlüpft aber wie die luftbeherrschenden Vögel aus dem Ei;

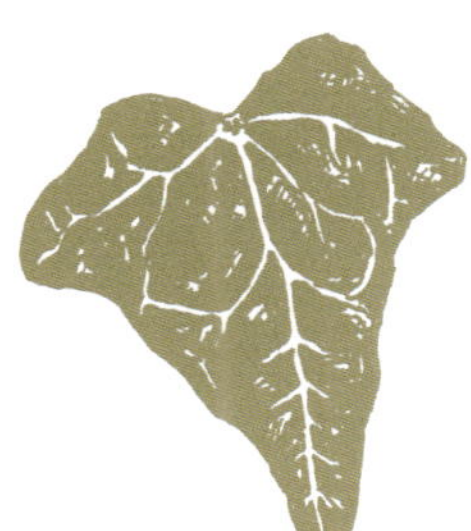

- sie bewegt sich ohne Beine am Boden fort;
- trotz Schuppenkleid fühlt sie sich weich und glatt an.

Häufig war sie Hüterin der Tempel und der Unterwelt, der heiligen Grenzbereiche. In Mittelamerika galt die „gefiederte Schlange" als Herrscherin über Regen und Vegetation. In China war sie mit Wasser und Erde verbunden, dem Ying – der gebärenden weiblichen Kraft. In Indien waren die sogenannten „Nagas" unter anderem Mittler zwischen den Göttern und Menschen. Aus Mesopotamien gibt es Ende des 3. Jahrtausends v. Chr. den ersten Beleg des „Äskulapstabs", der noch heute als Symbol für die Heilberufe gilt und ursprünglich ein Zeichen der Erneuerung war. Osiris hatte nicht nur den Efeu als Insignie, sondern auch eine Schlange. Gleiches gilt für die ägyptische Kobragöttin, die über das Wachstum der Pflanzen wachte. Von hier gibt es auch die ersten Darstellungen des „Ouroboros", der Schlange, die sich in den Schwanz beißt, einst ein Zeichen für Unendlichkeit und ewige Wiederkehr. Heute kennt man sie eher als Symbol für die sich wandelnde Materie in der Alchemie. Zwei Schlagen wanden sich auch um den Stab des griechischen Götterboten Hermes (dessen römisches Pendant Merkur war, wie im Abschnitt zur Signaturenkunde ausgeführt).

Selbst die Bibel weiß nicht nur Schlechtes über die Schlange zu berichten. Im Alten Testament (Moses 21.4) wird erzählt, wie Gott sein Volk mit einer Schlangenplage bestraft, doch könne jeder, der gebissen wird, Heilung durch den Anblick der ehernen Schlange erfahren, die Moses fertigte. Die Christen deuteten diese Geschichte als eine Vorankündigung für Christus und sein heilbringendes Wesen.

Liebe und Treue

> Auch Liebe und Treue können unsterblich sein und unsterblich machen. In diesem Paar finden wir eine weitere wichtige Assoziation zum Efeu.

„Sie ... taten es dem Efeu und dem Baum gleich: In liebevoller Umarmung standen sie da." Dieser Satz aus der Geschichte „Die Efeuschlange" umschreibt den Namen, den Dioskurides vor über 2000 Jahren dem Efeu gab: „Silva mater", die alle Bäume liebend umfangende Waldmutter – welch ein schöner und passender Name.

Die Ranken umarmen und verbinden. Aus diesem Grund waren sie wohl auch Teil eines Hochzeitsrituals im antiken Griechenland. Hier reichte sich das Brautpaar bei der Trauung eine Efeuranke, auf dass die Ehe ewig in Liebe grünte und von stetem Glück begleitet war.

Ein ganzes Stück nordwestlich von Griechenland spielt die Legende von Tristan und Isolde, die in den meisten Überlieferungen eine eher traurige Liebesgeschichte war. Die beiden konnten im Leben nicht zusammen sein, waren es aber dann weit über den Tod hinaus. Am häufigsten wird erzählt, Tristan habe sich in eine Hasel verwandelt und Isolde in das Geißblatt, und nun seien sie friedlich und auf ewig engumschlungen beisammen. Eine andere Variante der Geschichte berichtet, wie sie an den entgegengesetzten Enden der Kirche begraben wurden, sich in Efeuranken verwandelten, über das Kirchendach hinaus wuchsen, um dann schließlich auf immer vereint zu sein.

In einer dritten Version verwandeln sich die Liebenden in eine Rose und in einen Weinstock. Wie so häufig in der Pflanzenvolkskunde kann man auch hier anhand der Pflanzenauswahl erkennen, aus welcher Region die Geschichte stammt: Haselnuss und Geißblatt deuten auf Waldland hin, Efeu, der Luftfeuchtigkeit liebt, wahrscheinlich auf Küstennähe oder eine niederschlagsreiche Gegend, Wein und Rose wiederum auf eine trockene und warme Region.

Auch schon vor der gefundenen Liebe und der darauf folgenden Hochzeit konnte der Efeu hilfreich sein. Man betrieb mit ihm allerlei Orakel in Sachen Partnerfindung, und manchmal kam er auch bei der Erntevoraussage zum Einsatz. Außerdem wurde Efeu als Kranz um die Stämme von Obstbäumen gebunden, um deren Fruchtbarkeit zu fördern.

Gutes und Schlechtes

Der Efeu konnte aber auch Unglück bringen. Ins Haus gebracht, war er Anstifter für Zänkereien. Außerdem hieß es mancherorts, der Efeu sei ein verwunschener Mensch, der sich, wenn die Ranke über den Baumwipfel hinausgewachsen sei, wieder in einen Menschen verwandeln würde.

In anderen Gegenden, etwa in Niederösterreich, wurde er als Schutz gegen allerlei Verzauberungen verwendet. Er trug dort auch den Namen „Schreckkraut“, denn mit ihm ließ sich der Alpdruck (Alptraum, Alpschreck) vertreiben.

Signaturkunde

Die planetarische Zuordnung nach der Signaturenlehre der abendländischen Medizin ist beim Efeu recht eindeutig. Wie alle Kletterpflanzen wird auch der Efeu dem Götterboten Merkur zugeordnet. Wie dieser verbindet er die Erde mit dem Himmel, ist Wandler zwischen den Welten.

Merkur ist ein sogenannter „Trixtercharakter", ebenso wie der germanische Loki, der keltische Lugus oder der indianische Coyote. Er bringt Wandel, Erkenntnis, Klarheit und Bewusstsein, manchesmal durch schmerzhafte Erfahrungen. Er ist von elektrisierender Art und auf körperlicher Ebene unter anderem Herr über die Hormone und die Atemorgane, die uns zum Gasaustausch befähigen, einem Wandlungsprozess, bei dem wir Sauerstoff aufnehmen und Kohlendioxid abgeben und wir uns, bildlich gesprochen, mit Lebensenergie versorgen. In der Geschichte schwand der jungen Frau eben jene Lebensenergie, und sie „hatte bereits den eiskalten Atem von Gevatter Tod gespürt". Zurück ins Leben brachte sie der Efeu, dessen Hauptanwendung heute die Atemwegserkrankungen sind, dazu später mehr.

Neben dem Merkur findet sich aber noch ein weiterer Planet im Efeu ein, der Saturn, Regent der immergrünen, asaisonalen und langlebigen Pflanzen. Unsere immergrüne, im Herbst blühende Ranke kann ein Alter von bis zu 450 Jahren erreichen.

Der alte Knochenmann und Schwellenhüter „umringt" sich, seinem Wesen gemäß, mit Pflanzen der Altersheilkunde und dem Zugewinn an Lebenskraft (siehe auch Seite 46). Hier überschneiden sich seine „Refugien" mit jenen der Sonne, deren Signatur sich in den Pflanzen unter anderem durch harzhaltiges Holz auszeichnet. Ein bisschen Harz und damit auch ein bisschen Sonne besitzt auch der Efeu.

Schon die Germanen nutzten den Efeu laut dem Volkskundler Max Höfler auch als Geriatrium. Blätter und Holz galten dort als Mittel gegen Siechtum. Sie sollten das Leben verlängern und neue Lebenskraft schenken.

Naturkunde

Deutscher Name: Gewöhnlicher Efeu
Lateinischer Name: *Hedera helix*
Familie: Araliengewächse, einziger mitteleuropäischer Repräsentant der Familie. Neben einigen beliebten Zimmerpflanzen ist das wohl bekannteste weitere Familienmitglied der Ginseng.
Standort: Laubmischwälder, Felsen, Mauern, Parkanlagen, frischer, nährstoffreicher Lehmboden

Beschreibung: Immergrüne, verholzende Rankpflanze mit Haftwurzeln, kann bis zu 20 m hoch klettern; Blätter: 3–5-lappig; am fruchtbaren Trieb ungelappt, glänzend, immergrün; Blüten: 3–6 mm, grün, in Dolden; Beeren schwarz
Blütezeit: September–Oktober
Erntezeit: Blätter: Mai–Juni, September–Oktober, Blüten: September–Oktober

Die Formschönheit des Efeus und seiner Blätter führte wohl dazu, dass er neben dem Wein, den Eicheln und den Pinienzapfen zu den ersten stilisierten Ornamenten in der Kunst zählte.

Wirkstoffkunde

Der Efeu enthält Saponine, Flavonoide, Kaffesäurederivate, Scopolin, Sterole, Jod und ätherische Öle.

Die Saponine, auch Seifenstoffe genannt, sind die Inhaltsstoffe, die beim Efeu im Vordergrund stehen. Sie sorgen für eine Verflüssigung des Schleims und wirken fungizid, antiviral und bakteriostatisch. Zudem sind sie schweißtreibend, allgemein entgiftend, appetitanregend und venentonisierend. Sie reduzieren die Oberflächenspannung der Schleimhäute, sodass andere Wirkstoffe leichter aufgenommen werden können. Außerdem bilden sie zusammen mit Cholesterinmolekülen unlösliche Komplexe, die nicht zurück ins Blut gelangen können, sondern ausgeschieden werden. Efeu gilt allgemein als giftig: Verantwortlich sind ebendiese Seifenstoffe, die in größerer Menge aber die Magenschleimhaut reizen. Ihre Konzentration ist in den Beeren beträchtlich höher als in den Blättern, daher können die Blätter auch therapeutisch eingesetzt werden, wohingegen die Beeren bereits in geringer Dosis gesundheitsschädigend sind (laut einem toxikologischen Informationszentrum litten kleine Kinder nach 2–3 Beeren unter Erbrechen und Bauchkrämpfen, wohingegen der Verzehr eines Blattes folgenlos blieb).

Ein zweiter wichtiger Wirkstoff des Efeus gehört zur Gruppe der Flavonoide. Diese schützen unter anderem die Zell- und Gefäßwände, reduzieren deren Durchlässigkeit (antiödematös) und sind harntreibend und stoffwechselanregend. Sie stärken das Herz-Kreislauf-System, verbessern die Durchblutung und sind entzündungswidrig und stimmungsaufhellend.

Heilkunde

Neben seiner Verwendung als Hustenheilmittel hat der Efeu, wie Sie im folgenden Abschnitt erfahren werden, noch sehr viel mehr zu bieten.

Atem

Die heute wohl geläufigste Anwendung des Efeus ist die Behandlung von Atemwegserkrankungen. Bereits im Mittelalter galten ein Essbesteck oder ein Kelch aus Efeuholz als gutes Mittel gegen die Erkrankungen von Hals und Lunge. Heute weiß man, dass der Wirkstoffkomplex des Efeus die Aktivität der Flimmerhärchen erhöht. Daneben wirkt er entkrampfend auf die Bronchialmuskulatur und verflüssigt den Bronchialschleim, weshalb er bei Bronchitis, Reizhusten, Asthma und Keuchhusten hilft. Ferner hilft er, unter anderem bedingt durch seine antiseptische Wirkung, auch bei Kehlkopfentzündungen.

Zur Behandlung dieser Erkrankungen kann man den Tee, die Tinktur oder den Sirup aus den Efeublättern verwenden.

Haut

In vergangenen Zeiten war der Efeu zwar bereits als Lungenheilmittel bekannt, im Vordergrund stand aber die Behandlung von Hautkrankheiten.

Hierzu beschrieb Dioskurides (1. Jahrhundert) die Anwendung einer Efeublütensalbe bei Brandwunden. Derselbe empfahl auch die in Wein gekochten Blätter als Auflage gegen Geschwüre und erstickte mit dem Harz Läuse, die sich auf dem Kopf tummelten (wahrscheinlich, nachdem er diesen mit Harz zunächst enthaart hatte, denn diese Anwendung findet ebenfalls Erwähnung).

Das Harz des Efeus ist leuchtend orange und tritt nur bei Verletzungen alter Stöcke aus. Es hat ein sehr feines Vanillearoma und wurde in südlichen Ländern auch offizinell gebraucht, war also Teil des „Apothekensortiments". Neben dem Enthaaren wurde es dort auch Räucherpulvern beigemischt und diente zum Plombieren hohler Zähne.

Das Wissen um die Heilkraft bei Verbrennungen und Geschwüren hielt sich über das Mittelalter hinweg bis in die Neuzeit. Nicholas Culpeper, ein englischer Gelehrter der abendländischen Medizin, empfahl einen Weinsud aus den Blättern. Maurice Messegué hingegen, ein bekannter zeitgenössischer französischer Kräuterheiler in familiärer Tradition, verwendet möglichst frische Blätter.

Eine Auflage aus angequetschten Blättern, einen Tag in Essig gelegt, empfahl Pfarrer Kneipp bei Hühneraugen und horniger Haut.

Eine weitere Wirkung auf unsere „äußere Hülle" durch eine Teekompresse oder einen Ölauszug (siehe Seit 10) ist die Straffung des Bindegewebes.

Schmerzen

Bei Ohrenschmerzen oder einer bereits eitrigen Entzündung riet Dioskurides dazu, den Blätter- und den Beerensaft mit Öl zu mischen und ihn in das Ohr zu applizieren. Nicholas Culpeper empfahl im 17. Jahrhundert den Essigsud aus Efeublättern bei stechenden Schmerzen, vor allem aber bei schmerzender Milz. Er beschrieb die Wirkung als leicht betäubend.

In der zeitgenössischen Pflanzenheilkunde werden Bäder und Breiumschläge bei Zahn-, Gicht- und Rheumaschmerzen angewandt, wobei die Blätter möglichst frisch geerntet werden sollten.

Innerlich kann man bei rheumatischen Erkrankungen die Efeu-Urtinktur der Firma Ceres einnehmen.

Schilddrüse

Kommen wir nun zu einem faszinierenden Phänomen. In Floras Reich verfügen fast ausschließlich Unterwassergewächse über einen hohen Jodanteil – der Efeu tut dies allerdings auch. In der Vergangenheit wurde im Alpenraum (Jodmangelgebiet) gerne reichlich Efeu ums Haus gepflanzt. Die Erfahrung hatte gezeigt, dass die Bewohner jener Häuser sehr viel weniger unter einem Kropf litten.

Man kann den Efeu gezielt bei einer Schilddrüsenunterfunktion – eine weitere merkurielle Krankheit – einsetzen, beispielsweise mit der sehr potenten Urtinktur der Firma Ceres. Des Weiteren regen die mineralischen Jodverbindungen auch den Stoffwechsel an und begünstigen den Abbau der Stoffwechselendprodukte.

Die Therapie bei einer Schilddrüsenunterfunktion sollte allerdings heutzutage grundsätzlich heilkundlich beziehungsweise durch den Arzt begleitet werden!

Weibliche Organe

Hier nimmt der Efeu eine zwiespältige Rolle ein. Auf der einen Seite führte eine gewisse Menge an gestoßenen Früchten zur Unfruchtbarkeit bei der Frau, und man brach Schwangerschaften ab, indem man einen mit Honig eingeriebenen jungen Blätterspross in die Gebärmutter einführte. Auf der anderen Seite galt er lange Zeit als Mittel, um die Geburt zu erleichtern, die Milchbildung anzuregen und die Periode gezielt ins Fließen zu bringen. Mag sogar sein, dass die Menschen seine geburtserleichternde Eigenschaft bei den Wildschweinen abgeschaut haben, da die Bache, das weibliche Wildschwein, kurz vor der Niederkunft vermehrt Efeu frisst.

Das doppelschneidige Schicksal, gleichzeitig zur Abtreibung und zur Geburtserleichterung zu dienen, teilen einige Pflanzen mit dem Efeu. Das ist auch naheliegend, denn geburtserleichternde Pflanzen fördern meist die Uteruskontraktionen. Je nachdem, wann die Pflanzengabe erfolgt, ist die Wirkung somit abtreibend oder geburtserleichternd.

In der Frauenheilkunde wird und wurde der Efeu auch zur Behandlung von Myomen verwendet. Einen interessanten Zusammenhang führt Magret Madejski in ihrem Lexikon der Frauenheilkräuter auf. In vielen Fällen von Myombildungsneigung war bei den betroffenen Frauen „eine mehr oder weniger gestörte Schilddrüsenfunktion" festzustellen. Hier könnte also Efeu das Mittel der Wahl sein.

Gegengift

Als „Gegengift" bei einem zu ausschweifenden Alkoholgenuss verwendeten in der Antike sowohl Götter als auch Menschen die Blätter des Efeus. In den Reihen um Dionysos und Bacchus bekränzten sich sterbliche und unsterbliche Gefolgsleute mit dem Efeu, damit der Geist selbst bei einem starken Rausch noch möglichst klar blieb. Es gibt auch antike Aussagen über die massive Rauschwirkung des Efeus (verglichen mit einem Bilsenkrautrausch), allerdings war hier wohl ein Gattungsverwandter, der aus Zentralasien und Nordindien stammende *Hedera nepalensis* gemeint. Die Anwendung der Blätter bei massivem Alkoholgenuss und bei Vergiftungen anderer Art wurde bis ins Mittelalter hinein praktiziert.

Eine recht gängige Therapie zur Entgiftung angesammelter Toxine war das Provozieren eitriger Wunden. An und in diese bereits entzündeten Wunden wurden dann Blätter, Splitter oder kleine Kugeln des Efeus gegeben, um den Entgiftungsprozess zu unterstützen und gleichzeitig die Abheilung zu begünstigen. Diese Anwendung des Efeus war vielerorts auch namensgebend: „Funtanellenbläderl“ oder „Fonkenellenbladl“ nannte man ihn dort, nach „Fontanellen“, dem Begriff für jene künstlich herbeigerufenen Wunden.

Interessant ist hierbei, dass das Xylem des Efeus, also die Gewebsstruktur im Holz, die für den Wasser- und teilweise auch für den Nährstofftransport zuständig ist, eine entzündungshemmende Wirkung besitzt.

Rezepte

Husten, Bronchitis, Kehlkopfentzündung, Abwehrsteigerung

Efeutee

Infus aus 1 TL Blättern auf ½ Liter (siehe Grundrezept Seite 10), 2–3-mal täglich 1 Tasse (diese Dosierung sollte nicht überschritten werden), nur für Erwachsene. Bei zu hoher Dosierung können die Saponine im Efeu zur Reizung der Schleimhäute, insbesondere der Magenschleimhaut führen. Dauer der Einnahme bis zu 5 Tage. Dabei reichlich trinken, um die Verflüssigung des Schleims zu gewährleisten.

Blättertinktur

Füllen Sie ein Glas ¾ voll mit klein gerupften Efeublättern und übergießen diese mit Alkohol (40 % vol.), sodass sie gut bedeckt sind. Den Ansatz nun für mindestens 4 Wochen im Dunkeln ziehen lassen (siehe Grundrezept Seite 9). Von der Tinktur nehmen Sie 2–3-mal täglich 1 EL ein. Dauer der Einnahme bis zu 5 Tage.

Efeusirup

Zunächst eine Tinktur ansetzen, diese dann mit Zucker oder Honig einkochen (Mengenverhältnis: auf ½ Liter kommen 350 g Zucker oder Honig). Wenn die Flüssigkeit beginnt einzudicken, wird der Sirup in dunkle Gläser abgefüllt und an einem kühlen Ort gelagert. 3 × täglich 1 EL einnehmen, bis zu 5 Tage am Stück.

Dieser Hustensirup lässt sich noch durch weitere Wildpflanzen ergänzen, dazu gehören beispielsweise Huflattich, Schlüsselblume (nur aus dem Garten, da die Pflanze unter Schutz steht!), Spitz-Wegerich, Thymian und Fichtentriebe (siehe Seite 117).

Abszesse, Nagelbettentzündung, Hühneraugen, Schmerzen, Verbrennungen

Frischkrautauflage

Meine Lieblingsanwendungen von Heilkräutern sind Frischkrautauflagen: Sie sind einfach und schnell zubereitet.

Zerreiben Sie 2–3 frische Efeublätter zwischen den Fingern und fixieren diese auf den betroffenen Stellen. Am besten fügen Sie noch etwas eigenen Speichel hinzu. Er enthält Enzyme, die die Pflanzenwirkstoffe besser aufspalten, außerdem Schleimstoffe, die wundheilend sind, und Immunglobuline, die entzündungswidrig wirken. Diese Anwendung können Sie problemlos bis zum Abheilen der betroffenen Stellen durchführen.

Frostbeulen und Brandwunden

Efeublütensalbe

Für diese Salbe nach dem Grundrezept auf Seite 11 verwenden Sie klein gerupfte Efeublüten und nach Möglichkeit Sesamöl, alternativ kommt Olivenöl in Frage.

Die Salbe kann bis zum Abheilen aufgetragen werden.

Cellulitis und Schwangerschaftsstreifen

Teekompresse

Infus aus 2 Handvoll Blättern auf ¼ Liter Wasser (siehe Grundrezept Teezubereitung und Kompresse auf Seite 10). Wenden Sie die Teekompresse über einen längeren Zeitraum 2–3-mal die Woche an.

Rheuma- und andere Schmerzen

Efeuwickel
1–2 Handvoll (möglichst) frische Efeublätter im Mörser anstoßen oder mit einem Nudelholz anwalken. Ein Mulltuch in heißes Wasser geben, auswringen und die angestoßenen Efeublätter darin einschlagen. Den Wickel auf die betroffene rheumatische Stelle legen und mit einem Handtuch abdecken, sodass die Feuchtigkeit nicht durchnässt. Lassen Sie den Wickel für etwa 10–15 Minuten angelegt und gönnen Sie sich währenddessen etwas Ruhe. Anwendung bei Bedarf.

Efeu-Essig-Wickel
1–2 Handvoll Blätter in 0,2 Liter Essig (möglichst Apfelessig) kochen, leicht abkühlen lassen und anschließend mit einem Mulltuch auf die betroffenen Stellen geben, bis die Auflage nur noch lauwarm ist. Anwendung bei Bedarf.

Myome (Begleitung)

Teemischung
- Je 2 Teile Hirtentäschel, Efeu, Schafgarbe, Freuenmantel
- Je 1 Teil Brennnessel, Gänsefingerkraut, Blutwurz

Infus aus 2–3 EL auf ¾ Liter Wasser bereiten (Grundrezept auf Seite 10), über den Tag verteilt trinken.

Webmuster

Es gab so viel über den Efeu zu berichten, dass die Geschichte von der „Efeuschlange“ schon ein wenig in den Hintergrund gerückt ist. Sie erzählt ja auch nur einen Teil dessen, was es zu erzählen gab. Sie handelt von der Liebe, von der Grenze zwischen den Welten, von der wohltätigen Urmutter in Form einer Schlange, der Wiederkehr einer Sterbenden in das Reich des Lebens und von der Heilkraft des Efeus für die Krankheiten des Atems.

Weidenpinsel

In einer Zeit vor unserer Zeit löst die holde Birkenfee Brigit und ihr Gefährte der Bär zum Vollmond im Februar Morrigan und Samhain von ihrem edlen Amt ab. Mit lieblichem Gesang und gemütlichem Brummen wecken sie die Natur und ihre Geschöpfe. Damals trugen die ersten Frühlingsboten nur die Farben blau und weiß – weiß wie der Schnee und blau wie der Himmel.

Brigit gefielen die blauen Veilchen, Leberblümchen, Küchenschellen und Krokusse und die weißen Schneeglöckchen, Märzenbecher, Buschwindröschen und Lerchensporne sehr gut, doch irgendwie fehlte etwas – es war die Farbe der Sonne.

Brigit und der Bär hatten nicht nur die Aufgabe, die Natur zu wecken, sondern auch das neugeborene Sonnenkind zu begrüßen. Und da sollten doch zumindest ein paar gelbe Tupfen auf der Erde zu sehen sein.

Also zog die Birkenfee durch das Land und wollte all die weißen und blauen Blumen fragen, ob sie gerne ein gelbes Blütenkleid hätten oder zumindest ein paar gelbe Tupfen.

Unter den blauen Blumen gab es keine, die ihre Farbe für eine andere tauschen wollte. Sie liebten ihr Blau, in dem sich die Unendlichkeit des Himmels widerspiegelte. Sie hatten allerdings nichts dagegen, ihren Blütenstaub färben zu lassen, denn die Farbe der Sonne gefiel ihnen schon ganz gut.

Bei den weißen Blumen war es anders. Manche dachten, in ihrem weißen Kleid unscheinbar auszusehen, und der Huflattich zum Beispiel, der zuerst weiß blühte, ehe seine grünen Blätter erschienen,

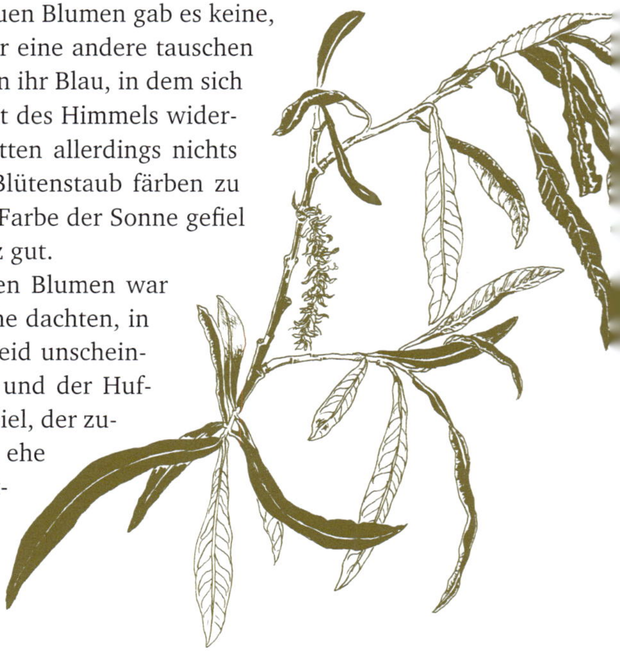

wurde, wenn noch Schnee lag, oft übersehen und niedergetrampelt.

So wuchs die Zahl an Blumen, die gerne ein gelbes Kleid oder ein paar gelbe Tupfen tragen wollten, beachtlich an.

Die Farbe wollte Brigit aus dem goldgelben Honigtopf des Bären nehmen, doch woher nahm sie einen Pinsel? Sie musste lange überlegen, und schließlich war es der Bär, der sie auf eine Idee brachte. Nach einem seiner ausgiebigen Frühlingsspaziergänge kam er heim zu seiner Birkenfee und brummte mit gemütlicher Stimme:

„Weißt du, die Weiden mag ich schon wirklich besonders gern. Diese weichen flaumigen Pinselchen kitzeln mir so lustig meine Nase, wenn ich an ihnen schnuppere. Sie sind fast so weich wie mein Flaumfell am Bauch."

Aber natürlich! Die Weiden hatten ihre Knospen ja bereits im zeitigen Frühjahr geöffnet. Die kleinen silbernen Kätzchen wären bestimmt hervorragende Pinsel.

Als Brigit dem alten Weidenmann von ihrem Vorhaben erzählte und ihn bat, ihr ein paar Zweige dafür zu leihen, fühlte sich der große, knorrige Baum geschmeichelt. Einer so lieblichen Maid erfüllte er gerne jeden Wunsch. Mit knarzendem Geräusch senkte er seine Äste, sodass sich Brigit, ohne sich zu strecken, ein paar junge Triebe brechen konnte.

Am nächsten Morgen zog sie los, in der einen Hand einen kleinen Topf mit goldgelber Honigfarbe und in der anderen einen Weidenzweig mit silbernen Kätzchen.

Sumpfdotterblumen, Osterglocken, einige Buschwindröschen und natürlich auch der Huflattich wurden bemalt und leuchteten in ihrer neuen Farbe. Die weißen Schneeglöckchen und Märzenbecher, das blaue Veilchen, die Küchenschelle und der Krokus bekamen gelbe Blütenstaubkelche. Sie wirkten nun wie ein Himmel, in dessen Mitte eine kleine Sonne strahlte.

Brigit war zufrieden mit ihrer Arbeit. Als sie jedoch ihre Weidenpinsel an einer Quelle sauber machen wollte, ließ sich die goldgelbe Honigfarbe nicht mehr auswaschen. Bestürzt suchte sie den alten Weidenmann auf und erklärten ihm, dass sie trotz größtem Bemühen die Kätzchen nicht mehr sauber waschen könne. Ihm machte das gar nichts aus, er freute sich sogar darüber: „Sei nicht bestürzt, holde

Birkenfee Brigit, diese gelben Tupfen machen meine silbernen Kätzchen doch recht lustig und fröhlich."

Und so kam es, dass nicht nur ein paar Frühlingsboten eine neue Farbe erhielten, sondern auch ein Baum. Ein Baum, der früh im Jahr erwacht und dessen silberne Kätzchen sich nach ein paar Sonnenwochen gelb einfärben. Die goldgelbe Honigfarbe, in die Brigit die Kätzchen getaucht hatte, lockt noch heute die Bienen an und schenkt ihnen eine erste Nahrung.

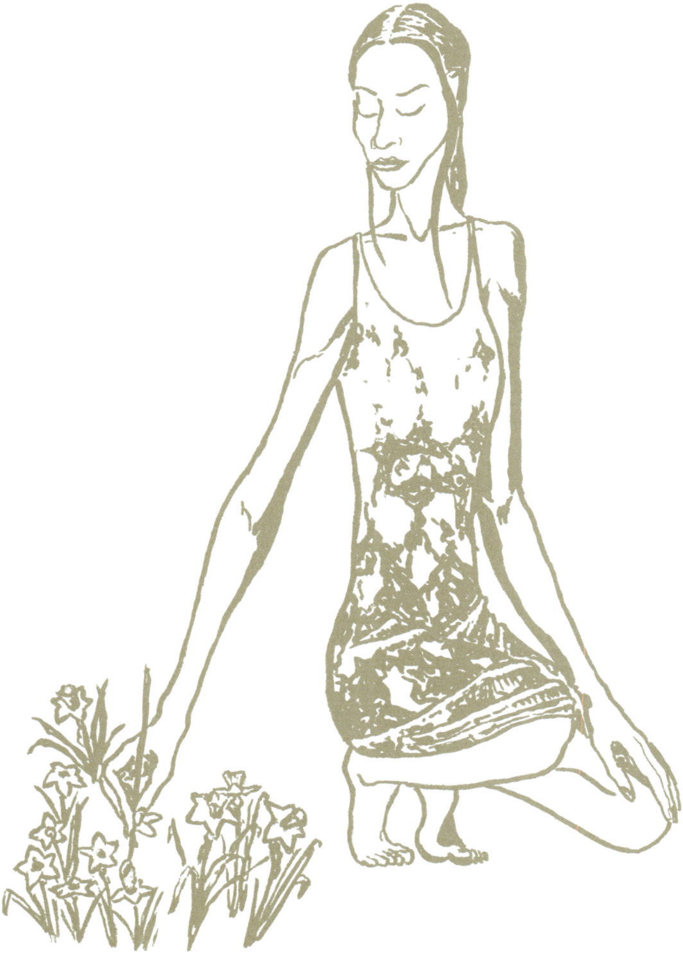

Die Kunde von der Weide

Welch wunderschönes Spiel ist es wenn der Wind durch die glitzernden, schlanken Blätter der Silberweide streift – wie sich ihre dünnen Äste geschmeidig wiegen, als ob sie Mondhaar wären, und der Wind das reine Quellwasser, das sie umspült. Betrachtet man sie näher, fällt auf, dass oft schon große Äste abgebrochen sind und der Stamm eine grobrissige Rinde hat. Dann wirkt sie nicht mehr geschmeidig, sondern eher wie „der alte Weidenmann". Ich genieße ihren Anblick und vermisse sie hier im Allgäu sehr. Hier werden die Mähwiesen leider oft bis zum Ufer der kleinen Bäche und Flüsse ausgedehnt, kein Platz mehr für Bäume und Büsche. Doch reist man in andere Regionen Deutschlands, kann man einen Flusslauf schon von Weitem ausmachen. Dort säumen die Weiden neben Erlen und Pappeln noch die Ufer, dort singen sie noch ihre Lieder in den Wind.

Volkskunde

So wie das Wasser, mit seiner Leben nehmenden und schenkenden Kraft, erscheint uns auch die Weide in den Bräuchen und Sagen der Völker – ein Baum, dessen Lebensraum durch dieses Element bestimmt ist. Ein Baum, dessen Leben wie bei kaum einem anderen so stark geprägt ist von schnellem Wachstum und ebenso schnellem Vergehen.

Schwellenbaum
Die Weide wurde mit Demeter und vor allem mit deren Tochter Persephone in Verbindung gebracht. Persephone, die Vegetationsmaid, muss einmal im Jahr zu ihrem Gemahl, dem Totengott Hades, hinabsteigen. Eine Zeit, in der die lebendige grüne Kraft der Natur zum Erliegen kommt. Der Eingang zu ihrem unterirdischen Reich ist eingefasst von einem Hain aus Eiben, Weiden, Erlen und Pappeln. Auch Hekate wurde gerne mit Weiden in Verbindung gebracht. Sie ist in der Sage die Führerin und Begleiterin der Persephone durchs Totenreich, deren Wächterin sie ist. Ursprünglich war sie die Göttin der Wegkreuzungen, und man schrieb ihr die Aspekte des Übergangs und der Verwandlung zu. Später reduzierte man sie auf die Stereotypen der Hexe.

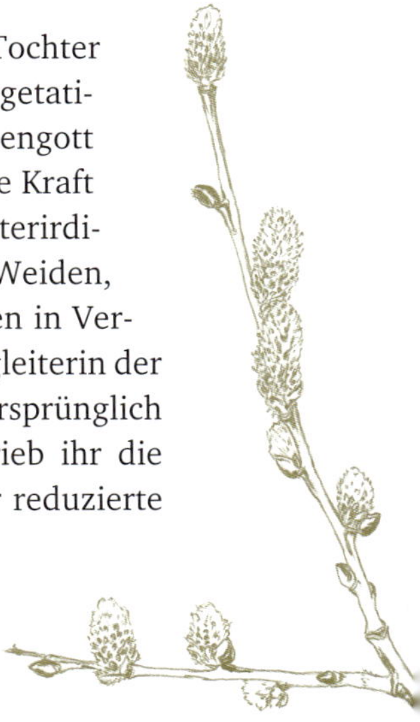

Weiter im Osten, in Ägypten, erzählt die Geschichte vom Phönix von der Schwelle zwischen Leben und Tod. Als Erscheinung des alten Sonnengottes Re zog er sich, wenn die Zeit (alle 500–1000 Jahre) gekommen war, in sein Nest zurück, das sich auf einer großen Weide in der Stadt Heliopolis befand. Dort ging er in Flammen auf und hinterließ ein Ei, aus dem er wenig später wieder schlüpfte.

In unseren Breiten ist der germanische Gott Widar eng mit den Weiden verknüpft.

Er war ein geheimnisvoller Gott, ein Sohn Odins und der freundlichen, wohlgesonnenen Riesin Grid (siehe auch Seite 154). In seinen Augen lag Ruhe und Weisheit, und er lebte fernab von den anderen im „Land Widi", einer Ebene voller Bäume (als Eigenname „Landvidi" interpretiert mit altnordisch für „Weites Land"). Diese Bäume waren wohl größtenteils Weiden, denn im Althochdeutschen hieß unser Baum „wida", und „von Weiden umstanden" bedeutete „Widin". Widar kannte viele Geheimnisse des Lebens, dachte viel nach, auch über die Vergehen der Götter und dass sie eines Tages gesühnt werden müssen. Während der Götterdämmerung Ragnarök besiegte er den Fenriswolf und war einer der wenigen Überlebenden, die aus den Trümmern der alten eine schönere neue Welt erbauen würden.

Die bisher genannten mythologischen Gestalten bewegten sich zwischen Leben und Tod, zwischen Vergehen und Wiedergeburt. Ganz ähnlich wie ein längst hohler, abgeschlagener oder abgebrochener Weidenstamm: scheinbar tot und doch lebendig.

Lebensbaum

Ähnlich wie die holde Birkenfee Brigit im Frühling konnte sich die Weide aber auch als rein lebensspendend zeigen. Wenn man ihre abgeschnittenen Ruten in die Erde steckt, schlagen sie recht schnell Wurzeln und erwachen zu neuem Leben.

Hera, die Gattin des Zeus, wurde im Schutz einer Weide geboren, und ihn selber hängte man in seiner Wiege an den Ast unseres Baumes, der mit säuselnden Blättern das Götterkind beruhigte.

Die ostasiatische Göttin des Mitgefühls und der Barmherzigkeit, Guanyin, wird in der chinesischen sakralen Kunst mit einem Weidenzweig in der rechten und einer Phiole mit dem „Lebensnektar" in der linken Hand dargestellt. Mit dem Zweig vertreibt sie Dämonen und besprenkelt die Menschen mit dem Lebenselexier. Sie war und ist eine der beliebtesten ostasiatischen Götterfiguren und wird auch heute noch viel von Kranken angerufen.

Auch in der jüdischen Kultur taucht unser Baum bei einem der drei bedeutendsten Feste auf, dem siebentägigen Laubhüttenfest. Zum einen wird dabei dem Auszug aus Ägypten gedacht, zum anderen ist es aber auch ein altes Vegetationsfest mit der Bitte um Regen. Der Feststrauß besteht aus Ästen der Zitronen, der Myrthe, der Palmen und der Weiden. Am siebenten Tag schlägt man abschließend mit einem Bündel Weidenruten auf den Boden, während man Gott um Regen bittet.

Bei uns wurden mancherorts die Erntemaien aus Weiden gebunden. Sträuße der Dankbarkeit und der Bitte bzw. der Gewährleistung von Fruchtbarkeit im kommenden Jahr. Das Umwinden von Obstbäumen mit Weidenkränzen sollte eine reiche Ernte bringen (siehe auch Efeu Seite 61). Außerdem nutzte man ihre jungen Äste, wieder nur mancherorts, als Quickrute, also als Rute, die das Leben und die Fruchtbarkeit in Bäumen, Tieren und Menschen wecken sollte. Woanders hingegen bewirkte man eben damit das genaue Gegenteil.

Totenbaum

> So wie sie voll und ganz dem Leben zugewandt war, konnte sich die Weide auch ganz dem Tod hingeben.

So hieß es auch: Wenn man Mensch und Vieh mit der Weidenrute schlägt, so verdorren sie. Wollte eine Hexe jemanden töten, so musste sie dem Volksglauben nach nur unter gewissen Formeln einen Knoten in einen Weidenast machen. In Galizien in Polen hieß es weiter, die ungetauften, verstorbenen Kinder säßen auf den Ästen der Weide. Von ihnen komme auch das Stöhnen und Ächzen, das sich dort vernehmen lässt. Und die antike Zauberin Medea pflanzte angeblich sogar extra Weiden, um daran die Toten aufzuhängen, die sie zuvor in Tierhäute eingenäht hatte.

In einem Artikel über die Weide von dem Pflanzenvolkskundler Heinrich Marzell stieß ich auf eine interessante Theorie, warum man gerade die Weide überdurchschnittlich oft dazu benutzt, um sich mit dem Strick das Leben zu nehmen. Schon in christlichen Mythen heißt es, Judas hätte genau dies getan. Der Erdstrahlenforscher Hanns

Fischer stellte fest, dass Reizstreifen eine gewisse Anziehungskraft auf uns Menschen ausüben und uns unterbewusst zum Verweilen veranlassen. Unter Reizstreifen fasst man Phänomene, wie Wasseradern oder Anomalien im Erdmagnetfeld zusammen, und Weiden gehören zu den Pflanzen, die gerne an diesen Orten wachsen. Man nutzt ihre Zweige auch als Wünschelrute, um eben solche Orte aufzuspüren. Nun stehen sie wegen ihres feuchten Untergrunds oft abseits von Siedlungen – einsam und ungestört. Auch die unteren Äste sind gut zu erreichen. Ein Mensch, der sich zum Freitod entschließt, fühlt sich von diesen Faktoren womöglich besonders stark angezogen.

So wie Leben und Fruchtbarkeit dicht beieinander stehen, so tun es auch Tod, Sterilität und unglückliche Liebe. Wohl aufgrund ihrer Zweihäusigkeit, also der Existenz von männlichen und weiblichen Bäumen, oder wegen der Flugsamen, die man nicht als Früchte der Weide erkannt hatte, sagte man ihr nach, sie sei steril. Christliche Mythen führten die vermeintliche Sterilität darauf zurück, dass angeblich Jesus mit ihrem Holz geschlagen wurde und Judas sich an ihr erhängt habe. Dioskurides behauptete sogar, man könne sie als Verhütungsmittel einsetzen. In den Klöstern schliefen die Mönche auf ihrem Laub, um ihre sexuelle Begierde zu dämpfen. Interessant dabei ist, dass viele tausend Kilometer östlich in China das Schriftzeichen für die Weide zugleich auch „sexuelle Begierde" bedeutet.

Anton Perger, Sammler von Pflanzenmythen (1809–1876) berichtet, dass unglücklich Liebende sich zum Zeichen der Trauer mit der Weide bekränzen, dass ein solcher Kranz die Liebe generell fernhält und man sie als Zeichen des Liebesabschieds reichte.

Liebesleid kann die Poesie beflügeln, die Weide inspiriert auch ohne den Schmerz.

Baum der Poesie und Propheterie

Die griechischen Musen, Göttinnen der schönen Künste, insbesondere des Gesangs, lebten der Sage nach am Helikon und bei Delphoi oft an Quellen und Bächen – den Lebensräumen der Weiden. Eine dieser Musen war die Mutter von Orpheus, dessen Mythos die poetische Kraft der Weide am deutlichsten hervorhebt. Orpheus, Sohn des thrakischen Flussgottes Oiagros und der Muse Kalliope, vermochte mit seiner Musik Mensch, Tier und Pflanzen zu verzaubern, zu besänftigen und paradiesische Ruhe zu schaffen. Während der Argonautenfahrt bändigte er mit seinem Spiel sogar die Sturmwinde. Sein Instrument, die harfenähnliche Leier, war dem Mythos nach größtenteils aus dem Holz der Weide gefertigt, und von ihr lernte er auch die Poesie und den Gesang, während er an den Ufern der Flüsse, den Schwellen zum Reich seines Vaters verweilte. Sein Können war so großartig, dass er selbst den Totengott Hades damit gütig stimmte. Und als seine geliebte Frau Euridike durch einen Schlangenbiss zu Tode gekommen war, erlaubte dieser ihm, sie zurückzuholen. Bei dem Gang durch die Unterwelt wurde Orpheus von einem Weidenstab geführt. Doch leider konnte er sich an die einzige Bedingung nicht halten und drehte sich, auf dem Weg zurück, nach seiner Geliebten um, die so auf immer in Hades dunklem Reich bleiben musste. Das Instrument des großen Sängers wurde nach dessen Tod verstirnt und kann in klaren Nächten als Lyra am Sternenhimmel bewundert werden.

Auch in unseren Breiten, bei den Kelten, wurde die Weide als Harfenholz genutzt. Es existiert sogar noch eine irische Harfe aus dem 12. Jahrhundert, deren gesamter Klangkörper aus einem einzigen Weidenstück gefertigt ist.

Neben Shakespeare inspirierte die Weide auch in späteren Zeiten noch so manchen Poeten. Und nicht immer auf so düstere und traurige Weise, wie es beim großen englischen Meister der Fall war.

Nach dem Griechen Herodot nutzten die Skyten kleine Äste der Weide, um aus ihnen die Zukunft vorherzusagen. In der Volkskunde der einfachen Leute finden sich noch mehr Anwendungen zu Hellsicht und Wahrsagerei. So glaube man zum Beispiel, mit Hilfe eines bestimmten Rituals über die Weide herausfinden zu können, ob eine vermisste Person noch am Leben sei. Von einer gebrochenen Salweide Äste um den blanken Leib zu binden verriet dem Träger, welche Frauen, die dort in der Kirche saßen, Hexen sind. Während der Osterzeit konnte man aus den Kätzchen lesen, wie viel Lebenszeit einem noch vergönnt war. Anhand der „Weidenrose“, einer durch den Stich von Gallwespen hervorgerufenen Blattwucherung, sagte man voraus, wie das Jahr verlaufen würde: Sollte es Krieg geben, Frieden herrschen, ein gutes oder ein schlimmes Jahr werden? Auch zur Wettervorhersage trug unser Baum bei: Kleine Knospen und viel neuer Herbstaustrieb an der Korbweide kündigten einen strengen Winter an.

Schutz, Gesundheit und ein bisschen Zauberei

Laut dem Pflanzenvolkskundler Heinrich Marzell gibt es neben der Hasel kaum eine Pflanze mit so viel Brauchtum wie die Weide.

Ihre Kätzchen symbolisierten Gesundheit, Wohlbehagen und Lebensfreude. Der wohl am besten erhaltene Brauch um unseren Baum ist der Palmbuschen. Dort wurde die Weide als Bestandteil bereits im 8. Jahrhundert beurkundet, und in der Ukraine heißt der Palmsonntag sogar Weidensonntag (siehe Seite 114).

Die Sympathiemagie ist eine Form der Zauberei, bei der man eine Krankheit oder ein Leiden an eine Pflanze abgibt. Im Fall der Weide war die Liste der abzustreifenden Krankheiten lang. Die Gicht fiel darunter, der Hexenschuss, das Fieber, Zahnschmerzen, Hautkrankheiten und Bindegewebsbrüche, vor allem bei Kindern. Um den Bruch bei Kindern zu heilen, spaltete man in unseren Breiten den Stamm einer Weide und hob das Kind dort hindurch. War der Stamm, nachdem man ihn zusammengebunden hatte, wieder verwachsen, so war auch das Kind geheilt (dieses Ritual existierte auch bei der Esche). Bei den aufgezählten Anwendungen könnte die Weide theoretisch auch als reine Heilpflanze ohne Zauberei eingesetzt werden (siehe „Heilkunde").

Wollte man prophylaktisch etwas für seine Gesundheit tun, so stand einem die Weide ebenfalls zur Seite. Pflockte man die Milchzähne eines Kindes in einen Weidenstamm, würde es, so der Glaube, nie unter Zahnweh leiden. Und trug es eine Weidenrute bei sich, so würde es schnell heranwachsen. Ein Erwachsener, der am Georgentag (23. April) eine Rute bei sich trug, sollte das ganze Jahr über geschmeidig bleiben. Bei den beiden letzten Zaubern spricht man von sympathetischer Magie: So wie es sich mit dem „magischen Objekt" verhält, so verhält es sich mit dem Menschen, der es nutzt.

Doch die Weide bot nicht nur Schutz gegen Krankheiten, sondern auch gegen Feuer, Blitz und Überschwemmung, dazu reichte es aus, wenn man ihre Ruten auf dem Dachboden platzierte. Ein Drudenfuß, gänzlich aus Weide geschnitzt, würde vor dem Alpdruck (durch Geister hervorgerufene Alpträume) bewahren. Und in China setzte man die Weide am Tag des „Grabreinigungsfestes" Anfang April ein, um wandernde böse Geister abzuwehren.

Wollte man den Jäger ärgern und ihn nicht treffen lassen, musste man nur im Moment des Abschusses eine Weidenschlinge zuziehen, und die Kugel war verschossen. Wenn man Feinde abschrecken wollte, indem man ihnen vorgaukelte, es ständen Tausende zum

Kampf bereit, schnitt man einen Schössling über dem Kopf ab und steckte ihn komplett in die Erde. Hier ist recht schön die Analogie zur Wuchs- und Ausschlagfreudigkeit der Weide zu erkennen.

Hexen bedienten sich des Baumes dem Volksglauben nach vor allem, um Schlechtwetter zu machen. Mit den Ästen machten sie Hagel, und wenn sie mit roten Weiden den Morgentau aufsammelten, würden bald Reif und starker Frost das Land heimsuchen.

Nutzholz

Wie bereits erwähnt, wurde die Weide auf mannigfaltige Weise genutzt. Viele der Volksnamen deuten auf die speziellen Nutzungen hin:

- Gerberweide: Mit der gerbstoffhaltigen Rinde wurde Leder gegerbt.
- Küferweide: Die dünneren Äste dienten als Ersatz für die Eisenringe bei der Fassherstellung (hier verwendete man gelegentlich auch Hasel).
- Rebwidli: Was heute der Draht der Winzer ist, an denen die Reben hängen, waren früher Weidenruten.
- Pfahlweide: Mit jüngeren Stämmen befestigte man Ufersäume und fertigte Pflöcke daraus.
- Salweide: Der botanische Name *Salix caprea* ist abgeleitet von „capra", der Ziege, denn die Salweide war ein gutes und beliebtes Laubfutter.

Und natürlich war und ist die Weide das beste Material für Körbe und Seile. Noch heute winden sich die wenigen verbliebenen Isarflößer ihre Ruderschlaufen aus langen und gerade gewachsenen Jungbäumen, statt moderne Kunstfasern zu verwenden. Zur Gewinnung von Flechtmaterial zog und zieht man noch heute die Bäume als Kopfweiden, indem man alle 2–3 Jahre mit einem Radikalschnitt einen Neuaustrieb provoziert. Vielfach nutzte man dazu die Korb-, die Purpur-, die Bruch- oder die Silberweide.

Man verwendete sie auch zum Ausfachen der Fachwerkhäuser. Damit der Lehm halten konnte, wurde der Raum zwischen den Balken zunächst mit Ruten ausgespannt. Das Wort „Wand" leitet sich von eben dieser „Weiden-Lehm-Technik" ab.

Und wenn der Kopf auch ohne teures Federkissen weich ruhen sollte, stopften die einfachen Leute die flugfähigen Samen der Weide in den Überzug.

Signaturkunde

Nicholas Culpeper schrieb einmal: „Die Weide gehört dem Mond" („The moon owns it").

Ein voller Mond am Himmel erfüllt die Welt mit einem geheimen Licht. Man ist verborgen vor den Blicken anderer, kann aber noch genügend sehen, um sich zu orientieren. Der Mond schenkt einem durch seinen wiederkehrenden Zyklus ein Gefühl von Geborgenheit; er wird wachsen und wieder abnehmen, ganz egal wie schnell sich die Welt für einen auf der Erde dreht. Er ist geheimnisvoll, hat seine dunkle, nie erhellte Seite. Wenn er rund ist, weckt er schnell die Assoziation von Fruchtbarkeit und Weiblichkeit. So werden ihm auch die Keimdrüsen, die Fortpflanzungsorgane, Brustdrüsen und die Haut und Schleimhaut zugeordnet. Artemis ist eine Mondgöttin, in den Aspekten des Halbmonds. Sie ist unter anderem die Herrin der Wilden Jagd (siehe Seite 152), der Urkraft der Natur, Schutzpatronin der Hebammen, eine Muttergöttin, die Leben schenkt und Leben nimmt, so wie das Wasser und die Weide – sie sind der Kreislauf des Lebens.

Die Mondfrau herrscht über die Fürsorglichkeit, das Unterbewusste, die Spiritualität, die Imagination und über das Wachstum. Ihre Pflanzen unterliegen oft einem schnellen Zyklus. Dieser findet sich auch in der Weide wieder, die für einen Baum rasch wächst und ebenso rasch vergeht. „Mondpflanzen" lieben die Nähe zum Wasser, ihre Blätter verbergen auf der Unterseite, wie bei der Weide, einen silbernen Glanz. Sie sind häufig saftig oder schleimig, welken schnell, wenn man sie pflückt. Die oft weißen Blüten riechen gerne muffig bis betäubend.

Früher betrachtete man den Mond als den schnellsten Planeten am Sternenhimmel. Daher ordnete man ihm, neben den Erkrankungen „seiner" Organe, auch schnell ablaufende, akute Prozesse wie Entzündungen und Fieber zu – beides Hauptindikationen für unseren Baum.

Ich würde Culpepers Aussage gerne folgendermaßen erweitern: „Die Weide gehört dem Mond – und ein bisschen dem Merkur." Merkur ist der Götterbote, ebenfalls schnell, aber eher von elektrisierender Art. Die Blätter seiner Pflanzen sind oft skurril, länglich, spitz wie Pfeile, die durch die Luft surren – so wie die Weidenblätter. Auch die langen elastischen, beweglichen, schnalzenden Ruten erinnern mich an Merkurs Wesen. Ihm ist auch das Nervensystem im Menschen zugeordnet, ein weiteres wichtiges Anwendungsgebiet der Weide.

Naturkunde

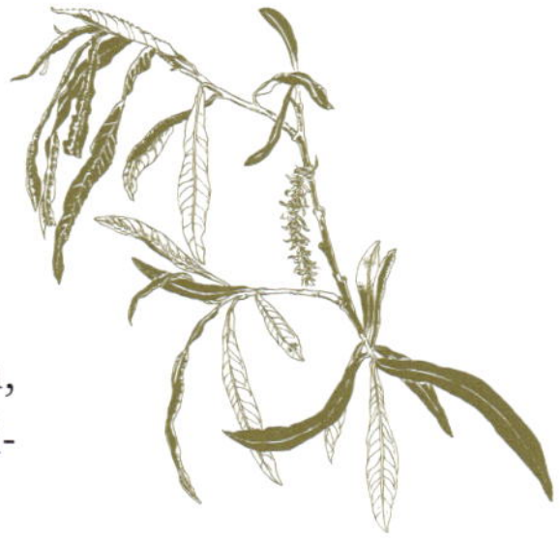

Deutscher Name: Silberweide
Lateinischer Name: *Salix alba*
Familie: Weidengewächse
Standort: Ufer von Flüssen, Bächen, Seen, Altarmen, gerne periodisch überflutend, nährstoff- und basenreicher, kalhaltiger, sandig-kiesiger Boden

Beschreibung: 15–25 m, max. 30 m hoher Baum mit ausladender Krone; Blätter: 5–10 cm, lanzettlich, lang zugespitzt, fein gesägt, silbrig-seidig behaart; Rinde: graue bis hellbraune grobe, längstiefrissige Borke; Knospen: silberne Kätzchen; Blüten: männlich: 4–6 cm lange zylindrische Kätzchen voller gelber Staubbeutel, weiblich: gleiche Größe gelb-grünlich; Früchte sehr klein mit weißem „Haarschopf“ als Flugvorrichtung
Blütezeit: April–Mai
Erntezeit: Rinde der 1–2-jährigen Triebe: März–Mai; Blätter: April–Juni

Für mich ist die typische Weide die oben beschriebene Silberweide, die mit 120 Jahren am ältesten und mit bis zu 30 m am höchsten wird. Insgesamt gibt es etwa 500 Weidenarten mit Verbreitungsschwerpunkt in der nördlichen kalt bis gemäßigten Zone. Da die Weide zur Bastadierung neigt, sich also mit unterschiedlichen Arten kreuzt, fällt es selbst Experten oft schwer, sie eindeutig zu bestimmen.

In den Alpen und der Arktis sind sie oft nur niederliegende Zwergsträucher, wie etwa der kleinste Baum der Welt, die Krautweide. Sie verzweigt sich unterirdisch, erscheint teppichartig 2–10 cm über der Oberfläche und hat ein jährliches Längenwachstum von nur 0,5 mm.

Die meisten Weidenarten wachsen zu Büschen von 6–12 m oder zu Bäumen von bis zu 30 m heran. Sie sind in der Regel zweihäusig, es gibt unter ihnen also männliche und weibliche Bäume. Die Blätter sind spiralig an den Ästen angeordnet, und als pfahlwurzelbildende Pionierbaumarten haben Weiden ein großes Lichtbedürfnis. Alle besitzen ein enormes Stockausschlagvermögen. Die in Deutschland wohl verbreitetsten und bekanntesten Arten sind die Silberweide (*S. alba*, 15–25 m), die Bruchweide (*S. fragilis*, 6–15 m) und die Salweide (*S. caprea*, 13 m).

Weiden generell, vor allem aber die Sal- und Reifweide (Blütezeit März–April) sind von großer Bedeutung für die Bienen und decken für einen langen Zeitraum deren Hauptbedarf an Nahrung ab. Sie liefern den Bienen die erste reichhaltige Pollennahrung. Hasel und Erle blühen zwar bereits im Februar–März, doch ist der Eiweißgehalt ihrer Pollen längst nicht so hoch wie jener der Weide. Da Weiden als Windbestäuber nicht auf Insekten angewiesen sind, bilden sie auch keinen Nektar. Am Pollen laben sich die Bienen dennoch gerne.
Was den Bienen ihr „Futterbaum", dient uns Menschen als „Heilbaum".

Wirkstoffkunde

Der wohl bekannteste Wirkstoff der Weide ist das Salicin. Innerhalb der Gattung hat die Silberweide den höchsten Gehalt. Es ist recht interessant, dass die Pflanzen, die eine für uns Menschen relevante Menge an Salicin besitzen, meist im feuchten Milieu wachsen. Einem Milieu, das bei Menschen zu Erkrankungen führen kann, bei denen Salicin als Heilmittel eingesetzt wurde und wird. Die Pflanze produziert diesen Wirkstoff zur Stärkung ihres eigenen Immunsystems. Sobald sie mit einem Erreger infiziert ist, kann sie die Menge an Salicin innerhalb kürzester Zeit um ein Hundertfaches des Normalwerts ansteigen lassen.

Salicin wirkt antirheumatisch, antibakteriell, schmerzlindernd, fiebersenkend, immunstimulierend und entwässernd. Dazu muss es aber erst im Körper über Darm und Leber zur aktiven Salicylsäure umgewandelt werden. Ein Vorgang, der 2–3 Stunden dauert. Salicin hat im Vergleich zur 1849 durch den französischen Chemiker Leroux synthetisierten Acetylsalicylsäure (ASS) keine Nebenwirkungen, wie etwa die Hemmung der Blutgerinnung, die zu Mikroblutungen führen kann. Aus diesem Grund ist sie auch keine Infarktprophylaxe, lässt sich aber wunderbar in der Langzeittherapie bei Schmerzgeschehen einsetzen.

Neueren Erkenntnissen zufolge ist es aber nicht allein dem Salicin zu verdanken, dass die Weidenrinde schmerzlindernd, entzündungshemmend und fiebersenkend ist, sondern vielmehr dem Zusammenspiel mit ihren weiteren Inhaltsstoffen. An erster Stelle stehen dabei die Tanningerbstoffe, die Protoanthocyanidine und die Flavonoide.

Diese neueren Untersuchungen bestärken mich einmal mehr in der Überzeugung, dass die Synergieeffekte der pflanzlichen Inhaltsstoffe weit mehr bewirken als das Synthetisieren und In-Reihe-Schalten diverser Wirkstoffe. Nicht vergessen wollen wir auch die Rolle, die das Wesen der Pflanze bei jeder Art von Heilung spielt.

Das Pflanzenwachstumshormon Auxin als weiterer Inhaltsstoff ist in der Weidenrinde und den Knospen in hoher Konzentration enthalten. Man nutzt es für die Stecklingsvermehrung vor allem von Fruchthölzern. Dazu schneidet man Jungtriebe, beziehungsweise schält die Rinde und setzt sie für 24 Stunden in Wasser an. Bevor man Stecklinge in die Erde setzt, werden sie in das „Weidenwasser" getaucht und anschließend damit gegossen. Auf diese Weise verstärkt man den Wurzelausschlag. Künstlich synthetisiertes Auxin lässt sich auch im Baumpflegebedarf zu diesem Zweck kaufen.

Heilkunde

Die ersten schriftlichen Belege zur Wirksamkeit der Weide stammen aus dem Papyros Ebers (ca. 1550 v. Chr.) und von assyrisch-babylonischen Tontafeln (700 v. Chr.).

Auch von Chinesen, den Indianern Nordamerikas und von Stämmen aus Südafrika weiß man, dass sie die Weide als fiebersenkendes und entzündungshemmendes Heilmittel verwendeten.

Schmerztherapie

Wie in der „Wirkstoffkunde" bereits angeklungen ist, wird die Weide sehr erfolgreich zur Behandlung chronischer sowie akuter Schmerzen eingesetzt. Dabei können die Schmerzen durch Gicht, Rheuma, Koliken, Neuralgien, Gelenkverschleiß (zum Beispiel Arthritis) verursacht werden, oder es handelt sich um „simples" Kopfweh, auch jenes, das einer verzechten Nacht geschuldet ist. Oft sind Schmerzen Folgen von lokalen entzündlichen Prozessen, sodass die entzündungshemmende Wirkung der Weide auch im Schmerzgeschehen ihren Beitrag leistet. Außerdem ist sie ausleitend, sie stellt also zur Behandlung von Rheuma und Gicht eine umfassende Therapie in Bezug auf Symptome und Ursache dar. Der Kranke wird bald „nicht mehr ächzen wie der Stamm einer alten Weide", sondern biegsam und beweglich werden wie ein junger Ast desselben Baumes.

Zur Behandlung der genannten Leiden können Sie die Weide innerlich und äußerlich als Tee, Tinktur, Salbe oder Bad verwenden.

Fieber und Grippe

Hippokrates nannte das Fieber einen Kampf zwischen den Lebensgeistern und dem Tod. Wie wir nun aus der „Volkskunde" wissen, bewegt sich unsere Weide genau auf dieser Schwelle, und dass sie Fieber heilen kann, weiß die Menschheit seit mindestens 3500 Jahren. Man verwendete sie sogar bei Malaria als Ersatz für die nicht immer verfügbare Chinarinde. Der österreichische Arzt und Ethnomediziner Adolf Kronfeld (1861–1938) empfahl bei Schüttelfrost einen Tee aus den Weidenblüten, generell nutzt man bei Fieber und zum Schweißtreiben den Tee aus Rinde oder Blättern.

Im Fall einer Grippe deckt allein die Weide einen Großteil der Behandlung ab: Sie ist schmerzlindernd, immunstimulierend und fiebersenkend und laut Matthiolus, einem italienischen Gelehrten aus der Renaissance, auch schlaffördernd. Ein starker Blätter- oder Rindentee als Gurgelwasser hilft dann schließlich noch bei Mandel- oder Zahnfleischentzündung, die gerne mit einer Grippe einhergehen.

Haut und Wunden

Die Weide kann uns schön und jung aussehen lassen, fast als wären wir die Birkenfee Brigit. Culpeper empfiehlt den Rindentee bei Altersflecken. Der Blättertee ist für schöne Haut und schönes Haar geeignet und wirkt gegen Kopfschuppen. Den Fußschweiß bekämpfen eine Salbe oder ein Laubfußbad, Ekzemen und Pilzen tritt man mit Rinden- oder Blattkompressen entgegen. Die wundheilende und blutstillende Wirkung der Weide erzielt man aber auch bereits durch das bloße Auflegen der inneren Rinde oder von angewalkten Blättern. Auch Samen wurden gelegentlich dafür verwendet. Für Wundbehandlung und Schmerztherapie belässt man sie etwa 1 Stunde dort.

Magen, Darm und Niere

Die Weide wirkt ausleitend und entwässernd. Man kann sie bei Blasen- und Harnwegsinfektionen als Tee zum Durchspülen verwenden. Bei Durchfall aufgrund einer Entzündung und bei Magen-Darm-Beschwerden im Allgemeinen hilft der Rindentee.

Bachblüten

Als Bachblüte hilft die Weide Menschen, die sich selber immerzu in der „Opferrolle" sehen. Man fühlt sich den Umständen machtlos ausgeliefert, ist verbittert und geht sogar so weit, anderen ein besseres Schicksal nicht zu gönnen. Die Bachblüte Weide hilft, sich vom Opfer zum Meister seines Schicksals zu entwickeln.

Räuchern

Die rote Farbe von Weidenrinde deutet auf einen hohen Anteil an Populin hin, einem „Ausgangsstoff" für das Bienenkittharz Propolis. Es hat ein sehr feines Vanillearoma, einen Duft, der einen mit Zuversicht, Geborgenheit und Freude erfüllt, fast so als wären wir die kleinen Blumensamen, die der Bär noch in seinem weichen Fell wärmt.

Für einen Räucherbuschen (siehe Seite 154) verwendet man feine, dünne Äste. Als Grundlage für eine Räuchermischung (siehe Seite 216) kann man auch die Rinde schälen, trocknen und anschließend kleinmörsern.

Rezepte

Schmerzen, Gicht, Rheuma

Rinden- oder Blättersalbe

Für diese Salbe, die Sie nach dem Grundrezept auf Seite 11 herstellen, nehmen Sie klein gerupfte frische Blätter oder klein geschnittene Rinde und nach Möglichkeit Mandelöl, alternativ kommt auch Olivenöl infrage. Verwenden Sie die Salbe nach Bedarf.

Schmerzen, Gicht, Rheuma, Fußschweiß, Haarschuppen

Laubbad

Vollbad: etwa 4 Hände voll frisches oder getrocknetes Laub mit 2 Litern Wasser aufkochen und 10–20 Minuten ziehen lassen, dann dem Bad hinzufügen. Für ein Fußbad genügt 1 Handvoll Laub.

1-bis 2-mal pro Woche anwenden. Bei häufigeren Anwendungen kann es aufgrund der Gerbstoffe zur Austrocknung der Haut kommen. Generell schadet es nichts, nach dem Bad die Haut rückzufetten, beispielsweise mit einem Harzöl (siehe Seite 214).

Schmerzen, Gicht, Rheuma, Grippe, ausleitend, harntreibend, Magen-Darm-Beschwerden, Koliken, Kopfschmerzen

Tee

Rinde: 2 TL mit ½ Liter Wasser aufkochen und 10 Minuten ziehen lassen.
Blätter/Kätzchen: Infus aus 2–3 TL auf ½ Liter Wasser (Grundrezepte siehe Seite 10).
Im Akutzustand (Fieber, Grippe, Kolik, Kopfschmerz, Gichtanfall) täglich 3–5 Tassen, nicht länger als 1 Woche, dazu auch reichlich Wasser trinken.
Im chronischen Zustand 2–3 Tassen täglich, nach 2–3 Wochen einige Tage Pause einlegen.

Rindentinktur

¾ eines Schraubglases mit klein geschnittener Rinde befüllen und mit 50 %igem Alkohol auffüllen. Den Ansatz nun mindestens 4 Wochen im Dunkeln ziehen lassen (siehe auch Grundrezept Seite 9). Bei Bedarf täglich 2–3 EL einnehmen.

Wundbehandlung, Ekzeme, Altersflecken, Mandel- und Zahnfleischentzündung, Pilzinfektionen oder Hautpilz

Kompresse oder Gurgelwasser

1–2 EL Rinde oder Blätter mit ¼ Liter Wasser aufkochen und 10 Minuten ziehen lassen. Bei Bedarf 3- bis 4-mal täglich anwenden.

Nierenanregend, Blasen- und Harnwegsinfektionen

Teemischung

- Je 1 Teil Weidenblätter, Schafgarbe, angestoßene Wacholderbeeren
- Je 2 Teile Goldrute, Birkenblätter

2–3 EL der Teemischung mit 1 Liter kochendem Wasser übergießen, 5 Minuten ziehen lassen und abseihen. Im Akutfall können Sie von dem Tee täglich bis zu 2 Liter trinken.

Webmuster

Wenn Brigit und Bär ihr Amt übernehmen, die Pflanzen wecken und das Sonnenkind begrüßen, ist die Schwelle vom leblos scheinenden Winter zum grün erwachten Frühling überschritten. Eine Schwelle, auf der unsere Weide steht, ein Baum zwischen Leben und Tod. Ein Baum der Poesie und des Gesangs – wie schön muss wohl das Lied gewesen sein, mit dem sie von Brigit aus der Winterruhe geweckt wurde. Ein Baum, dessen Äste knarzen wie arthrosegeplagte Glieder und dessen Rinde uns Menschen von diesen und ähnlichen Leiden befreit. Ein Baum, dessen Kätzchen einst die Pinsel der Brigit waren und die seither goldenen Pollen für die Bienen tragen.

Scharbockskraut, ein Widderblümchen

In einer Zeit vor unserer Zeit wohnte zwischen sanften Hügeln am Rande eines Waldes ein alter Mann mit einer Herde Schafe. Er lebte dort schon sehr lange allein, denn seine Frau war bei der Geburt des Sohnes gestorben, und der Sohn war seiner Mutter noch in derselben Nacht auf den unbekannten Pfad gefolgt. Damals hatte er sich zurückgezogen und Trost bei seiner lebhaften Herde gefunden. Auch jetzt noch, nach so langer Zeit, lebte er zurückgezogen, mit seiner Herde als einzige Gesellschaft.

Seine Herde war wohl eine der ungewöhnlichsten im ganzen Land. Denn wenn ein junger Widder geboren wurde, stand sein Schicksal normalerweise schon fest. Nur wenn er von besonders schönem Wuchs war, durfte er leben, denn dann wurde mit ihm weiter gezüchtet, ansonsten wurde er geschlachtet. Aber bei der Herde des alten Mannes war es anders. Wahrscheinlich wegen seiner eigenen leidvollen Geschichte brachte er es nicht übers Herz, die jungen Tiere zu schlachten, und so zählte seine Herde eine große Zahl an Widdern. Die Bauern und Hirten sagten: „Das geht nie und nimmer gut. Viel zu viel Unruhe in der Herde. Die vielen Widder schlagen sich doch nur die Köpfe ein.“ Aber sie täuschten sich. Gewiss, die Widder waren wild und tobten zuweilen über die Hügel, doch es war mehr spielerischer Spaß als ernster Rangkampf.

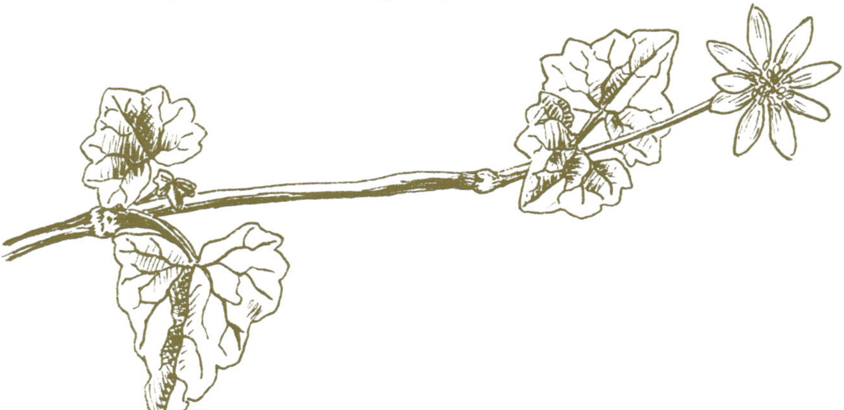

Der alte Mann lebte bescheiden, er hatte einen schönen Gemüsegarten, melkte die wenigen Mutterschafe und machte aus ihrer Milch Butter und Käse. Aus der Wolle wob er Decken und machte sich seine Kleidung. Manches davon verkaufte er sogar im nächsten Dorf. Nur wenn sich eines seiner Tiere ernsthaft verletzte und er ihm nicht mehr helfen konnte, schlachtete er es. Es kam daher selten vor, dass er einmal Fleisch zu essen bekam. Man möchte meinen, bei einer solchen Art und Weise, Tiere zu halten, wäre auf dem Hügel bald kein Platz mehr gewesen. Aber die Herde regelte ihre Zahl ganz von allein. In manchen Jahren kamen gerade einmal ein oder zwei Lämmchen zur Welt. Und natürlich starben auch immer wieder Tiere am Alter. Dann trug der Mann sie in den Wald, damit sie noch Dachs, Fuchs oder Bär eine Nahrung waren.

Die Menschen in der Umgebung hielten den Alten für einen wunderlichen Kauz. Nicht nur, dass er all die Widderlämmer leben ließ und so auf einen guten Braten verzichtete, er erzählte seinen Schafen sogar allabendlich eine Geschichte. Dazu versammelten sich die Tiere um die kleine Bank neben dem Stall und lauschten aufmerksam. Die Leute schrieben die kauzige Art einem nie überwundenen Schock zu und tuschelten untereinander: „Er hätte einfach noch mal heiraten sollen. Denn eigentlich ist er ja ein tüchtiger Kerl.“ Aber sie hatten Unrecht. Sicher, damals, kurz nach dem Tod seiner Frau und seines Kindes war er am Boden zerstört. Der Kummer über den Verlust nagte sehr an ihm, denn er hatte seine Frau sehr geliebt. Doch nach einiger Zeit war sein Lebenswille zurückgekehrt, und die Geister der Verzweiflung waren verschwunden. Er beschloss, das Schicksal Schicksal sein zu lassen und es einfach nicht mehr zu beachten. So lebte er in den Tag hinein und hatte Frieden mit der Welt geschlossen. Ließ Mensch und Tier so leben, wie sie waren, und auch ihn ließ man leben, wie er war.

Es verging kein Tag, an dem er sich nicht über seine schöne und stattliche Widderherde freute. Im Frühling, wenn sie mit Hummeln im Hintern wie junge Lämmer in die Luft sprangen und die Hügel hinabrasten. Im Sommer, wenn es heiß wurde und sie einträchtig und friedlich im Schatten der Bäume beisammenlagen. Und dann im Herbst, wenn der alte Mann sie an den Waldrand führte und sie mit einem unglaublichen Appetit die vielen Beeren, Früchte und Eicheln um die Wette fraßen. Im Winter schließlich wurde es für alle gemüt-

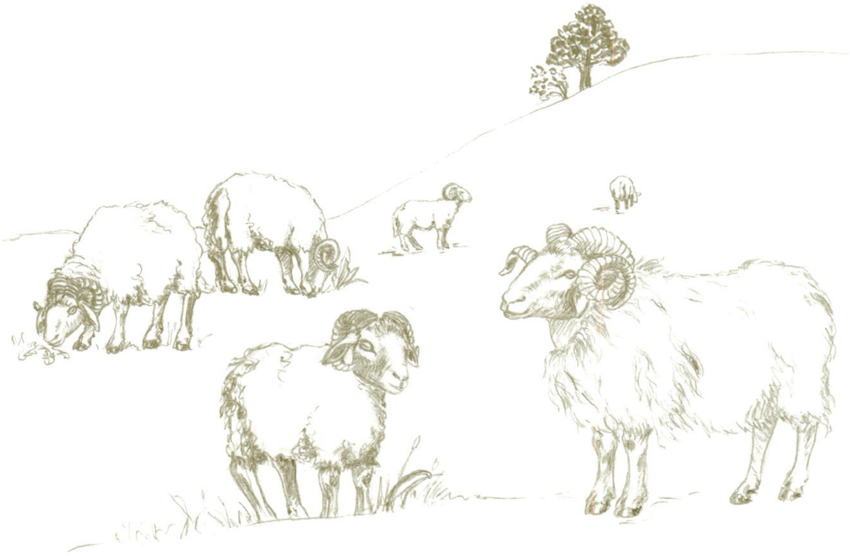

lich. Die Tiere hatten zwar ihren Auslauf rund um den Stall, machten es sich aber lieber drinnen bequem. In dieser Zeit erzählte der Alte seine Geschichten im Stall. Dazu nahm er sich einen kleinen Hocker und eine Tasse heißen Tee mit hinein. Dicht beisammengedrängt verbrachten sie so manch einen Winterabend im gemütlichen, warmen Stall. Und dann, ab der Wintersonnwende wurde es noch kuscheliger und die Aufmerksamkeit wanderte von den Geschichten zu den neugeborenen Lämmern. Manches Jahr war es auch nur ein einziges Lamm. Es wurde liebevoll von der ganzen Herde aufgenommen, umsorgt und unterhalten. Das ist sehr ungewöhnlich, aber es war ja ohnehin keine gewöhnliche Herde.

Ein Menschenleben dauert viel länger als ein Schafleben. Viele seiner Freunde hatte der Alte als Lamm, als stattlichen Widder und dann als zahnlosen, blinden Greis erlebt. Mittlerweile war er selber zum Greis geworden. Er hatte viele Winter gesehen, und er spürte, dass dies sein letzter sein würde. Angst vor dem Tod hatte er keine, aber Angst um seine Widder schon. Er hatte keine Erben, und so wie er die Menschen kannte, würden sie wie Wilde über seine Herde herfallen. Die wenigen Muttertiere würden die Schäfer im Dorf unter sich verteilen, und seine Widder würden als Braten enden. Die Sorge um seine Tiere ließ ihm keine Ruhe. Er konnte und wollte diese Erde nicht verlassen, ehe er wusste, dass ihnen ein gutes Schicksal bevorstand. Er war sehr schwach, aber trotzdem mühte er sich jeden Tag in den Stall und erzählte seinen Tieren eine Geschichte. Doch die Geschichten waren kurz, und die Stimme, die sie erzählte, war unter der Last der Sorgen und des Alters brüchig geworden.

Der Frühling kündigte sich an, und der alte Mann hoffte auf irgendein kleines Wunder. Er war doch schon so müde und wollte endlich gehen.

Und dann, am Abend der Frühlingstagundnachtgleiche, geschah etwas Seltsames, vielleicht war es aber auch nur das kleine Wunder, auf das er so lange gewartet hatte.

Er hörte ein Klopfen an seiner Tür. Mühsam erhob er sich, um sie zu öffnen. Es war eine junge schöne Frau, die um Einlass bat. Sie hatte langes dunkelrotes Haar und trug ein weißes Gewand. Der Alte hieß sie willkommen, und sie setzten sich an den Tisch in der kleinen Stube. „Ich weiß, du bist sehr müde, und ich will auch gar nicht lange bleiben. Aber die Amseln haben mir von deinen Sorgen erzählt, und ich bin hier, um sie von dir zu nehmen." Die Stimme der Frau war glockenhell, und trotz seiner trüben Augen wusste der Alte sofort, wer da an seinem Tisch saß.

„Dann kennst du also meine Sorge um die Widder. Ich kann doch nicht einfach sterben und damit das Todesurteil über sie fällen." Die ganze Verzweiflung brach jetzt aus ihm hervor, und er begann zu weinen. „All die Zeit konnte ich mich weigern, Herr über Leben und Tod zu sein, doch jetzt, ach, ich bin so schrecklich müde. Mein Leben war glücklich und schön, trotz des schweren Schicksalsschlags als junger Mann. Aber wie soll ich meine geliebte Herde vor dem Henker schützen, wenn ich nicht mehr da bin?"

Brigit, denn niemand anders war der abendliche Besuch, strich ihm sanft übers Haar und sprach: „Deine Zeit ist eigentlich schon lange überschritten. Doch durch die Liebe zu deinen Freunden hast du dir selbst verwehrt, diese Welt zu verlassen und in die Anderswelt überzutreten. Du brauchst dir keine Sorgen mehr um deine Widder zu machen, es wird ihnen gutgehen. Ich werde für sie sorgen. Das verspreche ich dir. Nun lege dich schlafen."

Sie erhoben sich vom Tisch, und der Alte begleitete Brigit noch zur Tür. Als er sich zum Schlafen niederlegte, hörte er, wie draußen die Göttin des Frühlings zu singen begann. Es war eine ganz wunderliche Melodie, beruhigend und voller Zauberei.

Den Menschen aus der Umgebung fiel erst nach einigen Tagen auf, dass der kauzige Alte vom Waldrand nicht mehr da war. Auch seine stolze und wilde Widderherde war weg. War er etwa in seinem Alter noch fortgezogen, ohne dass es jemand mitbekommen hatte? Doch keiner mochte so recht daran glauben, denn alles Hab und Gut war noch an Ort und Stelle. Nur der Alte und die Tiere fehlten. Dann erinnerte sich einer aus dem Dorf, am Abend vor ein paar Tagen eine ganz eigentümliche und fremde Melodie gehört zu haben, und sie war vom Waldrand her erklungen, dort wo der Alte gelebt hatte. Ein anderer entdeckte neben dem Stall, dort wo die Widder den Geschichten gelauscht hatten, einen kleinen Hügel, der sah fast aus wie ein kleiner Grabhügel. Aber das war doch undenkbar, Schafe könnten nie im Leben einen Spaten führen. Und außerdem war der Hügel nicht frisch aufgeworfen, sondern bereits mit Gras und wunderlichen kleinen gelben Blütensternen bewachsen. Die Dorfleute bemerkten natürlich nicht, dass es genau so viele Blumen waren, wie die Herde Schafe gezählt hatte. Sie konnten sich keinen Reim darauf machen, was geschehen war, und beließen es dabei, dass der Alte einfach samt seiner Herde davongezogen war. Er war ja schon zu Lebzeiten ein seltsamer Kauz, kein Wunder, dass es mit ihm ein seltsames Ende genommen hatte, mit feenhafter Zaubermusik und unbekannten Blümchen.

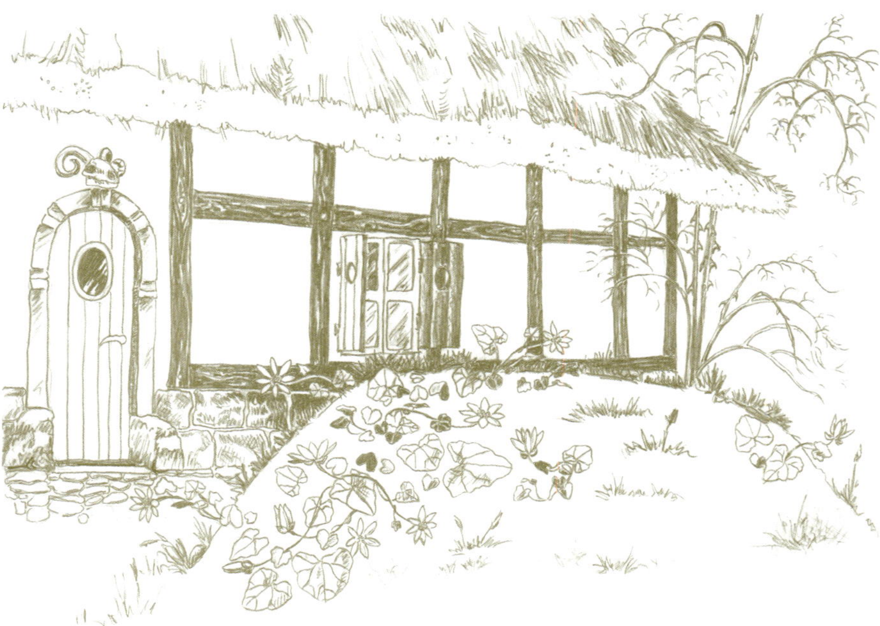

Die Blümchen auf dem kleinen Hügel weckten dann allerdings bei manchen Bewohnern doch noch die Neugierde. Zunächst dachten sie: „Das werden schon so Elfenblümchen sein. Ein Trug und nichts gscheits." Doch die Blumen waren kein Trug. Jedes Jahr aufs Neue brachten sie ganz früh im Jahr ihre Blätter hervor, einige Zeit später folgten dann ihre gelben Blüten. Die Geschichte von den geheimnisvollen Umständen und diesen unbekannten Blümlein verbreitete sich schnell, und es kamen nicht wenige weise Menschen, um sich den kleinen Hügel näher anzuschauen. Aber all das Schauen nutzte nichts, um dem Geheimnis auf die Spur zu kommen. Schließlich war es dann ein junger beherzter Hirte und kein weiser Mann, der das Geheimnis lüftete. „Die Blätter schmecken gut, und ich fühle mich prächtig", sagte er und stopfte sich gleich noch ein paar mehr in den Mund. „Was braucht ihr hier Gelehrte. Im Saft dieses Krautes fließt die Kraft eines Widders – jung und ungestüm. Allerdings würde es mich wundern, wenn es da nicht einen kleinen Haken gibt. Ich meine, es sieht doch ganz danach aus, als seien diese Pflänzchen hier ein Abbild der Widderherde und dies hier der Grabhügel des Alten. Und wenn dem tatsächlich so ist, dann kann ich mir vorstellen, dass sein Geist es nicht duldet, wenn man seine Widderpflänzchen das ganze Jahr über erntet und isst, denn genau davor hat er seine Herde doch zu Lebzeiten immer geschützt."

Es sollte sich herausstellen, dass der junge Hirte offenbar sehr weise war und wahr gesprochen hatte: Die Pflänzlein, die Jahre später von dem Grabhügel in die Welt hinauszogen, schenkten den Menschen im zeitigen Frühjahr so viel Kraft, wie sie nur ein Widder hat. Doch rückt die Sonne in das Sternzeichen des Widders, stehen sie unter dem Schutz des alten Mannes und blühen mit ihren kleinen Sonnen in Gedenken an ihn und seine Herde.

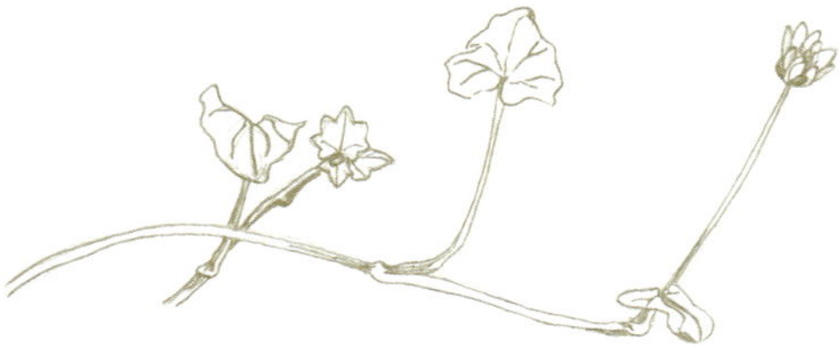

Die Kunde vom Scharbockskraut

Als ich vor vielen Jahren meine Phytotherapieausbildung machte, stellte unser Lehrer Bernd Hertling recht früh das Scharbockskraut vor. Es war Anfang April. Im Erdinger Moos bei München, wo ich zu dieser Zeit lebte, wuchs es reichlich und wurde von mir dann auch reichlich gesammelt. Mit ihm und einigen anderen „grünen Gesellen" begann ich nun im Frühling fast täglich Wildgemüse zu essen. Heute ist mein täglicher Frühlingssammelkorb voller und vielfältiger als damals. Das Scharbockskraut ist daraus aber fast verschwunden, obwohl es hier im Allgäu in großen Beständen wächst. Mein Geschmack hat sich verändert, vielleicht bin ich auch wählerischer geworden, und so ist es „nur" noch Teil des Speiseplans, um meinem Anspruch zu genügen, möglichst viele unterschiedliche Pflanzen zu essen, in der Überzeugung, dadurch meine Verbindung zu Floras wunderbarem Reich zu festigen.
Heute kann ich wählerisch sein, doch wäre ich nur hundert Jahre früher geboren, hätte ich mir diesen Luxus vielleicht nicht leisten können. Dann wäre ich dankbar gewesen für diese so früh im Jahr erscheinenden, von Vitamin C strotzenden Blätter, die mir geholfen hätten, den „Scharbock", den Skorbut, mit der „Kraft des Widders" zu überwinden.

Volkskunde

Das eher unscheinbare Pflänzlein ist ein Kind aus Floras Reich, das die Menschen nie sonderlich zu Mythen und Geschichten inspiriert hat – ganz im Gegensatz zu den anderen Protagonisten unserer Geschichte: den Schafen.

Die Kraft des Widders

Wir Menschen haben das Schaf bereits sehr früh domestiziert. Es besitzt daher einen recht hohen Kulturwert, mit positiver, freundlich gesinnter Assoziation. In vielen Kulturen wurde es zum Opfertier auserkoren, als Fürbitte und Dank für das kommende oder vergangene Erntejahr. Es war ein „göttliches" Tier. Im weiblichen Schaf erkannte

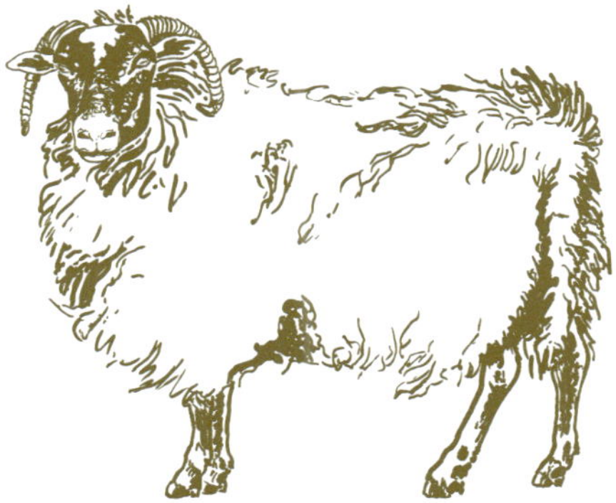

man die mütterliche Erdgottheit wieder. Das männliche Schaf, der Widder, galt zum Teil als Sinnbild des befruchtenden Gewittergottes. Indra, Held und Gott der Veden, Herr über Krieg, Donner, Regen und Fruchtbarkeit der Erde, hatte ihn als Attribut, ebenso der griechische Götterbote Hermes. Römischen Quellen zufolge war einer der wichtigsten Götter der gallischen Kelten Teutates, eine Art Mischung aus Mars und Merkur. Teutates wurde mit einem Widderkopf dargestellt, ebenso der ägyptische Schöpfergott Chnum.

In den mitteleuropäischen Mythen steht der Widder immer wieder als Symbol für Wolken, im Volksmund nannte man die dunklen Schlechtwetterwolken, die der Wind übers Land peitscht, auch „Schwarze Widder".

Das Schaf war sogar ein Orakeltier. In Österreich brachte es Glück, wenn man sie am frühen Morgen sah. Stiegen sie bergauf, gab es schönes Wetter, rannten sie den Berg hinab, würde es bald regnen. Auch heute noch kennt man den alten Orakelspruch – zumindest einen Teil davon: „Schäfchen zur Linken wird Freude dir winken, Schäfchen zur Rechten da gibt es zu Fechten."

Der Versuch der christlichen Missionare, den Widder als heiliges Tier der Heiden zu verunglimpfen, misslang, selbst wenn es Bezeichnungen wie „der Schwarze Widder" auch für Fieber gab oder man den Teufel als schwarzen Widder darstellte.

Von einem Widder, einem sehr großen und bedeutenden Exemplar, muss noch die Rede sein: dem Sternzeichen. Es stellt den Beginn des astrologischen Jahres dar, der Widder, der zur Tagundnachtgleiche, dem 21. März, „die Regentschaft" am Sternenhimmel übernimmt. So wie das Tier auf Erden voller Kraft strotzt, so tut dies auch das Tier am Himmel, und es schenkt diese Kraft der neuerwachten Natur und ihren Pflanzen. Nun werden die Tage wieder länger als die Nächte, das Licht hat die Dunkelheit vollkommen überwunden. Am Scharbockskraut, das die „Kraft des Widders" schon vorher in sich trägt, zeigen sich nun kleine gelbe Blütensonnen. So gelb sind sie, dass man damit das Milchvieh fütterte, in dem Glauben, dies würde die Butter gelb machen. Daher rühren auch Namen wie „Schmalzkraut“ oder „Schmalzsternlein“.

Doch mit den Blüten steigt auch der Gehalt an dem sogenannten Lacton namens Protoanemonin im Scharbockskraut. Es wird im Rohzustand unverträglich. Wie es sich mit getrockneten Pflanzenteilen verhält, lehrt uns die folgende Legende.

„Die Erdgerste“

In manchen Jahren gab es ein wunderliches Phänomen, das zur Sage des „Getreideregens“ führte, mancherorts auch als „Kartoffelregen“ bekannt. Durch Starkregen wurden die Wurzelknöllchen des Scharbockskrauts aus dem Boden gespült und zusammengeschwemmt, und es schien, als würden Unmengen an Getreidekörnern auf einem Haufen am Boden liegen. Dieses „sagenhafte“ Naturspektakel wurde zwischen dem 16. und 19. Jahrhundert immer wieder in den Chroniken erwähnt. Die Menschen glaubten, es handle sich tatsächlich um Getreide, und buken Brot daraus, das aber etwas bitter schmeckte. Erst 1857 prüfte der Botaniker Prof. Goeppert dieses Phänomen und stellte fest, dass es sich nicht etwa um Getreide, sondern um das Scharbockskraut handelte.

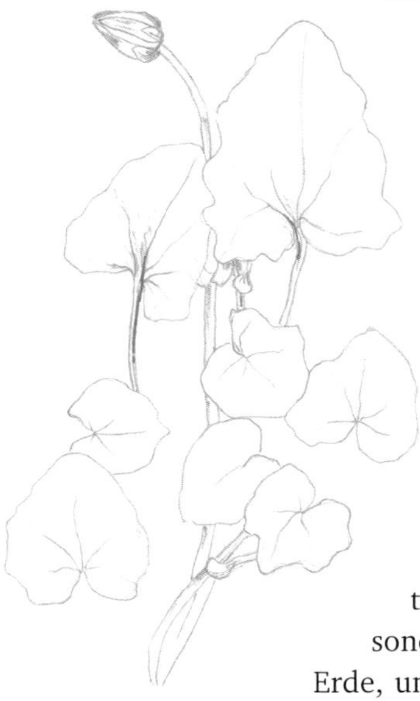

Vor allem die ärmeren Bevölkerungsschichten warteten oft nicht auf den „Getreideregen“, sondern „pflückten“ die Wurzelknöllchen aus der Erde, um sie zu trocknen und anschließend zu Streckmehl zu mahlen – daher auch Namen wie „Erdgerste“ oder „Mäusebrot“. Andeutungen, dass das Scharbockskraut viel von den Armen genutzt wurde, findet man in den Namen „Pfenningsalat“, „Zigeunersalat“, „Muserschzelat“ (Soldatensalat) oder „Schullerzelat“ (Salat des armen Schulmeisters).

Signaturkunde

Wie bereits angedeutet, gibt es nicht viel Brauchtum um das Scharbockskraut. Nur selten kam es zu echten Ehren, wie beispielsweise in Baden, wo man mit seinen Blüten zu Himmelfahrt das Jesusbild in der Stube schmückte.
Dabei versteckt sich in dem Pflänzchen mit den kleinen gelben Sonnen die Kraft des polternden Gottes Mars, wie uns die Signaturlehre zeigt.

Mars ist unbeugsam, stellt sich neuen Herausforderungen, sein Blick ist ohne Furcht, unbedacht, fordernd und ungestüm – das könnte auch die Beschreibung eines Widders sein. Beide sind sich sehr ähnlich. Aus diesem Grund ordnete man wohl das Sternzeichen des Widders denn auch dem Planeten Mars zu. Seine Jahreszeit ist der Frühling, der Sieg über den Winter, nun kann die fruchtbare Zeit von Neuem beginnen. Dem Mars sind unter anderem Erkrankungen der blutbildenden Organe sowie das arterielle System zugeordnet, er hilft bei nervösen Erschöpfungen und schlaffen Lähmungen. Einfach ausgedrückt, er schenkt uns Vitalität. Ganz so verhält es sich auch mit dem Scharbockskraut.

Für das Ziel, das er verfolgt, opfert Mars alles, auch sich selbst – er ist ein Überzeugungstäter. Und wenn seine Kraft in uns Menschen ausgeglichen ist, befähigt er einen, sein Leben selbst in die Hand zu nehmen und sich und andere zu schützen. Ein Bild, das an den alten Mann in unserer Geschichte erinnert, der erst loslassen konnte, als die holde Brigit ihn von der Verantwortung befreite, seine Herde zu beschützen.

Die Pflanzen, die man dem Kriegsgott zuordnet, haben meist einen senfig scharfen oder beißenden Geschmack (siehe dazu auch Seite 26). Ihr Saft kann die Haut derart reizen, dass es zu Blasenbildung kommt. Auch beim Scharbockskraut geschieht dies manchmal, allerdings nur bei gezielter und übertriebener Anwendung. Das machten sich in früheren Zeiten angeblich die Bettler zunutze. Sie verstümmelten sich mit dem „Blasen-“ oder „Bettlerkraut“ die Haut, um dadurch mehr Almosen zu bekommen.

Naturkunde

Deutscher Name: Scharbockskraut
Lateinischer Name: *Ranunculus ficaria*
Familie: Hahnenfußgewächse
Standort: Obstgärten, Mischwälder, Hecken, Wiesen

Beschreibung: 5–15 cm hohe Staude; Blätter: etwa 2–4 cm gekerbt, glänzend, rundlich bis herzförmig; Blüten: 2–3 cm, goldgelb; Wurzelknöllchen bis zu 1 cm lang, eiförmig, weiß, können an den Internodien (Verzweigungen) Wurzelknöllchen bilden
Blütezeit: März–Mai
Erntezeit: Februar–Mai (als Rohkost vor der Blüte; zu anderen Zwecken auch danach bedenkenlos)

Wirkstoffkunde

Das Scharbockskraut ist sehr lange im Gebrauch des einfachen Volkes gewesen, auch wenn es mit nur wenigen Anwendungen aufwarten kann. Wir wissen, dass es Vitamin C, Saponine und Protoanemonin enthält. Letzteres ist charakteristisch für die Familie der Hahnenfußgewächse und kann in höheren Dosen für den Menschen gefährlich werden. Der bekannte Apotheker und Buchautor Pahlow nennt das Protoanemonin „die Scharfstoffe des Scharbockskrauts" (siehe zu Scharfstoffen Seite 28). Es kommt vor allem in Blatt und Blüte vor und wird bei Oberflächenverletzungen der Pflanzen frei. Protoanemonin wirkt gegen Herpesviren, ist pilzwidrig, antibakteriell und kann zu besagter Blasenbildung führen. Beim Scharbockskraut nimmt der Gehalt in der Blütezeit zu, überschreitet allerdings nie eine bedenkliche Grenze. Ganz im Gegensatz zu manch anderen Familienmitgliedern wie der Waldrebe, den Anemonen, dem Knolligen Hahnenfuß oder der Christrose.

Durch die Trocknung wandelt sich das Protoanemonin zu dem weniger aktiven Anemonin um. Beide Stoffe haben eine örtliche Reizwirkung, allerdings unterschiedlich stark. Im getrockneten Zustand sind alle Teile des Scharbockskrauts auch nach der Blütezeit unbedenklich.

Heilkunde

Das Scharbockskraut wird bei uns in Deutschland innerhalb der Heilkunde nicht mehr verwendet. Es taucht eigentlich nur noch als Wildgemüse auf. Auf den Britischen Inseln hingegen erinnert man sich bis heute, dass es nicht nur ein Vitamin-C-Spender ist …

Wid(d)er den Skorbut – Vitamin-C-Mangelerscheinung

In Mitteleuropa gehört Skorbut als Krankheit eigentlich der Vergangenheit an. Aufgrund massiven Vitamin-C-Mangels werden die Blutgefäße brüchig und es kommt zu inneren Blutungen, Zahnfleischentzündungen, Zahnausfall und zu einer verzögerten Wundheilung. Kinder leiden außerdem oft unter Störungen des Knochenwachstums.

Das Scharbockskraut hat einen sehr hohen Gehalt an Vitamin C. In 100 g der Frischpflanze sind es 131 mg. Manche Wildpflanzen haben einen noch höheren Gehalt, Spitzenreiter ist das Gänse-Fingerkraut (*Potentilla anserina*) mit 402 mg pro 100 g – das Kraut zeigt sich allerdings erst etwas später im Jahr. Im Vergleich zum Kulturgemüse (zum Beispiel Weißkohl mit 46 mg) ist der Wert allerdings recht hoch. Bei solchen Zahlenvergleichen darf man natürlich nicht vergessen, dass 100 g Weißkohl schneller verfügbar sind als 100 g Scharbockskraut. Aber das ist eben der Luxus unserer Zeit. Früher war man, wenn die Vorräte zur Neige gingen, dankbar für die wilde vitaminreiche Kost, vor allem, wenn sie so früh im Jahr schon gesammelt werden konnte. Laut der Deutschen Gesellschaft für Ernährung liegt der Tagesbedarf eines gesunden Erwachsenen bei 100 mg Vitamin C pro Tag. Am besten nehmen Sie das Scharbockskraut roh zu sich, in einem Salat zum Beispiel oder einem Smoothie.

Frühjahrskur

Eine Frühjahrskur, um den Stoffwechsel anzuregen und Giftstoffe auszuscheiden, sollte drei Bereiche abdecken:

- Das Mobilisieren: Die in den Fettdepots unseres Körpers eingelagerten Giftstoffe werden gelöst (siehe Seite 29).
- Das Binden: Die Giftstoffe werden zu größeren Eiweißmolekülen gebunden und bleiben dadurch im Blutkreislauf.
- Das Ausleiten: Über Urin, Stuhl und Haut (Schwitzen, Schleimhautsekrete) werden die Giftstoffe aus dem Körper ausgeschieden.

Die diversen pflanzlichen Inhaltsstoffe lassen sich in die oben genannten „Gruppen“ einteilen. Das „Mobilisieren“ geschieht durch Senfölglycoside, Senföle und Saponine. Für das „Binden“ sind Gerb- und Bitterstoffe, für das „Ausleiten“ Flavonoide und Saponine verantwortlich. Dadurch erklärt sich auch, dass man das Scharbockskraut mit seinen Saponinen in der Volksheilkunde früher zur Anregung des Stoffwechsels und für gezielte Entgiftungskuren verwendete. Auch für diese Anwendungen sollten Sie es am besten roh oder als Smoothie einnehmen.

Erkältungskrankheiten

Früher nutzte man die Saponine des Scharbockskrauts in Form von Tees oder Rohkost auch zur Heilung von Erkältungskrankheiten (siehe dazu Seite 63). Heute ist diese Anwendung jedoch in Vergessenheit geraten.

Hämorrhoiden, Beulen und Feigwarzen

Nicholas Culpeper, der große englische Arzt des 17. Jahrhunderts, empfahl das „kleine Schöllkraut“ (wie das Scharbockskraut im Deutschen manchmal auch genannt wurde) bei Hämorrhoiden, Skrofeln (eitrigen Beulen) und bei Feigwarzen. In seinem Buch „The Complete Herbal“ beschreibt er, wie er damit die Skrofeln an Hals und Ohr seiner kleinen Tochter innerhalb einer Woche narbenfrei ausheilte.

Hämorrhoiden sind Krampfadern der Blutgefäße im Analbereich. Eine unangenehme, schmerzhafte Unpässlichkeit, die in extremer Ausprägung zu starkem Blutverlust führen kann. Es ist noch nicht nachgewiesen, auf welche Weise die äußerliche Behandlung mit Scharbockskraut ihre Wirkung entfaltet. Vielleicht ist sie auf die starke örtliche Reizwirkung des Protoanemonins zurückzuführen, die durch erhöhte Durchblutung die Wundheilung fördert. Oder auf die Fähigkeit der Saponine, die Schleimhautoberfläche zu verändern und venentonisierend zu wirken.

Sicher ist, dass auf den Britischen Inseln die modernen Phytotherapeuten auch heute noch das Scharbockskraut zu diesem Zweck verwenden. In Deutschland hingegen ist es dafür nicht mehr gebräuchlich.

Ähnlich verhält es sich mit der Behandlung von sogenannten Feigwarzen. Heute weiß man, dass sie durch Papillomaviren hervorgerufen werden und sich vor allem durch Geschlechtsverkehr übertragen.

Die drei genannten Leiden kann man mit Sitzbädern, Umschlägen, Teewickeln, Tinkturen (siehe Grundrezept Seite 9) oder Salben behandeln.

Wunden, Quetschungen und Dammriss
Penelope Ody, eine renommierte britische Phytotherapeutin, empfiehlt das Scharbockskraut auch allgemein zur Heilung von Wunden und Quetschungen und speziell von Dammrissen. Der Erfahrung nach tonisiert es in Form von Salben und Umschlägen die Blutgefäße, stoppt Blutungen und wirkt zusammenziehend. Bei Dammriss empfiehlt Ody, das Scharbockskraut mit der Virginischen Zaubernuss (*Hamamelis virginiana*) zu ergänzen.

Rezepte

Für die Tagesration Vitamin C

Scharbocks-Smoothie
- 50 g Scharbockskrautblätter
- 1 Orange oder 2 Äpfel
- 1 halbe Banane
- 100 ml Wasser

Alles zusammen in den Mixer geben und genießen. Beim Trinken von Smoothies sollten Sie aber immer daran denken, auch die gemixten Kräuter noch gut zu kauen und einzuspeicheln. Erst auf diese Weise kann der Körper die Inhaltsstoffe voll und ganz aufnehmen.

Hämorrhoiden

Sitzbad
Dem Sitzbad einen Infus aus 2 Handvoll frischem oder 3–4 EL getrocknetem Scharbockskraut auf 1 Liter Wasser hinzufügen (siehe Grundrezept Seite 10). Badedauer etwa 10 Minuten, alle 2–3 Tage.

Wunden, Blutergüsse, Akne, Furunkel, Krampfadern

Umschlag aus frischem Kraut
Die Krautmenge richtet sich nach der Größe der zu behandelnden Stelle. Das frische Kraut mit einem Nudelholz leicht anwalken, auflegen und für 15–30 Minuten mit einem Mulltuch fixieren.

Wunden, Blutergüsse, Akne, Furunkel, Krampfadern, Hämorrhoiden, Dammriss

Teekompresse
Infus aus 2–3 EL frischem oder 1–2 EL getrocknetem Scharbockskraut auf ¼ Liter Wasser. Statt des Tees können Sie auch eine verdünnte Tinktur verwenden: Etwa 1 EL auf 0,2 Liter Wasser (siehe Grundrezepte Seite 9 bzw. 10).

Salbe
Für diese Salbe nach dem Grundrezept auf Seite 11 verwenden Sie klein gerupfte Scharbockskrautblätter und Olivenöl. Die Salbe kann bis zum Abheilen der Beschwerden aufgetragen werden.

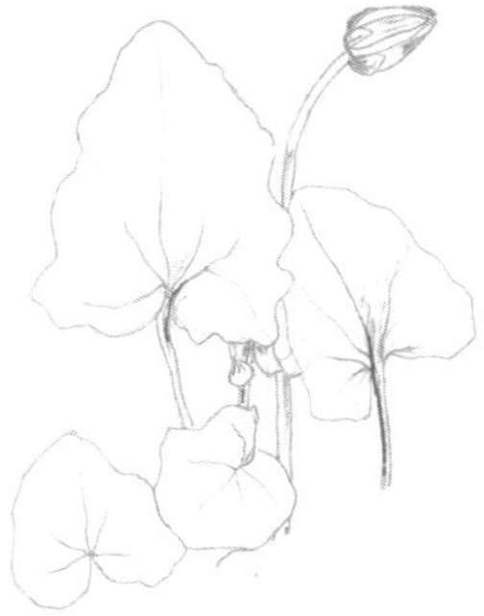

Webmuster

Wer einmal junge Widder und Schafe beobachtet hat, wie sie über die Weiden toben, weiß von ihrer ungestümen, freudigen Kraft. Eine Kraft, die durch Brigits Zaubergesang nun in dem Pflänzchen mit den kleinen gelben Blütensonnen steckt. Eine Kraft, die im Zeichen des Frühlings und des Gottes Mars steht. Sie schenkt den Menschen Vitalität und heilt, ganz der Signatur entsprechend, Krankheiten des Blutes und der Gefäße. Auch wenn es im Volksbrauchtum nie diesen Namen getragen hat, so ist das Scharbockskraut doch durch und durch ein „Widderblümchen“.

Palmbuschen

In einer Zeit vor unserer Zeit hatten die Menschen die Birkenfee und den Bären bereits mit allen Ehren willkommen geheißen. Bald würde sich die Nacht zurückziehen und den Tag regieren lassen, und mit ihm würde das Sonnenkind in seiner ganzen Pracht erstrahlen. Dieser Zeitpunkt, die Tagundnachtgleiche im März, wurde von jeher sehnlichst erwartet und gefeiert.

Zartes Grün regte sich, so zart wie die ersten Sonnenstrahlen im Frühling, Pflanzen begannen zu wachsen und schenkten Mensch und Tier neue Nahrung.

Unter das muntere Vogelgezwitscher mischte sich glockenklar die schöne Stimme der Brigit. Für jede Pflanze kannte sie ein eigenes Lied, das die Schlafenden aus ihren stillen Winterträumen weckte, und der Bär wärmte während der kalten Märznächte das wiedererwachte Grün in seinem dichten Fell.

Die Menschen empfanden eine tiefe Dankbarkeit, denn am Ende des Winters waren die Vorräte knapp geworden und jede neue Nahrung aus der Natur spendete Kraft für das kommende Jahr.

Zu Ehren der Frühlingsgötter feierten sie so manch ein Fest, zum Beispiel ein Willkommensfest am Vollmond im Februar oder die Tagundnachtgleiche. Doch bisher hatten die Menschen noch kein Fest, um den beiden, Brigit und Bär, ihre Dankbarkeit zu zeigen, so wie sie es zum Beispiel zum Erntedank im Herbst taten. Also beschlossene sie kurzerhand, ein weiteres Fest zu feiern, größer und prächtiger als all die anderen im Frühling. Die Ehrengäste sollten Brigit und Bär sein, der Anlass ihre wunderbaren Taten.

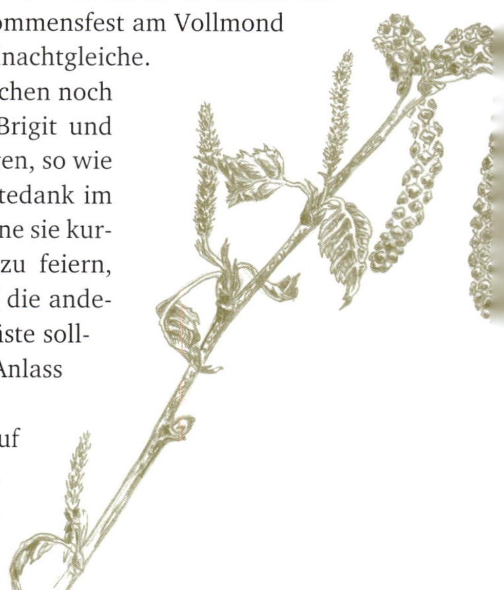

Man setzte das Datum auf den ersten Vollmond nach der Tagundnachtgleiche. Nun mussten nur noch die Ehrengäste eingeladen werden. Aber das war gar nicht so einfach, denn die beiden waren eifrig beschäftigt.

Einmal hier und einmal dort gesehen. Doch war es nur eine Birke oder war es Brigit selber, in weißem Gewand und lichter Gestalt?

Einmal hier und einmal dort gehört. Doch war es nur ein Zwitschern, oder war es ihr lieblicher Gesang?

Auch der Bär war in dieser Zeit nur schwer zu finden. Mit Brummen und Wärmen beschäftigt, zog er unermüdlich durch Unterholz und Wald.

Doch dann endlich, an der Tagundnachtgleiche, gönnten sich die beiden Götter etwas Ruhe, und die Menschen aus dem Dorf trafen sie vor der großen Bärenhöhle.

Der Dorfälteste trat vor und sprach: „Holde Birkenfee Brigit und starker Bär. Euch zu Ehren wollen wir ein Fest feiern. Nach einem langen Winter weckt ihr die Natur und schenkt uns Menschen neue Nahrung. Das wollen wir feiern, mit euch als unseren Ehrengästen. Im Schein des nächsten Vollmonds wollen wir mit euch tanzen, lachen und die Sorgen und Entbehrungen des Winters vergessen."

Bär und Brigit waren gerührt. Gerne wollten sie mit den Menschen feiern, doch Brigit wurde auf einmal betrübt: „Wie ein Farbenrausch erfüllt ein Fest mit Tanzen und Lachen Luft und Sinne, doch euer Ehrengast hat nichts anzuziehen außer seinem einfachen, weißen Gewand. Was soll ich zu eurem Fest nur tragen? Zeit habe ich bis zum Vollmond keine mehr, um mir aus den Farben der Frühlingsboten ein festliches Gewand zu weben."

Der Dorfälteste erwiderte: „Holde Birkenfee, für das menschliche Auge bist du so voll feierlicher Schönheit, selbst in deinem einfachen Gewand. Doch wenn es Dir wichtig ist ein Festkleid zu tragen, so werden wir Menschenkinder uns darum kümmern. Sei unbesorgt!"

Damit verabschiedeten sie sich voneinander. Bär und Brigit kehrten zu ihrer Arbeit zurück und die Menschen in ihr Dorf.

Noch am selben Abend wurde ein Rat der Ältesten einberufen, und es entbrannte ein hitziges Gespräch darüber, wer in den verbleibenden neun Tagen ein Gewand für Brigit schneidern durfte und wie es auszusehen hatte. Da tauchte auf einmal zwischen den Reihen der Alten ein kleines Mädchen auf, unerlaubt natürlich. Es hatte struppiges, braunes Haar, fast wie das Fell eines Bärenjungen.

„Entschuldigung, dass ich mich hier einfach so einmische. Aber ihr seid so laut, dass ich nicht schlafen kann. Und außerdem dachte ich, ihr redet über etwas Schönes, über das Kleid für die Birkenfee. Wieso streitet ihr denn dann?“

„Das verstehst du nicht, dafür bist du noch zu jung. Jetzt geh“, kam es aus mehreren Mündern zugleich. Aber diesen Satz hatte das Kind einfach schon zu oft gehört, diesmal würde sie sich nicht abwimmeln lassen!

„Verzeiht, dass ich ein bisschen gelauscht habe. Aber so kann ich wenigstens sagen, dass es da gar nichts zu verstehen gibt. Wieso machen wir ihr denn nicht alle zusammen ein Festtagsgewand? Und zwar aus dem, was uns die Natur schon geschenkt hat. Ich mag Weidenkätzchen zum Beispiel recht gerne.“ Erwartungsvoll strahlte das Mädchen in den Kreis der Alten. Die Begeisterung blieb aus, nur ein missmutiges Gemurmel erhob sich. Doch der Älteste und wohl auch Weiseste im Rat murrte nicht, er schmunzelte und winkte das Kind zu sich.

„So, mein kleiner Sonnenschein, nun erzähl mir doch mal in aller Ruhe, wie genau du dir das mit dem Kleid so vorgestellt hast.“

Ein bisschen schüchterner als zuvor begann das Mädchen zu erzählen: „Als ihr klein wart, habt ihr doch bestimmt auch aus den ersten Ästen kleine Sträuße gemacht und mit ihnen gespielt. Neulich haben meine Freunde und ich an einem Tag ganz viele davon gemacht und sie um unsere Dorfbirke gehängt. Weil bei der Birke die Rinde nämlich so schön weiß ist, und da sieht man das zarte Grün viel besser. Und das sah aus wie ein Kleid. Die Brigit ist doch eine Birkenfee, und bei ihr sieht das bestimmt auch sehr schön aus. Und wenn jedes Kind ein paar Sträuße macht, haben wir bald ganz viele für ein Kleid beisammen.“ Und wieder schmunzelte der Ratsälteste. Es sah ganz so aus, als hätte es sich diesmal gelohnt, hartnäckig zu bleiben und sich nicht gleich von den Erwachsenen wegschicken zu lassen.

„Hört mir zu, wir Alten sollten unserer eigenen Kindheit öfter gedenken und das Wort unserer Kinder mehr achten. Ihre Ideen hören sich für uns vielleicht manchmal naiv an, doch oft sind sie viel weiser als unsere, denn sie kommen direkt aus dem Herzen, sind gewitzt und komisch. Ich halte den Vorschlag unserer jungen Gastrednerin hier für klug. Morgen sollen alle Familien kleine Sträuße aus den ersten Ästen von Bäumen und Sträuchern binden und sich

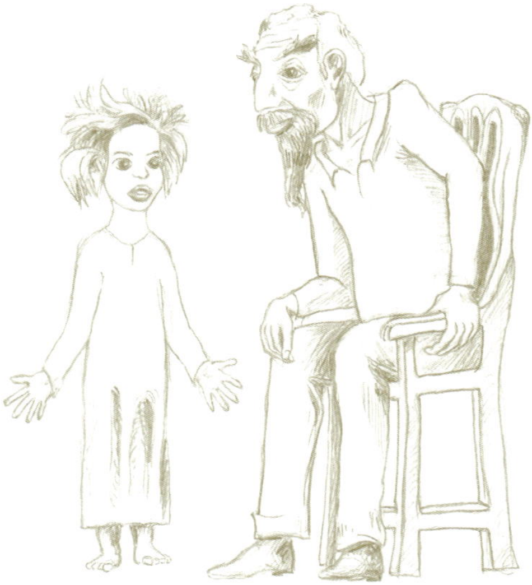

damit in drei Tagen hier versammeln. Lasst uns den Rat nun beschließen und zur Ruhe gehen. Und du“, wandte er sich schließlich an das Mädchen, „gehst jetzt auch zurück in dein Bett und träumst etwas Schönes.“

Am nächsten Tag wurde überall verkündet, jede Familie solle für Brigits Festtagsgewand kleine Sträuße binden. Kleine Sträuße aus den Ästen der Bäume und Sträucher, die der Frühling bereits geweckt hatte.

Es wurden viele, sehr viele Sträuße gebunden. Allen voran waren es die Kinder, die emsig wie die kleinen Bienchen Ast um Ast zusammentrugen. Vielleicht waren die Kinder deswegen so fleißig, weil der Frühling ihre Jahreszeit war. Die vielen kleinen Blumen, Kräuter und Triebe hatten auch erst seit Kurzem wieder das Licht der Welt erblickt, so wie die Kinder. Die Kindheit ist der Frühling eines Menschenlebens, voller Wunder und Freude, jeder Tag ein Abenteuer – eine Überraschung.

Die Luft surrte nur so von naschhafter Aufregung. Kinder und Erwachsene waren gleichermaßen von ihr gefangen.

Würde es wohl funktionieren, die einzelnen Sträuße zu einem Kleid zu binden? Und wie wird Brigit das Kleid gefallen? Reichen die Sträuße überhaupt? Drei Tage wurden zu einer halben Ewigkeit, doch dann war es endlich soweit. An diesem Tag wollte der Dorfälteste zu Brigit und Bär gehen, um der holden Birkenfee das Festgewand zu bringen. Sein Geleit war immens, denn jede Familie wollte mitkommen, um der Frühlingsgöttin persönlich den Strauß zu überreichen, den man für sie gebunden hatte. Brigit strahlte, als sie die vielen Menschen sah, die alle einen Strauß für sie bereit hielten. Sie strahlte so sehr, dass man von ihrem Anblick regelrecht geblendet war. Nie hätte sie gedacht, dass so viele Menschen helfen würden, ihr ein Gewand zu schneidern, und noch dazu ein so schönes.

Sie nahm die einzelnen Sträuße entgegen, und es schien, als wisse sie genau, was nun zu tun sei, denn sie begann zu singen. Es war ein schönes, ruhig dahin rauschendes, aber auch etwas melancholisches Lied. Es war das Lied des alten Weidenmannes. Die Melodie, die ihn aus dem Winterschlaf weckte. Er war natürlich schon lange wach, doch die Melodie ließ seine zarten Äste weiter wachsen und wie Garn die vielen Sträuße miteinander verweben. Brigit sang eine ganze Weile, bis der Weidenmann alle Sträuße, wie kleine Maschen, aufgenommen hatte und ein wunderschönes Kleid vor ihnen auf dem Waldboden lag.

Niemand hätte gedacht, dass aus diesen einzelnen, kunterbunten Sträußen ein solch prächtiges Gewand würde entstehen können.

Brigit zog es über und sah schöner aus denn je. Die silbernen Kätzchen der Weidenäste funkelten im Sonnenlicht wie kleine Sterne. Die rundlichen grünen Blätter des Buchsbaums zierten sie wie kleine Smaragde. Das dunkle Grün der Fichte verlieh ihrer Erscheinung etwas Feierliches. Die dunklen Wacholderbeeren reihten sich schwarzen Perlen gleich aneinander, und die Haselruten mit ihren zartgrünen Blättern spiegelten die ganze Kraft des Frühlings wider.

„Jetzt fehlt dir nur noch eine Krone“, platzte eine Kinderstimme heraus. Es war das kleine Mädchen mit dem struppig braunen Haar. Nun stand es bewundernd vor der Birkenfee. „Ja, jetzt fehlt mir nur noch eine Krone. Möchtest du mir eine machen? Die Idee mit dem Kleid war ausgesprochen gut. Für die Krone fällt dir bestimmt auch noch etwas ein.“ Keiner der Anwesenden hatte gewusst, dass die Idee für das Kleid von dem Mädchen stammte. Und so starrten sie abwechseln vom Mädchen zum Kleid und zum Dorfältesten. Die Kleine, der die vielen Blicke unangenehm waren, drängte zum Bären, um sich bei ihm zu verstecken – ihr Haar und sein Fell waren sich wirklich sehr ähnlich. „Habt ihr etwa geglaubt“, sprach der Älteste, „dass so eine lustige und ungewöhnliche Idee von einem eurer Tattergreise stammt? Und steht nicht da wie angewurzelt. Brigit und Bär haben sicherlich zu tun, und wir können auch schon mal mit den Vorbereitungen für das Fest beginnen."

In der folgenden Woche waren alle eifrig mit den vielfältigsten Arbeiten beschäftigt. Die Männer bauten Bänke und Tische und sammelten Feuerholz, denn es sollte ein großes Feuer die ganze Nacht hindurch brennen. Die Frauen sammelten Wurzeln und Frühlingskräuter und bereiteten daraus feine Speisen vor. Die Kinder waren für die Dekoration des Festplatzes verantwortlich. Aus den Samenknäulen der Waldrebe, die seit dem letzten Herbst noch an den langen Ranken hingen, machten sie Girlanden. Sie pflückten Narzissen, Scharbockskraut, Veilchen und all die anderen Frühlingsboten, verzierten die Bäume mit Ruten von Birken und Weiden und schmückten die Bäume mit bunten Bändern. Alle waren vergnügt und erfüllt vom fröhlichen Schaffen. Das kleine Mädchen mit dem struppig braunen Haar hingegen war noch mit der Krone für Brigit beschäftigt – eine zündende Idee war ihr bisher noch nicht gekommen.

So wanderte sie in Gedanken versunken im Wald umher und gelangte, ohne es zu merken, in einen kleinen Birkenwald. Es waren noch recht junge Birken, deren hängende Äste sich recht bald in der bärengleichen Mähne des Mädchens verfingen. Sie war aus dem Grübeln aufgeschreckt und sich noch gar nicht recht bewusst, wo sie eigentlich war. Denn ganz automatisch machte sie eine trotzige Handbewegung, als wolle sie jemanden fortdrücken, und rief: „Ich mag die Bürst nicht." Doch dann bemerkte sie, dass nicht ihre Mutter mit der Bürste an dem struppigen Pelz gezogen hatte, sondern einige Äste, die sich darin verheddert hatten. Dann lachte sie und konnte kaum mehr aufhören. „Als ob meine Mama so weit hinter mir herlaufen würde. Der arme große Bär wird von der Brigit bestimmt auch mit der Bürste gequält. Die sollte ihren Birkenbäumen lieber mal sagen, dass sie ihre Äste nicht so hängen lassen sollen. Aber was soll's, ein paar Äste im Haar sind ja nicht so schlimm, sieht bestimmt sogar ganz schön aus." Und mit einem Mal fiel der Groschen. „Meine Güte. Wieso bin ich denn nicht früher drauf gekommen. Viel schöner als Gold und viel schöner als Silber sind die Äste der Birke."

Das Mädchen machte sich sofort daran, eine Krone zu flechten, die schönste Krone der Welt. Die schönste Krone für Brigit, aus den Ästen ihres Baumes.

Als sie fertig war und ihr Werk ausgiebig bewundert hatte, empfand sie es auf einmal als ungerecht, dass nur Brigit eine Krone tragen sollte, denn immerhin feierte man ja das Fest für beide, also auch für den Bären. Außerdem fühlte sie sich dem Bären sehr verbunden, fast seelenverwand, denn er mochte Honig mindestens so gerne wie sie, wurde, wie sie, bestimmt auch immer mit der Bürste geärgert, hatte, wie sie, eine eher kräftige Figur und war obendrein bestimmt ein gemütlicher Geselle. Also musste noch eine Krone her. Diesmal gab es kein langes Grübeln: „Der Bär bekommt eine Buchskrone." Gesagt, getan.

Am Festtag leuchtete der Vollmond bereits am Nachmittagshimmel. Gegen Abend kamen Brigit und ihr Gefährte, der Bär, ins Dorf. In ihrem wunderschönen Festtagskleid sah sie noch bezaubernder aus als sonst. Auf dem dunkelroten langen Haar trug sie die kleine hübsche Birkenkrone. Der Bär, mit halbwegs gebürstetem Fell und einer prächtigen Krone aus Buchsbaum auf dem Haupt, schritt neben ihr her. Alle staunten, und alle freuten sich. Es wurde ein wunderbares

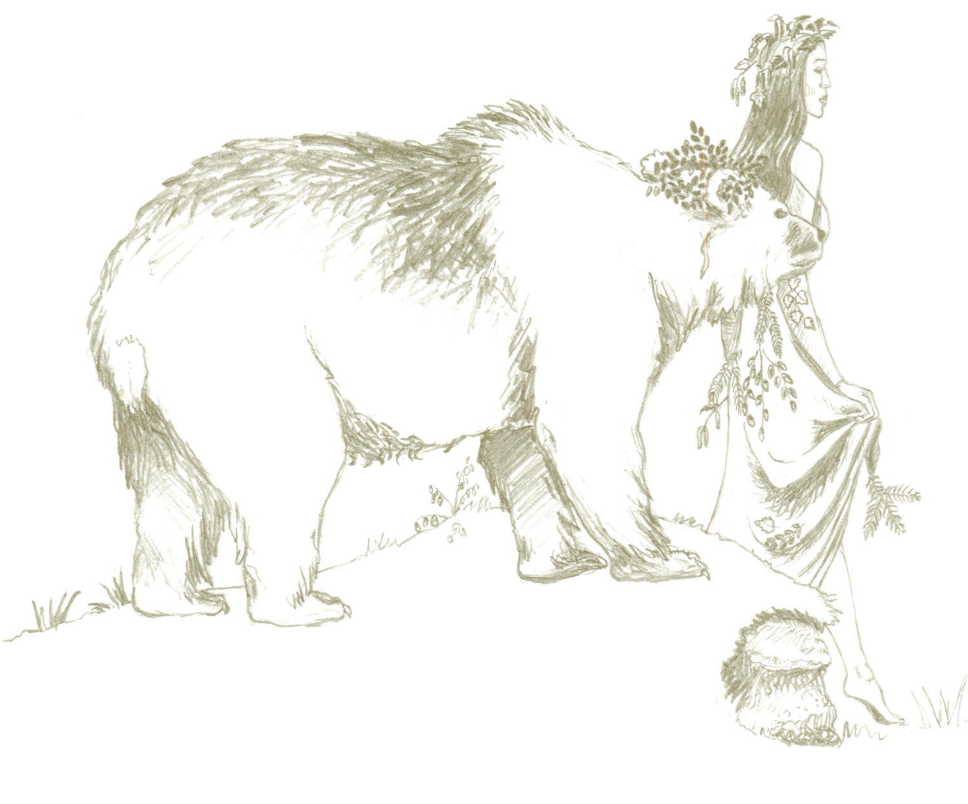

Fest. Das kleine Mädchen durfte sogar zwischen dem Bären und der Brigit auf den Ehrenplätzen sitzen. Es wurde getanzt, gelacht und gegessen, der Bär bekam einen extragroßen Honigtopf. Tiere versammelten sich um die Feiernden, denn auch sie wollten ihre Dankbarkeit bekunden. Und wären die Glühwürmchen schon da, so hätten sie sich mit ihren wirbelnden Lichtern dem tapsigen Tanz des Bären mit seiner jugendlichen Birkenfee und dem fröhlichen Reigen der Menschen angeschlossen, dass es nur so eine Freude gewesen wäre.

Als der Morgen graute und das große Feuer langsam erlosch, erhoben sich die Frühlingsgötter, und die Birkenfee sprach:

„Seit uralten Zeiten ist es unsere Aufgabe, die Natur im Frühling zu wecken. Diese Aufgabe ist viel älter als Menschengedenken, sogar älter als die Menschheit selbst. Mit eurer Dankbarkeit und dem wunderschönen Festgewand habt ihr uns so reich beschenkt, ja sogar gekrönt habt ihr uns. Nun sollt ihr die Beschenkten sein. Segen und Schutz für eure Familien und euer Hab und Gut möchten wir euch geben. Nehmt als Symbol für diesen Segen die vielen kleinen Sträuße, die ihr für mich gesammelt habt, und bewahrt sie auf.

Nehmt die Weide mit ihren Kätzchen als Symbol für die Unschuld der Kinder, nehmt die immergrüne Fichte als Erinnerung an den ewigen Kreislauf der Natur. Wenn euch der Winter zu lang erscheint, wird sie euch Hoffnung und Trost schenken. Nehmt den wehrhaften Wacholder zum Schutz für Hof und Haus. Nehmt die Hasel für die Fruchtbarkeit eurer Felder und der Tiere. Und nehmt die Birke und den Buchs aus unseren Kronen als Erinnerung an die Birkenfee Brigit und ihren Gefährten den Bären."

So kam es, dass jede Familie einen gesegneten Buschen erhielt, den sie in ihren Häusern fortan an einem besonderen Ehrenplatz aufbewahrten. Es waren die Buschen, die sie selber gesammelt hatten und die zu einem Festtagsgewand geflochten wurden.

„Im nächsten Jahr", so beschlossen die Menschen „wollen wir wieder ein Fest feiern, wieder am Vollmond nach der Tagundnachtgleiche, und wieder wollen wir den Stoff für Brigits Festgewand in der Natur sammeln."

Und so geschah es auch in den vielen Jahren, die folgen sollten, bis zum heutigen Tag. Das Fest und die Buschen haben zwar eine andere Bedeutung erhalten, doch genauso wie damals binden die Menschen auch heute noch eine Woche vor dem Osterfest am Palmsonntag ihre Palmbuschen und lassen sie segnen.

Die Kunde vom Palmbuschen

Wie so viele alte heidnische Pflanzenbräuche wurde auch der Palmbuschen von der katholischen Kirche übernommen. Da ich evangelisch aufgewachsen bin, blieb mir dieser schöne Brauch sehr lange unbekannt. Ich stieß erst darauf, als ich mich mit Mitte zwanzig immer intensiver mit der Pflanzenvolkskunde beschäftigte. Seitdem binde ich mir jedes Jahr meinen Buschen und hänge ihn an die Haustür, bis er von einem immergrünen Winterstrauß abgelöst wird.

Volkskunde

Der Palmbuschen ist ein Brauch, der vor allem in Süddeutschland auch heute noch recht verbreitet ist. In anderen Regionen ist er bereits vergessen.

Ursprung und Handhabe

Im 7. Jahrhundert wurde der Palmbuschen erstmals schriftlich erwähnt. Mit Sicherheit ist dieser Brauch aber weitaus älter. Er trägt die Handschrift eines typischen heidnischen Fruchtbarkeitsrituals zur Erweckung der Natur und zur Förderung der Fruchtbarkeit. Je nach Region wurden dazu unterschiedliche Pflanzen verwendet. Dennoch lässt sich ein gewisses Muster erkennen. Es sind immer Frühblüher dabei, wie Weide oder Hasel (seltener die Pappel), immergrüne Laub- und Nadelbäume, wie Buchs, Stechpalme, Tanne, Fichte und oft auch Eichenäste, die noch vorjähriges Laub tragen. Häufig dient ein Kreuz aus Holunderholz als Gerüst für die verwendeten Pflanzen, das dann an einen langen Haselnussstecken gebunden wird. Man trägt die Stecken, begleitet von Liedern, zur Kirche, wo sie geweiht werden. Früher mussten die Nachbarn am Hof den Palm mit dem lebensspendenden Wasser besprenkeln und die Frauen des Hauses über ihn hinwegsteigen, während er auf der Schwelle lag. Ins Haus kam er meist erst nach der Osternacht oder wenn es einmal über ihm gedonnert hatte. Hier schimmert der heidnische Ursprung besonders stark durch. Der Gott Donar/Thor schenkte dem Land mit seinen sommerlichen, von Donner begleiteten Regengüssen Fruchtbarkeit. Im Haus erhielt der Buschen dann meist den Ehrenplatz im Herrgottswinkel.

Schutz und Segen

Zum Schutz vor Hexen und Geistern steckte man ihn mancherorts auf die Gräber oder schnitzte aus seinem Holz Drudenfüße. Für den Senner, der den Sommer auf der Alm verbrachte, gehörte der Palm mit ins Gepäck. Während der Kreuzviertelnächte (Samhain, Imbole, Beltane, Lugnasad) und der Raunächte, wenn die Grenzen zwischen den Welten sehr dünn sind, gab es spezielle Rituale, um den Schutz durch den Palm heraufzubeschwören. Wenn man Teile von ihm ins Herdfeuer warf, sollte er Blitze und Unwetter fernhalten. Wurde ein Haus neu gebaut, platzierte man in alle vier Ecken und unter die Schwelle ein Stück des Palms.

Die Liste seiner magischen Wirkungen ist lang und reicht bis hin zur Unverwundbarkeit.

„Drei Kätzchen"

Viele Palmbuschen-Rituale, vor allem in der Tierhaltung, sind mit der Zahl 3 verknüpft. Eine Zahl, die in allen indoeuropäischen Kulturen eine sakrale Bedeutung hat. Sie wird mit Jugend (Anfang), Reife (Mitte), Alter (Ende) assoziiert und tritt oft als „dreigesichtige Göttin" in Erscheinung. Die Griechen haben Hekate und ihre zwei Schwestern, die Germanen haben ihre drei Nornen, die Schicksalsgöttinnen Urd, Verdandi und Skuld. Die Kelten, bei denen die Zahl 3 extrem häufig in der Ornamentik vorkommt, haben die drei Matres, bei den Inselkelten sind es Brigit, Macha und Morrigan. Weitere göttliche „Dreiheiten" findet man in Ägypten mit Isis, Osiris und Horus, im Hinduismus (Brahma, Vishnu, Shiva) oder im Christentum mit Gott, Christus und dem Heiligen Geist. Auch im „dreifachen Tod" auf dem Weg zur Initiation von Schamanen/Druiden sowie in Heldenmythen und Märchen tritt diese Zahl immer wieder auf, entweder als Zahl der zu überwindenden Aufgaben oder aber der Hilfsmittel. Die drei Nüsse für Aschenputtel sind selbst in unserer entzauberten Welt noch fast jedem bekannt. Weiterführend ist auch die Zahl 9 als 3 × 3 von großer Bedeutung, zum Beispiel im Neunkräuterbuschen (siehe Seite 170), als neunerlei Hölzer (siehe Seite 116) oder dem „Neunkräutersegen" (siehe Seite 151).

Zurück zum Palm: Drei Kätzchen vom Palm im Hühnerstall schützen vor dem Fuchs; im Gelege der Bruthenne sorgen sie für viele Eier und in der Raufe der Kuh fördern sie die Milchproduktion.

Fruchtbarkeit und Gesundheit

Die Fruchtbarkeit der Felder förderte man, indem man den Palm um die Felder steckte oder mit ins Saatgetreide gab. Vorbeugend gegen viele Krankheiten von Halsweh über Fieber und Rheuma bis zum Schlaganfall schützten drei (!) Weidenkätzchen. Diese mussten mit klarem Geist und reinem Körper geschluckt werden, also nüchtern, vor Sonnenaufgang und unbeschrien, das heißt ohne Ansprache durch eine Person.

Das Thema Palmbuschen samt der verwendeten Pflanzen könnte allein ein ganzes Buch füllen. Um den Rahmen nicht zu sprengen, habe ich mich schweren Herzens entschieden, Ihnen die Tür zur Schatzkammer der Heil- und Volkskunde nur einen kleinen Spaltbreit zu öffnen.
Der Weide, dem wohl wichtigsten Element im Palm, ist zumindest ein eigenes Porträt gewidmet. Von den Weiden verwendete man fast ausschließlich die Salweide, die häufig auch auf Rohböden und damit nicht nur im Uferbereich vorkommt und deren Blätter nicht, wie unter Weiden üblich, lanzettlich, sondern eher eiförmig sind.

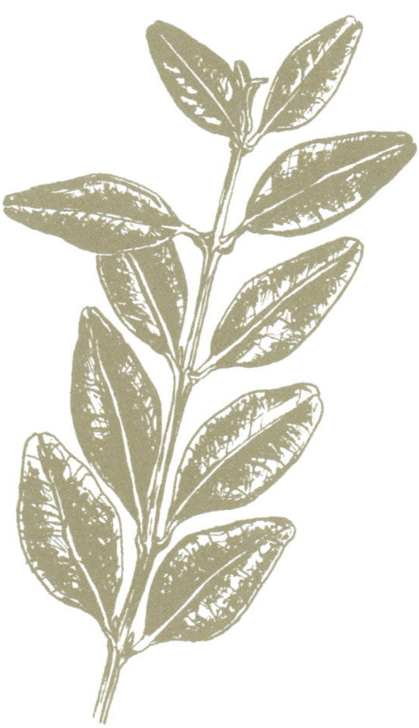

Buchsbaum – der Bär

Der Buchs schirmt vor radiästhetischen Strömungen ab. Auch wenn solche in der Vergangenheit nicht gemessen werden konnten, war es doch Brauch, ihn vor den Eingangsbereich der Bauernhöfe zu pflanzen, denn er hielt den Teufel fern. Dieser musste, bevor er ins Haus kam, zuerst alle Buchsblätter zählen, und das schaffte er nie vor dem ersten Morgengrauen.

Der Buchs ist **giftig** und sollte daher von Laien **nur äußerlich** verwendet werden. Früher nahm man ihn sehr erfolgreich bei Wechselfieber ein. Heute hingegen forscht man zu einem seiner Wirkstoffe, einem krebswidrigen Steroidalkaloid.

Um ein so weiches, dichtes Fell wie der Bär zu bekommen, gänzlich ohne Schuppen, können Sie sich folgendes **Haarwasser nach Kräuterpfarrer Weidinger** herstellen:

- 35 g Buchszweigspitzen
- 35 g Brennnesselwurzeln
- 1,5 Liter Obstbrand

Alle Zutaten mischen und für 14 Tage am Fenster ziehen lassen. Zur Verwendung 3 EL Haarwasser mit 3 EL lauwarmem Wasser mischen und gut in Kopfhaut und Haare einmassieren.

Ein **Fußbad** aus Buchs wirkt schweißtreibend und fiebersenkend. Dazu stellen Sie einen Dekokt aus 1 Handvoll Triebspitzen oder Blättern auf 1 Liter Wasser her. Badedauer etwa 10 Minuten.

Die **Teekompresse** (siehe Grundrezepte Seite 10) lindert Gicht- und Rheumaschmerzen und mildert Hautausschläge: 2–3 TL Blätter und Triebspitzen auf 0,125 Liter Wasser.

Haselnuss – Fruchtbarkeit

Wie schon im Weidenporträt erwähnt, existiert auch zur Hasel unglaublich viel Brauchtum. Sie hat ebenfalls ein sehr starkes, vitales Ausschlagvermögen, ist ein Frühblüher und war eine wichtige Nahrungsquelle für den Winter. Diese Eigenschaften machten sie zu einem Symbol für Fruchtbarkeit und Wiederkehr. Man fand sie häufig als Beigabe in Steinzeitgräbern. Auch in Mythen und Märchen spielt sie eine zentrale Rolle.

Bereits 20 Haselnüsse stellen für einen Erwachsenen eine vollständige Mahlzeit dar und senken dabei sogar den LDL-Cholesterinspiegel. Sie vitalisieren, stärken die Nerven und helfen gegen Sodbrennen. Gemahlene Nüsse, mit Honig vermischt, wurden bereits von Dioskurides gegen Husten verwendet.

Der **Tee** aus den Kätzchen steigert den Blutdruck und wirkt fiebersenkend und schweißtreibend: Infus aus 1–2 EL auf ½ Liter Wasser, im Akutzustand 2- bis 3-mal täglich.

Äußerlich wird der Tee in Form von **Kompressen** (siehe Grundrezepte Seite 10) für Hauterkrankungen, Wunden und begleitend bei Krampfadern und Venenentzündungen verwendet. Man stellt ihn aus der Rinde von 1- bis 2-jährigen Ästen oder aus Blättern her: Dekokt

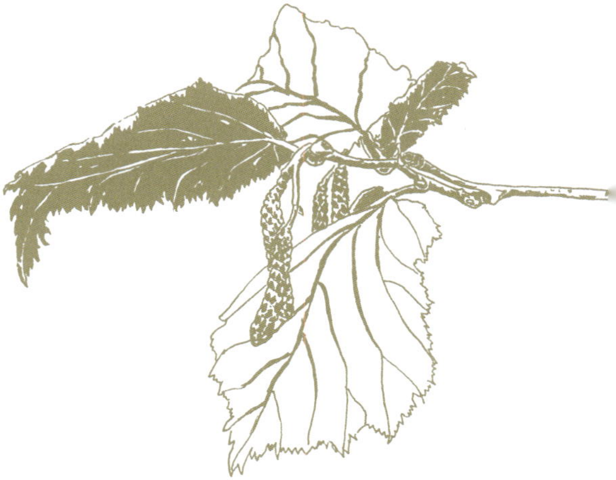

aus: 1–2 EL auf ¼ Liter Wasser. Wenn Sie die Kompressen über einen längeren Zeitraum anwenden, sollten Sie ihre Haut regelmäßig rückfetten.

Bei der **Gemmotherapie**, einer recht jungen Wissenschaft, werden die Knospen von diversen Gehölzen auf besondere Weise verarbeitet. Knospen enthalten Pflanzenhormone, Aminosäuren, Mineralien und Vitamine. Das Haselknospenpräparat wird vor allem für eine erhöhte Sauerstoffaufnahme sowie bei chronischer Entzündung der Lunge, chronischen Halsschmerzen, Gefäßerkrankungen und Ohrenschmerzen eingesetzt.

Wacholder – Schutz für Haus und Hof

Der Wacholder kommt auf der gesamten Nordhalbkugel vor und wird überall in ähnlicher Weise für Heilkunde und Rituale genutzt. Man verwendete ihn zu sakralen oder Opferräucherungen und als Geisterbanner. In der Toskana erzählt man sich von ihm die gleiche Geschichte zum Teufelbannen, wie wir sie vom Buchs kennen. Er war und ist Bestandteil der neunerlei Hölzer, die man während der Raunächte anzündete. Der Wacholder stand dabei für den Schutz von Haus und Hof, wohingegen andere Hölzer Fruchtbarkeit, Stärke, Licht und Leben symbolisierten. Die Raunächte bezeichnen in der Regel den Zeitraum zwischen Weihnachten und Heilige Drei Könige (in manchen Regionen beginnen sie bereits zu Lucia am 13. Dezember). Diese Zeitspanne von 12 Nächten und 11 Tagen unterscheidet das Mondjahr vom Sonnenjahr und war seit jeher eine magische Zeit, in der die Grenzen zwischen den Welten sehr dünn waren. Sie war voller Rituale und Tabus und stärkte die Fähigkeit, in die Zukunft zu blicken.

Die stark keimtötende Wirkung des Wacholderrauchs machten sich während der Pestzeiten Ärzte und Dörfler zunutze. Der Rauch der Nadeln (siehe Seite 216) wirkt außerdem klärend, beruhigend und konzentrationsfördernd. Er reinigt die Aura, gibt Sicherheit, stärkt die Sensibilität und unterstützt bei Übergangsriten.

Eine **Tinktur** aus Beeren und Nadeln lindert Rücken-, Gicht- und Rheumaschmerzen. Dazu ein Glas ¾ hoch mit Beeren und Nadeln füllen, mit 70%igem Alkohol aufgießen und mindestens 4 Wochen an einem warmen Ort ziehen lassen (siehe auch Grundrezepte Seite 9). Die fertige Tinktur lässt sich leicht verdünnt bei Bedarf anwenden.

Der **Tee** kommt bei Grippe und Atemwegserkrankungen zum Einsatz. Er wirkt entspannend auf die glatte Muskulatur, stärkt die Nerven, regt den Stoffwechsel an, durchspült Niere und Blase (durch vermehrte Nierendurchblutung) und fördert die Verdauung: Infus aus 1–2 TL gestoßenen Beeren auf ½ Liter Wasser – 2 Tassen täglich, aber nicht länger als 3 Wochen am Stück.

In der **Gemmotherapie** nutzt man den Wacholder zusätzlich zu den angegebenen Indikationen noch bei Durchfall nach Antibiotikagabe, bei übermäßigem Süßigkeitenhunger mit entsprechenden Folgen sowie zur Stärkung des Gesamtorganismus.

Fichte – bewahrt die Lebenskraft im Winter

Die Fichte ist, wie wir aus der Geschichte wissen, gemeinsam mit ihren Nadelbaumschwestern während des Winters die Bewahrerin der grünen Lebenskraft. Heute fügen wir ihr großes Unrecht zu. Wer an Fichten denkt, hat meist das Bild eines leblosen „Steckerlwaldes" im Kopf. Dabei kann sie so mächtig und schön sein, lässt man sie wachsen, wo und wie sie will. Die einzige Ehrung, die ihr noch zuteil wird, ist der 1. Mai, der auf das keltische Fruchtbarkeitsfest Beltane zurückgeht. Dann thront sie als Maibaum vor allem in Süddeutschland auf dem Kirchplatz, ist geschmückt mit bunten Bändern und häufig gekrönt von einer Birke.

Bei den Gelehrten aller Zeiten wurde sie als Heilmittel hochgeschätzt. Ihre Heilanwendungen ähneln stark denen der Lärche und können übertragen werden. Zusätzlich dazu eignet sich das – leicht zu findende – Harz der Fichte gut als Zugpflaster: direkt auf die betroffene Stelle geben und dort für einen Tag belassen.

Ein **Tee** aus den Nadeln steigert die Abwehrkräfte und hilft bei Erkältungskrankheiten sowie bei Gallensteinen: Infus aus 1–2 EL auf ½ Liter Wasser, bei Bedarf 3–4 Tassen täglich.

Bei der Ernte der jungen Nadeln müssen Sie genau darauf achten, nicht den Endtrieb eines Astes zu pflücken. Ansonsten wird der Baum maßgeblich in seinem Wuchs gestört!

In einem **Kräuterkissen** (siehe Seite 138) beruhigen die Nadeln die Nerven und fördern den Schlaf.

Auf glühende Kohle gelegt, heilt das Harz alte innere Wunden, fördert die Konzentration, klärt Geist und Aura und erweitert das Herz. Auf der rein körperlichen Ebene macht es den Brustraum frei und wirkt desinfizierend.

Birke – die Frühlingsgöttin

Seit der Eiszeit bevölkert die Birke die gesamte nördliche Hemisphäre. Die Rinde ist aufgrund ihres hohen Teergehalts wasserabweisend und wurde daher für viele Gebrauchsgegenstände, wie Kleidung, Dachdeckung, Boote und Kochgeschirr, verwendet. Man nutzte die Birke aber auch als Nahrung und Heilmittel.

Sie war der zu erklimmende Weltenbaum, die Achse zwischen Erde und Himmel. Sie verkörpert Brigit, die Frühlingsgöttin, die die Natur mit ihrem lieblichen Gesang erweckt, die mit ihren Ruten erquickt und mit Blättern, Knospen und Saft unsere Gesundheit erhält.

Hildegard von Bingen empfahl erwärmte Birkenkätzchen bei Schwellungen. Auch einige Stämme der Indianer Nordamerikas nutzten die Birke in ähnlicher Weise. Sie kochten die Rinde weich und gaben den Brei auf Schwellungen und Wunden. Außerdem räucherten sie mit Holz und Rinde, Anwendungen, die bei uns in Vergessenheit geraten sind. Man verglimmte die Rinde zur Desinfizierung in den Quarantänehütten und dünne Holzscheiben zur Vorbeugung von Atemwegserkrankungen.

Bei uns verwendete man hauptsächlich den **Absud der Blätter** und den Birkensaft. Beide sind nierenanregend, heilen hartnäckige

Harnwegsentzündungen, schwemmen Nierensteine und Wassereinlagerungen aus und helfen bei Gicht, Rheuma und diversen Hautkrankheiten. Außerdem fördern sie den Gallenfluss und senken den Cholesterinspiegel: Infus aus 2 EL Birkenblättern auf ½ Liter Wasser, 2- bis 3-mal täglich 1 Tasse.

Um den **Birkensaft** zu zapfen, reicht es, einen 2–3 cm starken Ast abzusägen und an dem Stummel einen Gefrierbeutel zu befestigen. Zum richtigen Zeitpunkt, am besten bei zunehmendem Märzmond, können auf diese Weise täglich 2–4 Liter Birkensaft gezapft werden. Der Ertrag schwindet mit der Zeit, und nach spätestes einer Woche ist die Quelle versiegt. Im Sommer sollte der verbliebene Aststummel auf den nächstgrößeren Ast zurückgeschnitten werden, damit der Baum die Wunde überwalmen kann und kein eventuell faulendes Totholz zurückbleibt.

Auch äußerlich im **Bad** oder als **Kompresse** helfen die Blätter bei Rheuma, Ausschlägen, Wunden und Fußschweiß. Für ein Vollbad stellen Sie einen Infus aus 4–5 Handvoll Birkenblättern auf 2 Liter Wasser her und fügen ihn dem Bad hinzu.

Für eine **Kompresse** verwenden Sie einen Infus aus 2–3 EL Blättern auf ½ Liter Wasser. Beide Anwendungen können bis zum Abheilen der Beschwerden oder des Akutzustands durchgeführt werden.

In der **Gemmotherapie** wird die Birke zusätzlich bei Gelenkentzündungen und -schmerzen, beim Prämenstruellen Syndrom sowie bei Prostatabeschwerden eingesetzt. Das Gemmomittel fördert das Knochenwachstum und mildert die Wachstumsschmerzen, gleicht den Wasserhaushalt aus und wirkt entzündungshemmend auf die Leber.

Dieser wunderbare Baum schenkt uns so viel Gesundheit, und wie Studien kürzlich herausgefunden haben, ist er sogar ein sehr wirksames Mittel bei Krebs, insbesondere bei Hautkrebs.

Webmuster

Nun wissen wir, wie überaus heilkräftig der Palmbuschen ist – ein Kleid für die Schönheit der Brigit und ein Kleid für die Gesundheit der Menschen. Und alles ersonnen von einem kleinen Mädchen, so jung und frei im Geist wie der Frühling.

Das Lied des Kuckucks – eine Engelwurzgeschichte

In einer Zeit vor unserer Zeit gab es einmal ein Königreich. Es war ein sehr schönes Land mit wundervollen Sonnenuntergängen in sanften Tönen von gelb, orange, rosa und blau. Dort, wo die Sonne den Tag begrüßt, schlängelten sich liebliche Hügelketten am Horizont entlang. Im Frühling waren sie voller bunter Blumen, und im Herbst fingen Grashalme die fliegenden und funkelnden Spinnweben auf. Zur anderen Seite lagen die Heide und das Moor, wild und schön. Das südliche Ende der Heide war von Kiefern gesäumt, zwischen denen der Wind kleine weiße Sanddünen hin und her wandern ließ. Gelber Ginster, saurer Sanddorn, weiches Wollgras und störrisches Kraut gesellten sich dazu. Im Norden des Königreichs erhob sich ein großer Wald. Bis auf sein Innerstes, wo geheimnisvolle, alte Bäume wuchsen, glich der Wald in seiner Lieblichkeit dem übrigen Königreich. Es entsprangen auch viele Flüsse aus seiner Mitte. Manche von ihnen schlängelten sich langsam und gemächlich durchs Land, andere wild und abenteuerlich.

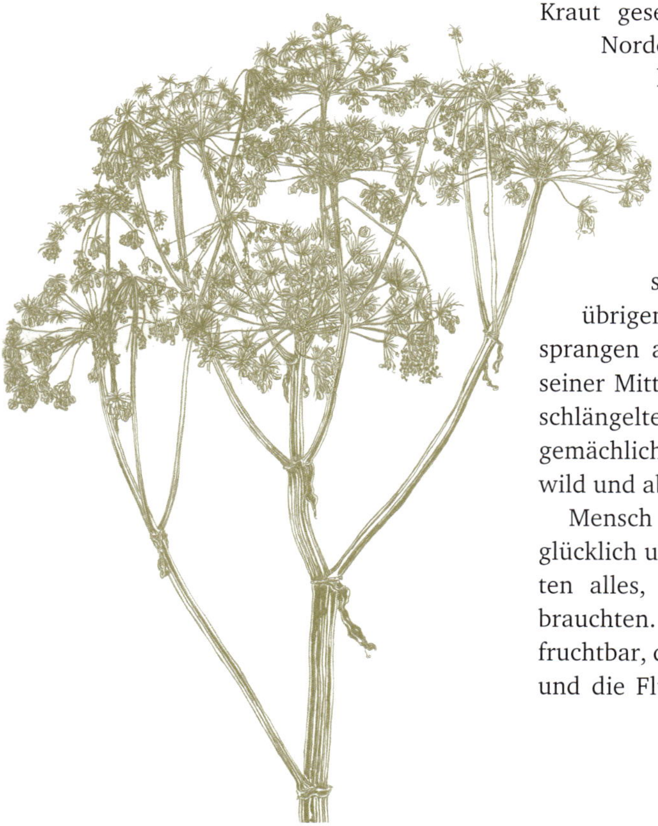

Mensch und Tier lebten hier glücklich und zufrieden. Sie hatten alles, was sie zum Leben brauchten. Die Felder waren fruchtbar, das Gras wuchs üppig, und die Flüsse waren voller Fische. Es gab niemanden, der Hunger leiden musste. Auch wuchs viel Heilkraut in diesem Land, und es gab viel Wissen darum, wie man es verwendete. So kam es, dass kaum ein Mensch für längere Zeit krank sein musste. Über alldem regierte ein gütiger und weiser König. Seine Tochter, die Prinzessin, war ein strahlendes und fröhliches Mädchen. Manche Leute munkelten, dem Land und seinen Untertanen fehle es an nichts, weil ihre Prinzessin eine kleine menschgewordene Sonne sei. Wer sie sah, teilte schnell diese Meinung, denn sie hatte wildes blondes Haar, lustige Augen, und ihr schöner, großer Mund lachte und freute sich oft.

Doch dann, eines Tages, verdunkelte sich die Sonne im Königreich. Die Prinzessin war über Nacht krank geworden. Sie hatte kein Fieber und auch keine Schmerzen, doch litt sie plötzlich unter heftiger Trübsal. Ob es Träume waren, an die sie sich morgens nicht mehr erinnerte, oder düstere Gedanken tief in ihrem Inneren, konnte niemand sagen, denn auf jede Frage gab sie nur noch die eine Antwort: „Ich weiß es nicht."

Es wurden die weisesten Gelehrten aus dem ganzen Königreich und den umliegenden Reichen gerufen. Man untersuchte, ob ihr etwas über die Leber gelaufen, etwas an die Nieren gegangen sei, ob ihr Herz noch heil oder vielleicht gebrochen war. Aber man fand keine Antwort, die Gelehrten waren ratlos.

Die Trübsal der Prinzessin ergriff mit kalter Hand auch die Herzen des Königs und der Königin, vergiftete das ganze Schloss und breitete sich schließlich wie ein dunkler Schatten über das ganze Land aus. Mensch und Tier waren davon befallen, und sogar die Sonnenuntergänge schienen mit einem Mal betrübt. Sie verbargen sich hinter Wolken und waren fahl und grau, keine sanften Töne mehr von gelb, orange, rosa und blau.

Zu dieser Zeit lebte im Königreich auch ein junger Hirte. Er wanderte mit seinen Ziegen durch die grünen Hügel, entlang der plätschernden Flüsse und durch die lieblichen Wälder. Er besaß nicht viel, seine Herde war überschaubar, doch er war sehr glücklich und zufrieden. Er liebte sein Leben, so wie es war. Und er liebte auch seine kleine Flöte, auf der er zauberhafte Melodien spielen konnte. Sie waren wahrlich zauberhaft, denn kaum hatte er begonnen, seinen Ziegen ein Lied vorzuspielen, gesellten sich auch andere Tiere hinzu: Vögel des Waldes, Hasen vom Feld, manches Mal auch ein Reh, und an Flüssen versammelten sich sogar die Fische in Ufernähe, und es schien, als würden sie alle seinem Spiel lauschen. Ab und zu kam es ihm vor, als könne er über sein Flötenspiel mit den Tieren und Pflanzen reden. Wenn sich ein Vogel zu ihm gesellte und er ein Lied über sein schönes Gefieder spielte, dann plusterte sich dieser auf; ein Lied über die glänzenden Schuppen der Fische ließ sie aus dem Wasser in die Luft springen; ein Dankeslied über den wohltuenden Schatten der Bäume wurde durch sanftes Blätterrauschen erwidert. All dies geschah, wenn der Hirte seine Flöte an die Lippen setzte.

Der Hirte zog oft tagelang, nein wochenlang durch die Natur, ohne zu einem Dorf oder einer kleinen Siedlung zu kommen. So erfuhr er erst recht spät, dass die Prinzessin unter einer mysteriösen Krankheit litt. Sicherlich, ihm waren die wolkenverhangenen Sonnenuntergänge aufgefallen, doch hatte er sich keinen Reim darauf gemacht. Als er aber dann mit seinen Ziegen in ein Dorf kam, spürte er mit einem Mal die Last der Schwermut auf dem Land liegen, sie war fast körperlich. Mit dieser Last in seinem Herzen wollte er nicht lange in Gesellschaft anderer Menschen sein und zog schnell weiter. Umgeben von der Natur ging es ihm dann auch bald wieder besser. Die grünen Bäume, die blauen Bäche und seine bunt gescheckten Ziegen ließen ihn die Schwermut vergessen. Doch es blieb ein Rest Traurigkeit zurück und erfüllte ihn mit Mitleid und Sorge um die Prinzessin, die kleine, menschgewordene Sonne, wie sie so oft genannt wurde. Den Liedern, die er in den folgenden Tagen spielte, fehlte die sonst so fröhliche Leichtigkeit, und die Tiere, die lauschten, machten keine Freudensprünge mehr, sondern teilten das Leid und die Sorge, von denen die Lieder sprachen.

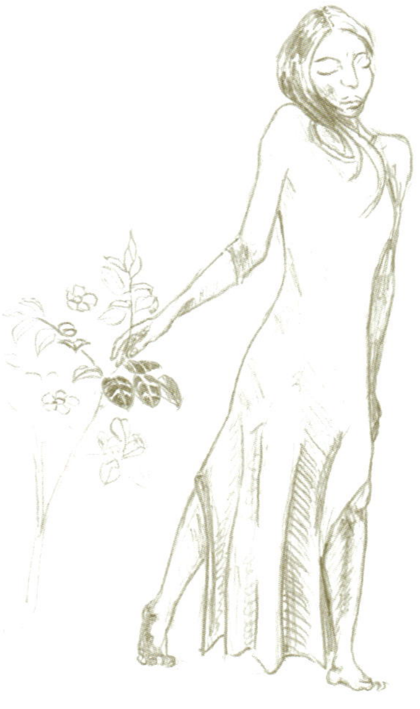

So vergingen drei Tage, bis sich auf einmal ein Kuckuck in das traurige Spiel der Flöte einmischte. Er sang einfach etwas ganz anderes, ein Lied, das überhaupt nicht zu der traurigen Melodie passte. Es war kurz, und er wiederholte es immer wieder. Der Hirte hatte den Eindruck, das aufgeweckte Kerlchen wolle ihm damit etwas sagen. Doch wie sollte er ihn verstehen? Bisher hatte das nur in der anderen Richtung funktio-

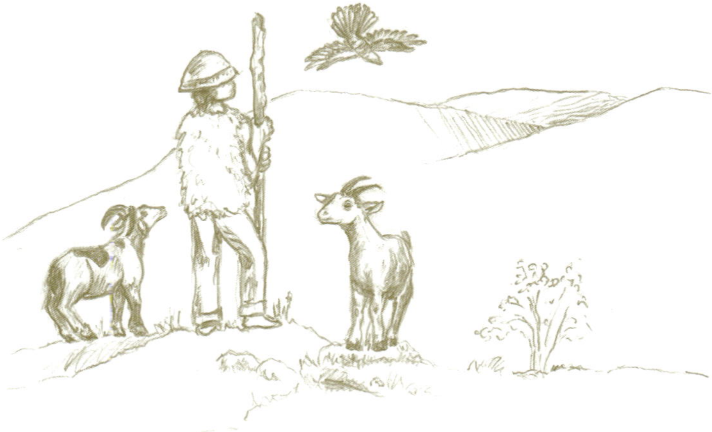

niert. Aber der Vogel wurde nicht müde, seinen Gesang zu wiederholen. Schließlich machte er einen Satz, pickte auf die Flöte ein, und der Hirte begann langsam zu verstehen. Er setzte die Flöte an die Lippen, und es dauerte nicht lange, bis er die Tonfolge gefunden hatte. Als er das kurze Lied des Kuckucks schließlich nachspielte, kam ihm bei jedem Ton ein Wort in den Sinn. Zunächst ein wenig undeutlich, doch dann, beim dritten Mal, ganz klar:

„Folge mir zur Grünen Sonne,
sie schenkt den Herzen große Wonne."

Die Worte hallten in seinem Kopf lange hin und her, von einem Ohr zum anderen. Er war sprachlos und überwältigt von der Zauberkraft seiner Flöte. Indes warf ihm der Kuckuck ungeduldige Blicke zu, als wolle er sagen: „Nun komm schon, folg mir!"

Es ging tief in den Wald hinein. Oft musste der Vogel warten. Er konnte dichtes Gebüsch leicht überfliegen, doch der Hirte musste sich mühevoll hindurchkämpfen. Das Alter und die Größe der Bäume nahmen mit jedem Schritt, der sie tiefer in den Wald führte, zu – ebenso die Aura von verborgenen Geheimnissen. Sie mussten jetzt das verwunschene Herz des Waldes erreicht haben. Doch hier standen nicht etwa uralte Baumriesen. Der Wald begann sich vielmehr zu lichten und gab schließlich eine Senke frei. Sie wirkte wie ein großer See, zumal sich einiger Dunst in ihr gesammelt hatte.

Der Kuckuck flog geradewegs in die Senke hinein und trällerte noch einmal sein Lied: „Folge mir zur Grünen Sonne, sie schenkt den Herzen große Wonne." Dem Hirten war es mulmig ums Herz. Er ver-

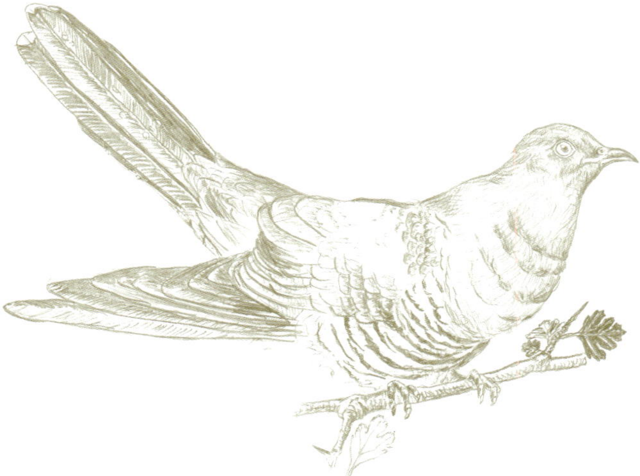

mutete einen Sumpf in der Mitte der Senke, versteckt im Nebel. Langsam und mit Bedacht tat er Schritt um Schritt, doch zu seiner Verwunderung war der Boden keineswegs morastig und feucht, sondern fest und trocken. Sehen konnte er den Vogel nun nicht mehr, also folgte er der Richtung, die ihm sein Herz wies. Wie lange er durch den geheimnisvollen Nebel gewandert war, wusste er nicht mehr. Waren es Sekunden, Minuten oder Stunden? Schließlich löste sich der Nebel auf und gab eine liebliche, sonnendurchflutete Landschaft preis. Der Kuckuck erwartete ihn bereits: „Komm, es ist nicht mehr weit." Hatte der Hirte gerade das Zwitschern des Vogels einfach so verstanden? Und was war dies für ein unglaublicher Ort?

Eine mit Blumen übersäte Wiese, honigsüß duftend, mit einem kristallklaren Bach, der sich in anmutigen Schleifen einen Weg durch das schöne Land bahnte. Hier und da ein paar kleine Felsen, über die er plätscherte, blühende Büsche, umschwärmt von Bienen und Schmetterlingen, und stolze Bäume, deren Blätterkronen ohne einen spürbaren Wind leise Melodien sangen. Die verzaubernden Träumereien an diesem Ort wollten ihn kaum loslassen, doch er besann sich auf „die Grüne Sonne, die den Herzen schenkt große Wonne". Wegen ihr war er gekommen, sie wollte er finden. Er riss sich los von dem wunderbaren Anblick, hielt Ausschau nach seinem Begleiter und fand ihn auf einem kleinen Weißdornbusch sitzend.

Neben dem Busch wuchs eine fast fünf Ellen hohe Pflanze. Sie war majestätisch, und ihr Wesen strahlte ein liebevolles Licht aus. Sie war ganz und gar grün, grün wie die Hoffnung. Alle Sorgen wichen aus dem Herzen des Hirten, und es wurde erfüllt von Zuversicht und Vertrauen. Sie war wahrhaftig die „Grüne Sonne", denn ihre Blüten waren einzelne weiß-grüne Sonnenstrahlen. Sie liefen zu einer Mitte zusammen und umarmten dabei die ganze Welt. Keine Traurigkeit konnte im Angesicht dieser Pflanze bestehen.

„Wie ich sehe, hat die Grüne Sonne deinem Herzen bereits geschenkt die liebe Wonne!" Der Hirte sah zum Kuckuck auf und nickte. Er wollte gerade seine Flöte aus der Tasche holen, doch der Vogel sprach einfach weiter. „Hier brauchst du die Flöte nicht, ich kann dich auch ohne ihr Spiel verstehen. Du verstehst mich ja auch. Wir sind hier in einem anderen Land und folgen anderen Gesetzen. Wir sind im Land des Belenos und seiner Blütenmaid Belisama. Sie sind das Licht des Sommers. Sie schenken den Menschen Ausgelassenheit und Freude und der Natur Fruchtbarkeit und Wärme. Und ich bin der Kuckuck, ihr Herold. Es betrübt die beiden, wenn die Menschenkinder leiden, deshalb habe ich als ihr Herold den Auftrag bekommen, dich in ihr Land zu führen, hierher, zur Grünen Sonne, einer Medizin gegen die Traurigkeit des Herzens." Bezaubert von dem Land und erfüllt von der Zuversicht der Grünen Sonne, besann sich der junge Hirte, denn als solcher war er der Pflanzenheilkunde mächtig und wusste, wie wichtig es war, auf welche Art und Weise man ein Heilmittel verabreichte. Wie also sah die Medizin nun aus? Blatt, Wurzel oder Blüte? Tee, Brei oder Dampf?

„Wie ich merke, machst du dir schon reichlich Gedanken. Sind es die strahlenden Blüten oder die Hüllblätter, die sich wie eine schützende Hand um die Knospen legen, das Laub oder gar die Wurzel? Sollst du einen Tee bereiten, einen Brei oder gar räuchern. Es ist ganz egal, alle Teile, ob Blüte, Wurzel oder Blatt, und alle Arten der Zubereitung, ob Tee, Brei oder Rauch, alles wirkt seinen heilenden Zauber. Die Wurzel mag für die menschliche Zunge zwar etwas bitter schmecken, besitzt allerdings die meiste Kraft."

„Woher zum Kuckuck wusste dieser Herold, welche Fragen mir am meisten auf der Seele brannten?", dachte sich der Hirte. „Nun gut, jetzt muss ich die Grüne Sonne nur irgendwie in meine Welt bringen." Und wieder schien es, als habe der Kuckuck seine Gedanken gelesen, denn er antwortete prompt: „Du könntest es mit ausgraben versuchen. Belenos hat es dir gestattet, und die Grüne Sonne ist auch damit einverstanden. Das ist sehr wichtig, denn die Pflanzen aus der Anderswelt sind von großen Geistern beseelt. Kein Sterblicher und noch nicht einmal die Götter selbst dürften sie ungestraft ohne ihre Einwilligung an einen anderen Ort bringen. Das ist uraltes Gesetz. Doch die Grüne Sonne möchte mit in deine Welt kommen, um dort das Leid zu lindern, die Traurigen zu trösten und mancherlei Krankheit zu heilen. Ich werde warten, bis du sie ausgegraben hast, dann führe ich dich zurück in deine Welt."

Behutsam grub der Hirte die mächtige Pflanze aus – ganz vorsichtig, damit ja kein Blatt geknickt und keine noch so kleine Wurzel ausgerissen wurde. Er zog sein Hemd aus und knotete die Ärmel zusammen, sodass es einem Sack ähnelte, den füllte er mit Erde und bettete den Wurzelstock darin.

„Ich bin so weit. Und bereit, dieses wunderbare Land wieder zu verlassen. Obschon ich weiß, dass die Zeit drängt, würde ich mir wünschen, noch eine Weile hier zu bleiben."

„In deinen Träumen kannst du uns jederzeit besuchen. Wir freuen uns", sprach eine unbekannte, wohlklingende Stimme aus Richtung der Sonne, die am Himmel strahlte.

„War das Belenos, dein Herr?", fragte der Hirte. Der Kuckuck nickte.

„Du hast ihn gehört, du kannst in deinen Träumen jederzeit hierher zurückkommen. Doch nun zögere nicht länger, nimm die Grüne Sonne und folge mir zurück in deine Welt. Die Prinzessin wartet dort schon auf euch beide."

Dann schwang er sich in die Luft, und der junge Hirte folgte ihm. Er durchschritt das honigsüß duftende bunte Blumenmeer, ging entlang an den anmutigen Schleifen des kristallklaren Bachs, seinen kleinen wasserumspülten Felsen, den bienenumschwärmten Büschen und den zauberischen Bäumen. Ein letztes Mal wandte er sich um, blickte sehnsüch-

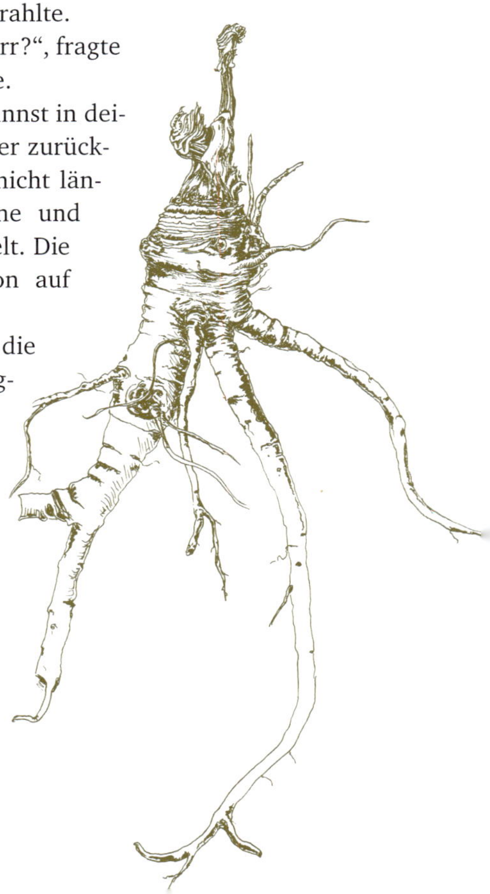

tig über das schöne Land und zur Sonne hinauf, dorthin, wo er Belenos vermutete.

Dann trat er in die Senke ein, betrat das Tor in seine eigene Welt. Und wieder schien der dichte Nebel ihn zu verschlucken und mit ihm sein Gefühl für die Zeit. Waren es Sekunden, Minuten oder Stunden? Doch schritt er ohne Furcht und mit der Grünen Sonne fest in seinen Armen. Dann trat er aus der Senke heraus und stand unversehrt in der Wirklichkeit seiner eigenen Welt. Der Kuckuck wartete schon und führte ihn zurück durch den Wald, durch dichtes Gebüsch und durch die Säulengänge hoher Bäume. Schließlich erreichten sie die Stelle, an der der Hirte seine Ziegen gelassen hatte. Doch wie konnte es sein? Die Sonne hatte sich kaum bewegt, seitdem er aufgebrochen war.

„War ich etwa einen ganzen Tag fort?“, überlegte der Hirte laut. „Andere Welten, andere Regeln“ erklärte der Kuckuck. „Und warum kann ich dich überhaupt noch verstehen?“ „Vielleicht hast du diese Gabe aus der Anderswelt mitgenommen. Wer weiß. Ich kann es dir jedenfalls nicht beantworten, denn ich bin der Herold und kein Gelehrter. Und da ich mein Amt sehr gewissenhaft ausübe, rückt unser Abschied leider näher, denn ich habe noch viel zu tun. Ich muss meine Lieder singen, die vom Sommer künden, damit alle Welt weiß, dass er nun seinen Einzug hält. Lebe wohl, mein Freund, es war mir ein Vergnügen und eine Ehre, dich in die Anderswelt zu führen. Ich bin sicher, wir werden uns einmal wiedersehen.“ Der Kuckuck erhob sich in die Luft und verschwand in den Kronen der Bäume. Sein Lied hallte aber noch lange Zeit durch den Wald.

„So meine lieben Ziegen, treu habt ihr gewartet. In anderen Welten und Zeiten bin ich gewandert. Doch nun bin ich hier und es ist jetzt. Kommt schnell, ich muss diese wunderbare Pflanze ins Schloss bringen. Sie ist die Medizin für unsere Prinzessin.“ Die Ziegen verstanden und folgten den eiligen Schritten ihres Hirten. Mit der Grünen Sonne im Arm durchquerte er Täler und stieg Hügel hinauf. In den kleinen Dörfern, durch die er kam, hauste noch immer Trübsal, doch als die Menschen ihn sahen, blieben sie wie angewurzelt stehen. Ihre traurigen Gesichter begannen wieder zu strahlen und zu lachen. Manche murmelten: „Es ist ein Engel, begleitet von Ziegen. Schaut nur, wie er leuchtet, das ist himmlisches Licht.“ Der Hirte hatte keine Zeit, sich bei den Dörflern aufzuhalten, er musste eilig weiter. Auch verstand er die Bedeutung ihrer Worte nicht, war er doch nur ein Hirte, sogar ein ziemlich arm aussehender. Denn das Hemd, das er einst getragen hatte, war nun zum Schutz um die Wurzel der Pflanze gewickelt. Doch wahrlich, seine Erscheinung glich der eines Engels, denn er trug die Grüne Sonne in seinen Armen, und sie strahlte in einem Licht, das aus einer anderen Welt war.

Vom Licht des Glücks und der Heilung umgeben, erreichte der Hirte bald das Schloss. Keine Wache, kein Gelehrter stellten sich ihm in den Weg, denn sie wussten, dass er das Heilmittel für die Prinzessin und für das ganze Land in seinen Armen hielt.

Der Anblick und der Duft der Grünen Sonne heilte auf wunderbare Weise die Prinzessin von ihrer Trübsal. Das Lächeln kehrte wie die ersten Sonnenstrahlen nach einem Gewitter auf ihr schönes Antlitz zurück. Der Kummer ihrer Seele hatte sich bereits im Körper der Prinzessin ausgebreitet. Sie war abgemagert und von kurzem Atem. Doch fast so schnell, wie die Seele geheilt wurde, brachte der Tee aus Blüten und Wurzeln den Appetit zurück und die Auflagen aus Blatt und Wurzeln die Kraft der Lunge.

Sie wurde schnell gesund und mit ihr das ganze Land. Die traurigen Tage waren nun vorbei, und das Glück hielt wieder Einzug. Die Sonne lachte wieder bis zum Abendrot, dann erstrahlte der Himmel in sanften Tönen von gelb, orange, rosa und blau. Die Grüne Sonne oder Engelwurz, wie man sie bis zum heutigen Tag nennt, wurde an dem schönsten Platz im Schlossgarten gepflanzt. Neben ihr stand ein Weißdornbusch, wenige Meter weiter bahnte sich ein anmutiger kleiner Bach in Schleifen seinen Weg durch den schönen Garten und plätscherte hier und da über ein paar kleine Felsen – ganz so wie im Land des Belenos. Die Grüne Sonne säte sich munter selber aus, sodass sie nach ein paar Jahren vielerorts im Lande zu finden war.

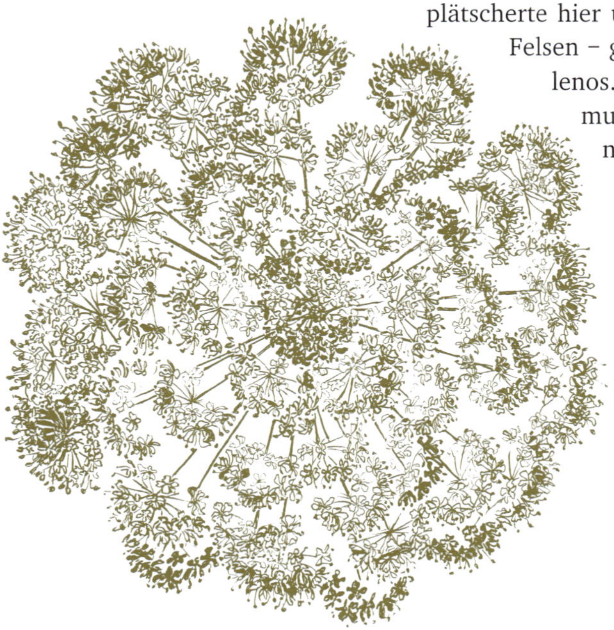

Der Hirte und die Prinzessin wurden Freunde. Ob sie nach einiger Zeit Hochzeit hielten, das weiß ich nicht, aber vielleicht können wir es aus dem Lied des Kuckucks erfahren, wenn er an den Frühsommerabenden singt.

Die Kunde von der Engelwurz

Im letzten Jahr auf unserem Hof im Allgäu wuchs direkt vor unserer Haustür eine der stattlichsten Wald-Engelwurzen heran, die ich je gesehen habe. Es war eine solche Freude, ihr dabei zuzusehen. Ein kräftiger Stängel streckte sich dem Himmel entgegen. Versteckt in den Hüllblättern bildeten sich die Knospen und schwollen jeden Tag ein Stück mehr heran. Ganz sanft entfaltete sich schließlich die Dolde und lugte aus dem schützenden Mantel hervor. Ich kenne keine Pflanze, die mir so viel Geborgenheit vermittelt wie die Engelwurz. Sie hüllt mich ein, als wäre ich ihre kleine Knospe. Eine Kursteilnehmerin nannte sie einmal bei einem Namensspiel „Engelsbettchen" – was für ein passender Name. Auch der Geruch, den sie verströmt, wenn man ihre Wurzeln in den kalten Oktober- und Novembertagen erntet, ist voller Wohlbehagen. Er schenkt Frieden, besänftigt und versöhnt die Seele.

Volkskunde

Auch die Gattung der Engelwurzen ist auf der gesamten Nordhalbkugel vertreten, und überall in Europa, Sibirien, Asien, Indien oder Nordamerika erkannten die Menschen in ihr einen segensreichen, guten Geist. Auch in der Heilkunde wurden sie ähnlich verwendet – in China und Tibet ist „dang gui", die „Befreiungswurzel" (*Angelica sinsensis*), eine der wichtigsten tonisierenden Heilmittel. Dort, wo es wenig pflanzliche Nahrung gab, etwa in Lappland oder Nordkanada, war sie zudem eine geschätzte und wichtige Kost.

Die bisher ältesten Belege für die Nutzung der Engelwurz in Mitteleuropa gehen auf eine jungsteinzeitliche Pfahlbautensiedlung in der Schweiz zurück.

Die „Grüne Wintersonne" und ihr Gebrauch im hohen Norden

In ganz Europa, von Portugal über England bis in die slawischen Länder, gab es während der Raunächte (siehe Seite 113) den Brauch des „Julblocks". Dabei zündete man, meist am 25. Dezember, einen Eichenblock an und ließ ihn bis zum 6. Januar hindurch schwelen. Seine Asche galt allerorts als heilkräftig und fruchtbarkeitsfördernd. Das Wort „jul" hat seinen Ursprung in Skandinavien, wo es heute in den diversen Sprachen Weihnachten bedeutet (norw./schwed.: Jul, isländ.: Jol, finn.: Joulu). Der norwegische Ethnologe Nils Lid führt es auf einen der volkstümlichen Namen der Erz-Engelwurz (*Angelica archangelica*), nämlich „Jol“ oder „Jul“, zurück. Diese war im hohen Norden eine sehr wichtige Nahrungs- und Kultpflanze. Ihr Stängel stellte während der Wintersonnwendfeierlichkeiten ein Wachstumssymbol dar. So wie die letzte Korngarbe die Ernte auf dem Acker verkörperte, stand der Stängel der Erz-Engelwurz für das gewachsene Gras, das für Rentiernomaden verständlicherweise von großer Bedeutung war. Man bedankte sich damit für das vergangene Jahr und bat für Segen und Fruchtbarkeit im nächsten. Dieser dunkelste Tag war die Wiedergeburt des Lichts. Es war zugleich ein Toten- und ein Fruchtbarkeitsfest, denn nur durch das Vergehen konnte neues Leben entstehen. Ein Beiname des germanischen Götteroberhaupts Odin (auch Wotan genannt) während dieser Zeit war „Jolnir“. Sein Charakter ist sehr vielschichtig, unter anderem ist er der Seher, der Schamane, der eines seiner diesseitig gerichteten Augen eintauscht gegen die Runen. Er ist ein Schwellenhüter und Wandler zwischen der Welt der Lebenden und der Toten.

Bei uns erkennt man den Zusammenhang zwischen der Engelwurz und der Sonne beziehungsweise dem wiedergeborenen Licht an ihrem volkstümlichen Namen „Hirschwurzel“ (siehe Seite 44) (sowohl die *Angelica sylvestris* als auch die *A. archangelica* wurden so benannt).

Als Nahrungspflanze spielte die Engelwurz vor allem im Winter eine große Rolle. Dazu zerhackte man die jungen Dolden, kochte sie mit Rentiermilch zu einer Art Grütze und füllte diese in gereinigte Rentiermägen, wo sie einen Fermentationsprozess durchliefen. Die Gattung der Engelwurz enthält sogenannte Furanocumarine, die den Menschen fotosensibel machen, indem sie den natürlichen Schutzfilter gegen die UV-Einstrahlung heruntersetzen. Bei normaler Sonneneinstrahlung kann das zu Sonnenbrand führen, in der Polarnacht sorgt es hingegen für die maximale Ausnutzung des wenigen vorhandenen Lichts.

Bis lange in die Neuzeit hinein gab es in Skandinavien und Island Gesetze, die den Anbau und die Ernte der Erz-Engelwurz regelten, und seit dem 10. Jahrhundert war sie ein wichtiges Exportgut nach Mitteleuropa, wobei ihr Wert als Heilpflanze dabei im Vordergrund stand und nicht der als Nahrungspflanze. Bei den Sami, der Urbevölkerung Lapplands, wurde sie zudem als Musikinstrument genutzt.

Man stellte aus ihr ein einfaches Blasinstrument her, das bei Zeremonien und Festen die Rundtrommel melodiös begleitete. Mehr zum Spaß als zu feierlichen Anlässen bastelten sich in unseren Breiten die Kinder aus der Wald-Engelwurz (*Angelica sylvestris*) kleine Flöten, diesem Umstand hat sie auch Namen wie „Pipencrud" oder „Schallpipe" zu verdanken.

„Heiliggeistwurz" und mächtige Schutzpflanze

> In Skandinavien war die Erz-Engelwurz von herausragender Bedeutung. Auch in Deutschland weisen diverse volkskundliche Namen auf ein hohes Ansehen hin. Man würde denken, dass eine so bedeutende Pflanze, von solch stattlicher Gestalt und einem solchen Wohlgeruch, vielfältig in der Zauberei genutzt wurde. Doch dem ist nicht so. Ihr Hauptattribut ist die „Schutzmagie", hier hat sie aber außergewöhnlich mächtige Qualitäten.

In Deutschland nannte man die Erz- und die Wald-Engelwurz „Dreieinigkeitswurz" und „Heilig Geistwurz". Die Dreieinigkeit zeigt sich für die Menschen im Aufbau von Stängel und entfalteten Hüllblättern, die sich zu jeweils einer Seite öffnen. Den Heiligen Geist, das zwischen oben und unten verbindende Prinzip im Christentum, erkannten sie in dem kräftigen, aufrecht zum Himmel ragenden Stängel des Doldenblütlers.

Bei den überlieferten Bräuchen ist schwer festzustellen, ob es sich dort um die „kleine" (*A. sylvestris*) oder die „große", „medizinale" (*A. archangelica*) Engelwurz handelt. Denn letztere wurde erst ab dem 14. Jahrhundert in den Klostergärten Mitteleuropas angebaut. Es ist anzunehmen, dass das „einfache Volk" vermehrt die wilde „kleine" verwendet hat und Ordensleute sowie Ärzte die „große".

Wie bereits angedeutet, wurde unsere „Zauberwurzel", wie man sie auch nannte, als hochpotentes Schutzmittel genutzt. Wenn man ihre aromatische Wurzel um den Hals trug (siehe Seite 45), hielt sie allen bösen Zauber fern. Sie war auch Amulett gegen alle möglichen Krankheiten, allen voran gegen die Pest. Es gibt diverse Sagen, die in nur leicht abgewandelter Form erzählen, wie ein Engel (oft Erzengel Gabriel) während oder vor den Pestepidemien zur Erde kam und den Menschen von der Heilkraft der Engelwurz verkündete. Von ihrer stark keimhemmenden Wirkung wussten die Pestärzte noch nichts, als sie während ihrer Arbeit zum Schutz gegen Ansteckung ein Stück Wurzel unter der Zunge trugen.

Neben dem Tragen und der oralen Einnahme der Engelwurz wurden ihre Samen und die Wurzeln auch geräuchert. Der Rauch sollte unter anderem vor dem todbringenden Pestdämon schützen, Menschen von Besetzungen und Räume von Geistern befreien.

Neben diesen Wohltaten konnte sich der Träger einer Wurzel auch sicher sein, von aller Welt geliebt zu werden. Sie verhalf ihm zu einer anziehenden und sympathisch sonnigen Ausstrahlung. In Bezug auf die körperliche Liebe wendete man die Engelwurz sowohl bei den Samen im hohen Norden als auch bei uns in Deutschland gegen angehexte Impotenz an.

Immer wieder stößt man auf altes „Zauberbrauchtum“, das, wie wir im Abschnitt zur Heilkunde noch sehen werden, dem modernen therapeutischen Nutzen recht nahe kommt.

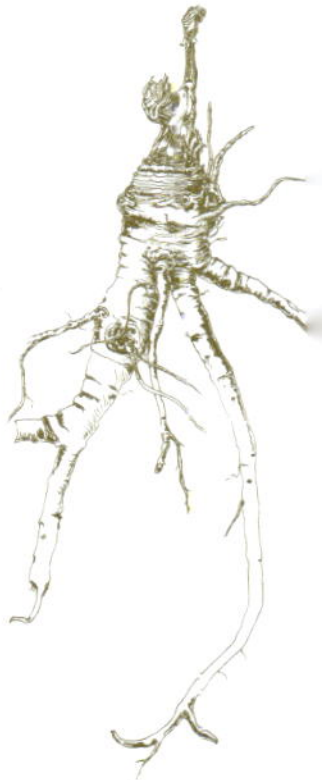

Signaturkunde

Unsere „Grüne Sonne“ ist eine wahre Wohltäterin, genau wie die Planeten, denen sie untersteht.

In der Engelwurz vereinen sich zwei der drei sogenannten Wohltäter unter den Planeten: Sonne und Jupiter. Sie haben einen ausgenommen positiven Einfluss auf uns Menschen. Heilpraktiker und Ärzte, die mit Planeteneinflüssen arbeiten, achten darauf, dass Rezepte mindestens einen „Wohltäter“ beinhalten.

Die Sonne ist das Zentrum unseres Sonnensystems und im übertragenen Sinne auch das Zentrum unseres Selbst. Sie ist das Bewusstsein, die Klarheit, das Licht, bringt Ordnung in das Chaos der Dunkelheit und schafft den Ausgleich zwischen dem Irdisch-Materiellen und dem Geistig-Spirituellen. Diese Ausgewogenheit schenkt uns Lebensfreude, Mut, Herzenswärme, Schöpferkraft und einen freien Geist.

Der bewölkte Himmel, der punktuell aufreißt und gebündeltes klares Sonnenlicht zur Erde schickt, so als ob etwas Göttliches zu diesem Punkt herabgestiegen sei, ist ein Bild, das die Kraft und Attribute der Sonne am schönsten beschreibt.

Pflanzen mit Sonnensignatur haben wie unsere Engelwurz eine majestätische, harmonische Gestalt, einen rhythmischen Aufbau und einen würzig aromatischen Geschmack. Sie enthalten Fette und reichlich ätherische Öle, sind meist ungiftig, haben eine Blütenfarbe von gelb bis orange und lieben meist sonnige, trockene Standorte.

Im Menschen findet sich die Sonne im Herz-Kreislauf-System, in der Wärmeregulierung, im Kapillar- und im Immunsystem, in der linken Gehirnhälfte (Ratio) und in der Psyche wieder. Wer zu wenig Sonne im Leben hat, kann unter einem gestörten Selbstwertgefühl und innerer Kälte leiden, die bis zu selbstzerstörerischem Verhalten führt. Ist sie hingegen ausgeglichen, hilft sie uns, Verantwortung für unser Handeln zum eigenen und zum Wohle anderer zu übernehmen.

Der Jupiter, dessen Pflanzen ebenfalls von majestätischer Gestalt sind, zeigt sich in unserer „Grünen Sonne“ auf körperlicher Ebene durch ihr Anwendungsgebiet im Bereich der Leber.

In der Naturheilkunde wird auch heute noch fast ausschließlich die Erz-Engelwurz genutzt. Sie konnte als Wildpflanze hier aber nie recht Fuß fassen. Ihre kleine Schwester, die Wald-Engelwurz, ist hingegen bei uns recht verbreitet. Seltener findet man die hier ebenfalls heimische Sumpf-Engelwurz (*A. palustris*).

Naturkunde

Deutscher Name: Wald-Engelwurz
Lateinischer Name: *Angelica sylvestris*
Familie: Doldenblütler
Standort: Ufer, Auwälder, Nasswiesen
Aussehen: 80–200 cm hoch, zweijährig; Blätter: 2- bis 3-fach gefiedert; Stängel: hohl, oft rotbraun überlaufen; Blüte: weiße, große Dolden, mit behaarten Stielen
Blütezeit: Juli–September
Erntezeit: Wurzel: Oktober des 1. Jahres; März–April des 2. Jahres; Samen: September bis Oktober; Blätter: April–Oktober (junges Laub); Stängel: April–September

Die kleinere Wald-Engelwurz hat einen geringeren Gehalt an Wirkstoffen als die größere Erz-Engelwurz. Allerdings reicht, was sie zu bieten hat, meiner Erfahrung nach vollkommen aus. Tatsächlich finde ich die „Große" in ihrem Geschmack und ihrer Art fast etwas zu heftig, die „Kleine" ist sanfter und lieblicher.

Wirkstoffkunde

Engelwurzen enthalten Bitterstoffe (Amara aromatica), Gerbstoffe, ätherische Öle, Harze, Pektin, Cumarine und Furanocumarine (kommen häufig in Doldenblütlern vor), außerdem Angelika- und Baldriansäure. Man kann bei ihr nur schwer von einem Hauptwirkstoff sprechen. Den Gerbstoffen möchte ich an dieser Stelle einen genaueren Blick widmen, sie wurden bisher noch nicht besprochen, sind aber eine wichtige Stoffgruppe, die in allen Pflanzen vorkommt, besonders in den Rosengewächsen. Gerbstoffe reagieren mit dem Eiweiß der Haut- und Schleimhautoberfläche und bilden gemeinsam mit ihnen eine verdichtete Oberfläche. Dadurch wirken sie zusammenziehend, blutstillend und antiseptisch. Keime werden durch die Milieuänderung am Wachsen und am Eindringen in den Organismus gehindert. Außerdem sind Gerbstoffe entzündungswidrig, wirken leicht betäubend und lindern Juck- und Schmerzreize. Sie binden Giftstoffe (siehe Seite 99) und entziehen dem Gewebe Flüssigkeit. Das macht man sich vor allem bei Durchfall zunutzte. Allerdings führen sie bei zu hoher Dosis dementsprechend zu trockenen Schleimhäuten und Reizungen.

Die Pflanze schützt sich mit ihnen vor „großen" und „kleinen" Eindringlingen, darunter auch Fäulnisbakterien.

Heilkunde

„Sie besitzt so viele Tugenden, dass man, wäre sie exotisch, sie beim Import mit Gold aufwiegen würde." (Messegué)
Unterstreichen kann man diese Aussage mit ihren vielen volkstümlichen Namen, wie Angst-, Brust-, Gift-, Zahn-, Liebes-, Luft-, Cholera-, Gift- und Nervenstärkwurz oder Wund- und Läusekraut.

Bei einer intensiven Therapie mit Engelwurz sollten Sie sich nicht zu lange der prallen Sonne aussetzten, da die Furanocumarine sonnenempfindlich machen und zu Sonnenbrand führen können.

Verdauung, Leber und Niere

Neben der Schafgarbe stand die Engelwurztinktur mir und meinem Magen, dem es manchmal an Verdauungssäften fehlt, stets zur Seite. Als Tinktur (siehe Grundrezept Seite 9) oder Tee hilft sie bei Verstopfungen, Blähungen, Gastritis, Koliken und Appetitlosigkeit. Sie wirkt verdauungsfördernd und regt die Bauchspeicheldrüse an. Pfarrer Kneipp verwendete den Engelwurz-Tee aus Wurzel, Blättern und Samen auch nach dem Verzehr von ungesunden und verdorbenen Speisen, Messegué bei krampfartigem Erbrechen. Die gesamte Pflanze, insbesondere die Wurzel, stärkt die Leber, bindet Giftstoffe (siehe Seite 99), regt den Stoffwechsel und die Harn- und Gallenproduktion an.

Nerven

Die dunklen Schatten, die sich in der Geschichte über Seele und Gemüt der Prinzessin gelegt hatten, werden auch heute noch von der „Grünen Sonne“ kuriert. Sie ist ein hervorragendes Heilmittel bei seelischen und körperlichen Nervenleiden.

Der Wohlgeruch ihrer ätherischen Öle erwärmt Herz und Seele. Sie hilft bei depressiven Verstimmungen, Ängsten aller Art (zum Beispiel Reiseangstfieber, Trennungsangst, Angstkrämpfen) und bei Mutlosigkeit. Am besten kann sie diese Wirkung entfalten, wenn man äußerlich Solarplexus und Herzgegend mit einer Salbe einreibt oder ein Kräuterkissen auflegt und man ihre Wurzel innerlich als Tee, Tinktur (siehe Grundrezept Seite 9) oder pulverisiert (täglich 3–4 Messerspitzen) einnimmt.

Auch bei Migräne, Schwindel, nervösem Herzklopfen und Nervosität allgemein sind diese Anwendungen angeraten.

Zur Behandlung von Nerven-, Rheuma-, Gicht- sowie Arthritisschmerzen, des Weiteren bei Koliken, Unterleibskrämpfen und Blähungen verwendet man die Salbe, einen Ölauszug (siehe Seite 10), das Kräuterkissen oder eine Kompresse. Die bekannte Kräuterfrau Maria Treben empfahl bei Bandscheibenvorfällen, die Fußsohlen mit dem Ölauszug der Wurzel zu massieren. Ein altes Heilmittel gegen Lähmungserscheinungen ist ein Vollbad mit den Samen. In den deutschsprachigen Büchern der Renaissance wird Frischpresssaft außerdem bei Schwerhörigkeit ins Ohr, bei „Verdunkelung" des Augenlichts ins Auge und bei Zahnschmerzen in das entsprechende Loch geträufelt.

Immunsystem, Rekonvaleszenz und Alter

Ein Theriak bezeichnet einen alkoholischen Pflanzenauszug, der als Allheilmittel, Altersmittel und vorbeugend gegen Infektionskrankheiten genutzt wurde, ursprünglich wahrscheinlich vor allem gegen Tierbisse, wie der Name nahelegt: Theriak ist abgeleitet von „Therion" für „Wildes Tier". Viele Klöster hatten ihre ganz eigenen Geheimrezepturen und oft waren eine Vielzahl an Bitterkräutern aus der Familie der Doldenblütler wie die Engelwurz darin vertreten. Recht bekannt sind heute noch der „Chartreuse" (Kartäusermönche) und der „Benedictine" (Benediktiner), die es als Kräuterliköre zu kaufen gibt.

In Form eines Theriaks, aber auch als Tee, wirkt die Engelwurz abwehrsteigernd, antiseptisch und herzstärkend. Als allgemeines Stärkungsmittel im Alter verwendet, trägt sie auch den Namen „Ginseng des Abendlandes". Sie unterstützt die Erholung nach zehrenden Erkrankungen und die Genesung nach einem Herzinfarkt sowie bei psychisch wie physisch begründeten Schwächezuständen. Außerdem hilft sie bei schmerzenden und entzündeten Lymphknoten.

Während der Erkältungs- und Grippezeit kann man die getrocknete oder frische Wurzel vorbeugend gegen Infektionen kauen.

Atemwege

Die Engelwurz ist schleimlösend und krampfstillend. Sie heilt mit ihren ätherischen Ölen und den Gerbstoffen diverse Erkrankungen der Atemwege, wie Husten und Bronchitis, und wird begleitend bei Lungen- und Rippenfellentzündung eingesetzt. Vor allem bei langwierigen, erschöpfenden Bronchialleiden hat sie sich bewährt. Bei zähem, chronischem Husten verschrieb der Kräuterpfarrer Künzle gerne die gemörserte und in Wein gekochte, mit ein wenig Honig gesüßte Wurzel. Aber auch der einfache Tee oder die Salbe reichen aus, um die oben genannten Erkrankungen zu behandeln. Von außen auf die Nasennebenhöhlen gestrichen, hilft die Salbe bei dort angesiedelten Entzündungen. Diese Anwendung ist auch für Säuglinge verträglich.

Frauen- und Männerleiden

Innerhalb der Frauenheilkunde nutzt man vor allem den Tee, um die Monatsblutung anzuregen, den Unterleib zu entkrampfen (siehe auch den Abschnitt Nerven) und das Austreiben der Nachgeburt zu unterstützen. Da sie den Organismus kräftigt, ausgleichend auf die Psyche wirkt und den Unterleib erwärmt, kommt sie auch bei Impotenz und Frigidität zum Einsatz.

Mit ihrer tonisierenden Wirkung auf Körper und Geist ist sie zudem ein hervorragendes Begleitmittel bei Wechseljahrbeschwerden.

Haut und Wunden

Bei Hautirritationen können Sie die Salbe auftragen oder Teewaschungen durchführen. Für die Behandlung von alten oder infizierten Wunden, von Geschwüren oder Giftbissen empfiehlt der englische Gelehrte Culpeper ihren Saft oder das Wurzelpulver, der französische Kräuterheiler Messegué hingegen bevorzugt eine Frischkrautauflage mit den Blättern (siehe Seite 68). Die chinesisch-tibetische Heilkunde verwendet unsere *A. sylvestris* zudem noch bei Wundfieber.

Räuchern

Der Rauch aller Teile der Engelwurz wirkt desinfizierend und wurde teilweise zur Behandlung von Atemwegserkrankungen genutzt. Sie wirkt auch auf diese Weise antidepressiv, schenkt Vertrauen und innere Großzügigkeit. Dabei hilft sie, das höhere Selbst besser zu verstehen, und ermöglicht die Kommunikation mit lichten Geistwesen (siehe auch den Abschnitt Volkskunde sowie Seite 216 und Seite162).

Rezepte

Verdauungsbeschwerden

Engelwein

Wer ein Gläschen Wein einem Tee oder einer Tinktur vorzieht, gibt eine mittelgroße, gereinigte und grob zerkleinerte Wurzel auf 1 Liter Rotwein und lässt alles 2 Wochen lang ziehen. Ergänzend dazu passen die Wurzeln der Nelkenwurz, ein bisschen Schafgarbe und Beifuß.

Gicht- und Rheumaschmerzen, Nervosität, depressive Verstimmungen, Ängste, Unterleibskrämpfe und -schmerzen

Kräuterkissen

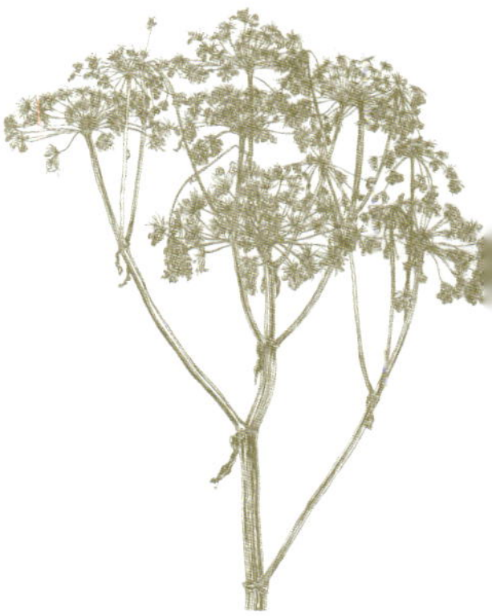

3–4 Handvoll getrocknete Samen und Blätter in einen kleinen, verschließbaren Kissenbezug (etwa 15 × 15 cm) füllen. Bei Bedarf zwischen zwei Wärmflaschen oder an einer anderen Wärmequelle (Ofen, Heizung) erhitzen und auf die betroffenen Stellen legen. Nach etwa 5 Anwendungen sollten Sie den Inhalt austauschen.

Gicht- und Rheumaschmerzen, Unterleibskrämpfe und -schmerzen

Kompresse

Dekokt aus 1–2 TL Wurzeln oder Infus aus 2–3 TL leicht angestoßenen Samen auf ¼ Liter Wasser. Bei Bedarf anwenden (siehe Grundrezepte Seite 10).

Rekonvaleszenz, abwehrsteigernd, verdauungsfördernd, bei Dauermüdigkeit und Schwäche

Theriak

Eine Mischung aus Engelwurz, Wiesen-Bärenklau, Wilde Möhre (Samen, Blätter, Wurzel); Echte Nelkenwurz (Wurzel); Schafgarbe, Johanniskraut (Kraut, Blüte); Weißdorn (Blätter, Blüten, Früchte).

Alles zu gleichen Teilen (kann aber nach Geschmack variiert werden) in ein großes Schraubglas geben und mit 38 %igem Alkohol aufgießen. Für 3–4 Wochen an einen sonnigen Platz stellen, danach weitere 3–4 Wochen im Dunkeln ziehen lassen (siehe auch Grundrezept Tinktur Seite 9). Bei Bedarf 3-mal täglich 1–2 EL einnehmen.

Erkältungskrankheiten, Migräne, Nervosität, depressive Verstimmungen, Ängste, Unterleibsschmerzen

Wurzelsalbe

Verwenden Sie für diese Salbe gesäuberte, klein geschnittene Wurzeln der Engelwurz sowie Olivenöl (siehe Grundrezepte Seite 11).

Bei Bronchialleiden reiben Sie sich mit der Salbe die Brust ein, bei Nasennebenhöhlenentzündungen den Nebenhöhlenbereich, bei Unterleibsschmerzen den Unterleib und bei Migräne die Schläfen bzw. den Nackenbereich. Auf depressive Verstimmungen und Ängste wirkt die Engelwurzsalbe in erster Linie als Aromatherapeutikum und durch ihre erwärmende Kraft, daher ist es angeraten, sowohl die Nasenlöcher als auch den Solarplexus und die Herzgegend damit einzureiben.

Leberschwäche, harntreibend, Magen-Darm-Beschwerden, Blähungen und alle bisher genannten Indikationen

Tee

Dekokt aus 1–2 TL Wurzeln oder Infus aus 2–3 TL angestoßene Samen auf ¾ Liter Wasser, 2–3 Tassen täglich trinken, im Akutfall auch mehr.

Webmuster

„... es ist ein Engel ... Schaut nur, wie er leuchtet, das ist himmlisches Licht."

Wenn man sich intensiv mit der Engelwurz beschäftigt, geht es einem so wie den Dorfbewohnern aus unserer Geschichte, an denen der Hirte auf dem Weg ins Schloss vorbeizog – diese Pflanze kann nicht aus unserer Welt stammen. Sie ist die Grüne Sonne aus dem Reich der Sommergötter, die der Prinzessin nicht nur die Freude am Leben zurückgegeben hat, sondern auch den Appetit und die Kraft der Lunge. Wie wir gesehen haben, hält die Engelwurz so viele Tugenden für uns Menschen bereit, dass wir ihr jeden Tag von Herzen danken sollten.

Beifuß – Gänsekraut

In einer Zeit vor unserer Zeit wurde das Land einmal von einem fürchterlichen Unwetter heimgesucht. es war ein Tag vor der Sommersonnenwende. Schwarze Wolken türmten sich auf, Stürme peitschten über die Ebene, entwurzelten große Bäume, und sinflutartiger Regen ließ die Flüsse anschwellen. Es war ein Aufbäumen der Naturgewalt. Umso erstaunlicher war es, als der kommende Tag die Welt mit Sonnenschein und blauem Himmel begrüßte.

Was den Sommergott Belenos so erzürnt hatte oder aus welchem Grund auch immer es zu diesem Unwetter gekommen war, wussten die Menschen nicht, aber es spielte eigentlich auch keine Rolle. Kaum einer war ernstlich zu Schaden gekommen, und heute, zur Sonnwende, dem Zenit des Sonnenlaufs und der Regentschaft von Belenos und seiner Blütenmaid Belisama, herrschte eitel Sonnenschein. Das festlich muntere Treiben konnte beginnen. In ausgelassenen Festen freute man sich des Sommers und feierte den Tag der Sonnwende bis tief in die Nacht hinein.

Nur einem Menschen war es heute nicht nach Feiern zumute. Es war ein angehender Druide, der schon in recht jungem Alter das Elternhaus verlassen hatte, um im abgelegenen Wald seine Lehre zu beginnen. Er war bewandert in der Kräuterkunde, dazu sehr musikalisch, und es fiel ihm leicht, die vielen hundert Verse uralten Wissens auswendig zu lernen. Dies waren wichtige Voraussetzungen für einen Druiden. Doch fehlte es ihm an Mut, seine Seele und seinen Geist auf die Reise in die Anderswelt zu schicken. Es machte ihm schwer zu schaffen. Jeder neue missglückte Versuch zehrte an seinem Selbstbewusstsein, und mit jedem Mal fiel es ihm schwerer, loszulassen. Er beschloss, sich einige Zeit ganz allein in den Wald zurückzuziehen, um seine Angst zu ergründen und einen Weg zu finden, sich von ihr zu befreien.

So kam es, dass er an dem Tag der Sonnwende nicht wie die anderen feierte oder eine Zeremonie vorbereitete, sondern allein tief in Gedanken versunken durch den Wald ging, als er plötzlich ein Wehklagen nahe des Baches vernahm. Er folgte den Klagelauten, und als er aus dem Schatten der Bäume trat, sah er eine schöne, große Wildgans mit einem verdrehten Flügel im Bachbett liegen.

„Ruhig, meine Schöne. Ich will dir nichts Böses,“ sprach er besänftigend und näherte sich vorsichtig dem verletzten Tier. „Dir hat der Sturm gestern wohl übel mitgespielt. Ich kann dir helfen, denn ich bin bewandert im Gebrauch von Heilkräutern. Hab keine Angst.“

Die Gans blickte den jungen Mann mit ihren schönen dunklen Augen an und verstand. Sie wehrte sich nicht, als dieser durch den Bach zu ihr trat und sie behutsam aus dem Wasser hob.

„Das sieht schlimm aus. Dein Flügel ist mit Sicherheit gebrochen. Aber mit den passenden Kräutern und der richtigen Pflege wirst du im Herbst wieder gesund sein, um deinen langen Flug anzutreten. Ich bringe dich erstmal zu meiner kleinen Hütte. Dann können wir uns die ganze Sache mal genauer ansehen.“

Ganz vorsichtig, wie mit Samthandschuhen, trug der junge Mann das Tier durch den Wald zu seiner Hütte und bettete die Gans auf einem Lager aus getrocknetem Gras. „Ich komme gleich wieder.“ Kurze Zeit später war der junge Druide mit einer ganzen Reihe an Kräutern wieder da.

„So! Hier haben wir erst einmal etwas gegen deine Schmerzen. Es heißt Johanniskraut. Das hier ist Schafgarbe und das hier Zinnkraut, beide helfen dir, deine Knochen und Bänder wieder stark zu machen, und der Beinwell hier wird den gebrochenen Knochen wieder zusammenfügen. In der Hütte hab ich noch eine spezielle Medizin, die man nur im zeitigen Frühjahr kurz nach Imbolc, dem Fest von Brigit und dem Bären, sammeln kann. Es sind Pappelknospen. Sie verhindern, dass sich in deinem Körper etwas entzün-

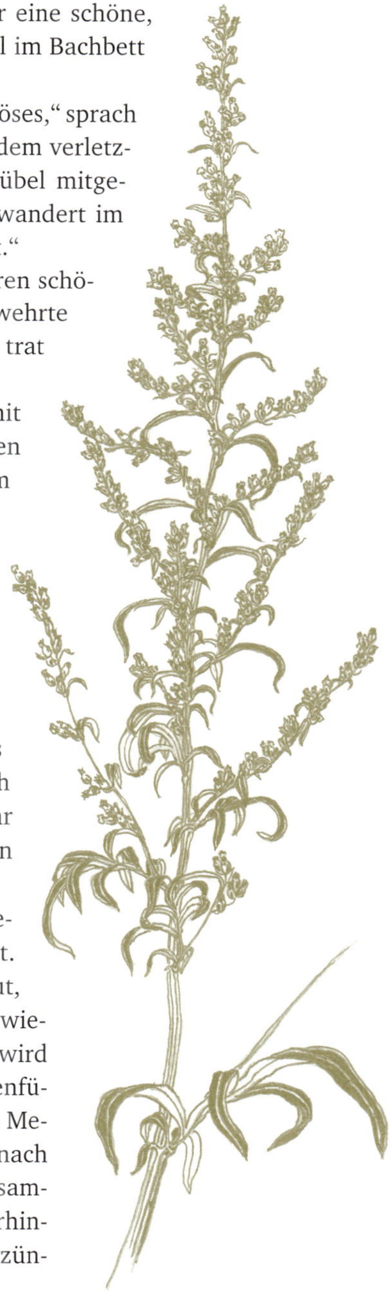

det, und außerdem werden sie dich kräftigen. Du wirst Umschläge bekommen und die Kräuter essen müssen, und ich werde dir ganz vorsichtig eine Schiene aus Weidenruten anlegen. Gut?“

„Gut! Du bist wirklich sehr bewandert auf dem Gebiet der Heilkräuter, wie kommt das?“

Der junge Mann erschrak, hatte die Gans gerade zu ihm gesprochen?

Das Tier schien sich richtig darüber zu amüsieren, ihrem Wohltäter einen solchen Schrecken eingejagt zu haben.

„Wir Gänse können sprechen, wenn wir wollen, und wenn der Mensch, an den wir unsere Worte richten, reinen Herzens ist. Dein Herz ist rein, fürsorglich und voller Liebe für die lebenden Geschöpfe. Du hast große Gaben mit auf den Weg bekommen. Ich frage mich nur, wie es kommt, dass ein junger Mann wie du einen Tag wie heute alleine im Wald verbringt. Solltest du nicht mit den anderen Menschenkindern feiern? Und woher kommt es, dass du dich so gut mit Heilkräutern auskennst?“

Ihre Frage ignorierend, begann er zaghaft:

„Verzeih mir meine Ungläubigkeit, aber darauf war ich nicht vorbereitet. Ich bin schon eine Weile hier allein im Wald, und die ein-

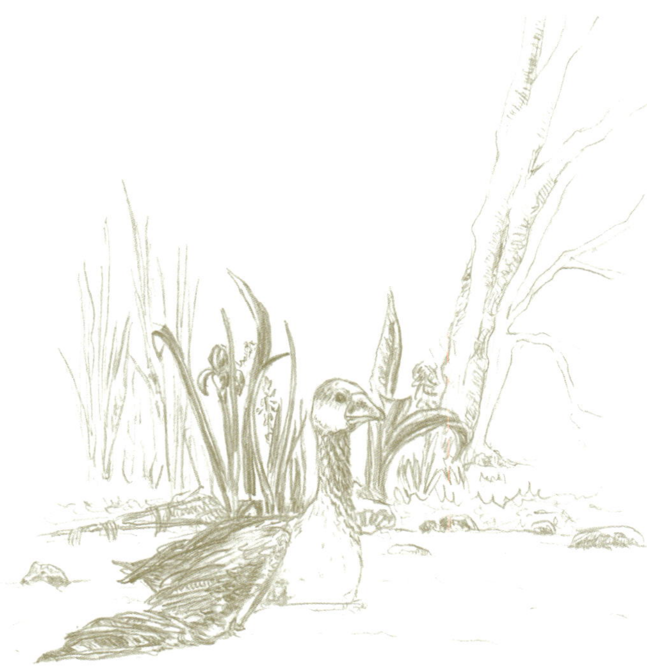

zigen Worte, die ich ab und an höre, sind die meinen. Nun finde ich dich, und du sprichst.“ Er starrte sie noch eine Weile an, dann besann er sich: „Verzeih mir. Manchmal kreisen meine Gedanken, und ich vergesse darüber, beim Wesentlichen zu bleiben. Es wird vermutlich etwas wehtun, wenn ich versuche, die Bruchstellen zusammenzuführen.“

Der junge Mann war sehr geschickt und die Gans sehr tapfer. Nur einmal entwich ihr ein kleiner Schmerzensschrei. Der Flügel erhielt einen Verband aus frischem Beinwell und eine Schiene aus Weidenruten.

„Heute Abend bekommt dein Flügel noch ein Bad aus Zinnkraut, Johanniskraut und Schafgarbe. Das machen wir jetzt jeden Tag, bis dein Flügel wieder geheilt ist. Es ist aber wichtig, dass du die Kräuter auch alle zu dir nimmst. Sie heilen schneller, wenn sie von innen und von außen wirken können.“

„Ich verdanke dir mein Leben. Ich hoffe, du weißt das. Ohne dich wäre ich wahrscheinlich in dem Bach verendet. Von nun an werde ich dir immer zur Seite stehen, wenn du mich brauchst. Aber was mich nun wirklich interessiert und was ich dich nun zum dritten Mal fragen möchte: Wie kommt es, dass du hier allein im Wald lebst und dazu so viel über Kräuter weißt?“

Er hatte die Frage bereits beim ersten Mal verstanden. Zweimal hatte er sie ignorieren können, doch nun, beim dritten Mal, antwortete er.

„Ich gehe im großen Wald in die Lehre. Es sind bald zwanzig Jahre, die ich bei den Lehrmeistern des Druidenwissens verbracht habe. Ich lerne die Lieder und Verse, lerne die Wohltätigkeit der Kräuter, die Geheimnisse der Sterne und versuche auch die Mysterien der Anderswelt zu erforschen.“

„Habe ich mir schon fast gedacht, dass du ein angehender Druide bist, aber gehört es zu eurer Ausbildung, allein und ohne Lehrmeister im Wald zu leben? Oder hat es etwas damit zu tun, dass du viele gute Dinge bei ihnen bereits gelernt hast, aber das eine noch versuchst zu erforschen?“

„Ich merke schon, es fällt mir schwer, etwas vor dir zu verheimlichen oder dir auszuweichen. Aber wieso sollte ich auch? Vielleicht hat dich der große Sturm sogar zu mir geschickt, denn du bist eine Gans. Deine Schwingen schützen den Flug in die Anderswelt.

Ich lebe hier allein, um meine Angst zu ergründen und ihr die Macht über mich zu entziehen.

Ich fürchte mich davor, dass mein Geist und meine Seele, wenn sie den Körper verlassen, um in die Anderswelt zu reisen, den Weg nicht mehr zurückfinden. Und so kann ich nicht wirklich loslassen, und mir bleibt die Reise verwehrt." Seine Stimme war immer leiser geworden, die letzten Worte bald geflüstert, verloren in Gedanken.

„Vielleicht hast du recht, vielleicht hat mich das große Unwetter wirklich zu dir geführt. Allerdings wäre mir eine weniger schmerzhafte Variante lieber gewesen. Aber wie du bereits gesagt hast, bin ich als Gans Hüterin des Seelenflugs. Im Schutz meiner Schwingen und meinen Bahnen am Himmel folgend, weise ich den Seelen ihren Weg. Der Sturm hat mich wohl auf einem mir vorherbestimmten Kurs zu dir geführt. Nun bin ich verletzt und flügellahm, so wie du. Ich glaube, die Götter haben uns zusammengeführt, damit wir gemeinsam das Fliegen wieder lernen. Denn ich bin mir sicher, deine Seele hatte früher weniger Angst zu fliegen. Mit den Jahren hast du wahrscheinlich begonnen, zu viel nachzudenken, und gewisse Gedanken können schwerer sein als Blei."

„Wie recht du hast mit deinen klugen und weisen Worten. Ich freue mich, dass du hier bist. Doch bevor wir ausfliegen, lass uns heute erst einmal feiern – nun, da ich unerwarteterweise die Sonnenwende nicht allein verbringen muss."

Ein Feuer wurde angezündet, den Göttern der Vegetation gedankt, und der angehende Druide und die verletzte Gans erzählten sich Geschichten bis tief in die Nacht hinein.

Die Kräuter wirkten wahre Wunder, die Schmerzen waren so schnell gelindert, dass die Gans bereits am neunten Tag vorschlug, einen kleinen Ausflug zu machen.

„Der erste Teil meiner Genesung ist nun abgeschlossen. Ich merke schon, wie meine Knochen wieder zusammenwachsen. Nun bist du dran. Ich werde dich zu einer Stelle führen, an der auch du ein heilendes Kraut für deine Flügelverletzung finden kannst.

Du musst mich nur zu dem Bach tragen, an dem du mich gefunden hast, von dort aus werde ich dich führen. Ich werde schwimmen, und du kannst mir am Ufer entlang folgen."

„Da bin ich neugierig. Ich dachte immer, ich kenne jedes Kraut, das hier wächst."

„Wer sagt denn, dass es hier wächst ..."

Der junge Mann trug die Gans behutsam zum Bach und setzte sie vorsichtig ab. Im Wasser konnte sie sich viel besser bewegen als an Land, und es machte ihr auch sichtlich mehr Spaß.

Die Gans schwamm voran, und der junge Mann folgte ihr. Er kannte den Weg, jede Schleife des Baches, die großen Weiden und kleinen Erlen, die Felsblöcke und kleinen Uferwiesen, an denen er oft gesessen hatte, um den Liedern des Wassers zu lauschen. Dann kamen sie an eine Stelle, an der ungewöhnliche und recht viele Holunderbüsche wuchsen. Auch diese kannte er, doch heute war etwas anders. Es schien, als seien die Hollerbüsche von einem besonderen Schein umgeben. Ein Licht, teils wunderbar klar und hell, teils geheimnisvoll dunstig und diesig. Die Gans, unbeeindruckt von dem seltsamen Licht, schwamm einfach weiter. Der junge Mann folgte ihr, und als er das Tor der Hollerbüsche passierte, durchlief ihn ein eigentümliches Kribbeln von den Zehenspitzen bis hinauf zum Scheitel. Die Uferpflanzen wurden dichter, und als sie sich wieder lichteten, stand er vor einem wunderschönen, kristallklaren See.

„Wir sind da. Du wirst diesen Teil des Waldes noch nicht kennen. Kaum ein Sterblicher war je hier. Wir stehen hier am Tor zur Anderswelt, hier beginnt das Reich von Belenos und Belisama. Hier findest du, was du suchst. Eine Pflanze, in deren Schutz deine Seele wieder fliegen lernt. Sie wird ein Geschenk von Belenos und Belisama an euch Menschenkinder sein, und du bist es, der sie entgegennehmen darf. Doch ehe du sie finden kannst, musst du noch eine Prüfung des Vertrauens bestehen. Dies hier ist nur das Tor zur Anderswelt, beginnen tut sie erst am Grund des Sees, und dort wirst du sie auch finden. Du musst ins Wasser hinabsteigen, alleine, ohne mich. Aber ich werde dir trotz allem zur Seite stehen. Nimm diese Feder von mir. Sie wird deine Schritte lenken und schützen.“ Damit zupfte sie sich eine kleine Flaumfeder unter dem linken, dem verletzten Flügel heraus und reichte sie mit dem Schnabel dem jungen Mann.

„Nun geh. Und hab Vertrauen. Ich werde hier auf dich warten.“

Der angehende Druide trat ans Ufer, jeder Schritt vollkommen bewusst. Selten war er so konzentriert und entspannt zugleich gewesen. In der linken Hand hielt er die kleine Flaumfeder. Seine Füße wurden nass, die Beine, die Hüfte, die Brust, das Haupt. Nun war er ganz und gar von Wasser umgeben. Sein Körper erfuhr keinen Auftrieb, wie man es vom Schwimmen her kannte, sondern bewegte sich auf zauberische Weise zum Grund des Sees hin. Ein Anflug von Panik macht sich in ihm breit, als die angehaltene Luft fast aufgebraucht war. Er umschloss die kleine Feder noch fester und vertraute seiner Freundin, der Gans. Er atmete ein und ein Schauer durchlief ihn. Es war kein Wasser, sondern klare, angenehme Luft, mit dem sich seine Lungen füllten. Er konnte atmen. Der Grund des Sees wurde eben, und vor ihm türmten sich zwei große Felsen auf, die einen kleinen Spalt in ihrer Mitte freigaben. Er wusste, dass er dort hindurch musste, durch diesen kleinen Spalt. Es war ziemlich eng, doch als er sich hindurchgezwängt hatte, öffnete sich vor ihm eine sonnendurchflutete Ebene. Seine Kleider und seine Haare waren auf wundersame Weise auf einmal trocken, und ein sanfter Sommerwind wärmte seine Haut. Er sah sich staunend um. Hier wuchsen Pflanzen, die er noch nie gesehen hatte, aber auch solche, die er kannte und von denen er wusste, dass sie eine große Heilkraft besaßen. Es lag wohl an seinem Staunen, dass er nicht so recht aufgepasst hatte, oder vielleicht war es auch das tiefe Vertrauen, dass jede Furcht und Anspannung von ihm genommen hatte. Auf jeden Fall befreite sich die kleine Feder aus dem festen Griff und tanzte, vom lauen Sommerwind getragen, davon. Zwar nicht besonders schnell, aber schnell genug, dass sich der junge Mann bemühen musste, um sie wieder einzufangen. Doch jedes Mal, wenn er seine Hand nach ihr ausstreckte und sich seines Griffs sicher war, tanzte sie ein Stück weiter und führte ihn auf diese Weise in eine ganz bestimmte Richtung. Schließlich verfing sie sich in einer großen schönen Pflanze. Sie war fast zwei Meter hoch, duftete würzig und balsamisch. Noch ganz im Eifer des Fangenspiels, wurde der junge Mann ihrer erst gewahr, als er die kleine Feder wieder fest in seiner Hand hielt. Die Pflanze war ihm unbekannt, doch ihre Erscheinung und ihr Duft ließen keinen Zweifel. Sie war der Grund, weshalb er in den See gestiegen war, in das Reich von Belenos und Belisama. Die Feder seiner Freundin hatte ihn hierher geführt.

Er saß lange vor der Pflanze, bewunderte sie und badete seine Seele in ihrem Duft. Erst als die kleine Feder in seiner Hand zu kitzeln begann, begriff er, wie lange er schon so dagesessen hatte und dass es Zeit war, in die eigene Welt zurückzukehren. Ganz vorsichtig brach er ein paar Triebe ab, an denen er bereits ausgereifte Samen entdeckt hatte, obwohl die restliche Pflanze noch in voller Blüte stand. Doch in der Anderswelt ist vieles möglich, was wir Menschenkinder uns nicht vorstellen können.

„Ich danke dir, schöne, wundersame Pflanze, und ich danke dir, Belenos – Gott des Sommers und der Heilkräuter, dass du mich in dein Reich eingelassen hast." Er stand auf, die Zweiglein in der Hand, und machte sich auf den Rückweg. Die beiden mächtigen Felsen, das Tor in den See, konnte er bereits von Weitem sehen. Dorthin lenkte er seine Schritte, mit jedem Atemzug zog er die heilsame Luft ein und nahm den Zauber des Landes, das er so nie wiedersehen würde, mit vollem Bewusstsein auf. Als er an den Felsen ankommen war, blickte er ein letztes Mal zurück und entschwand dann durch den kleinen Spalt.

Das Wasser fühlte sich gar nicht mehr so kalt an wie beim ersten Mal. Bald konnte er das Schimmern der Wasseroberfläche sehen, und wenig später stand er am Ufer des Sees, neben seiner Freundin der Gans, die auf ihn gewartet hatte.

„Willkommen zurück in deiner Welt. Das war deine erste Flugstunde. Diese Reise war von besonderer Art, und nur wenigen deines Standes war es bisher vergönnt, solche Pfade zu gehen. Denn nicht

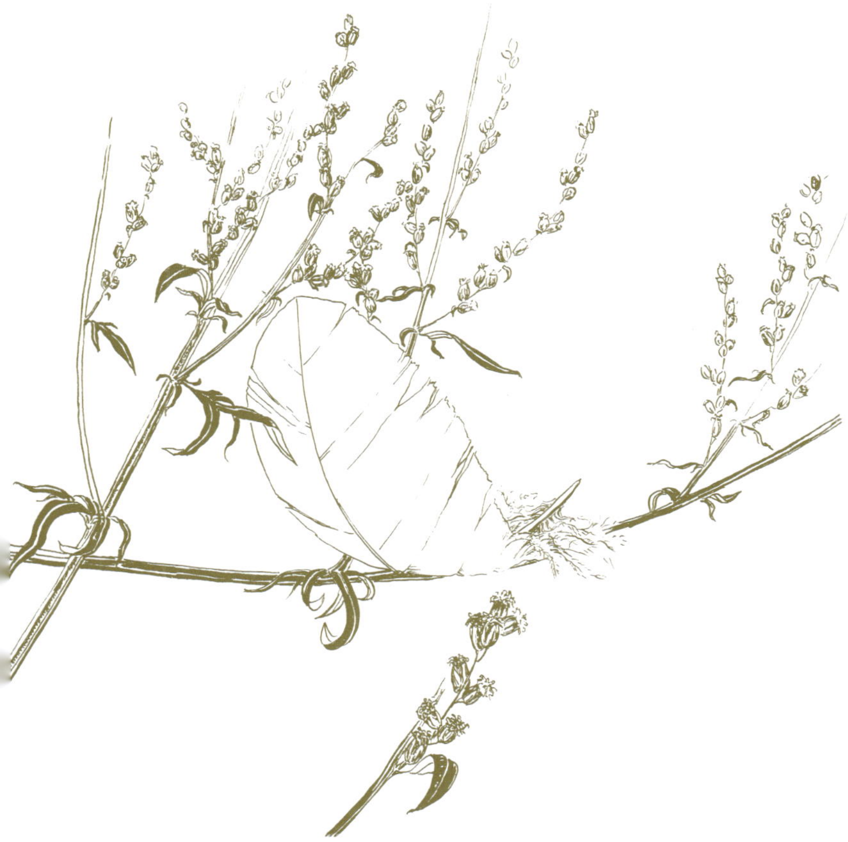

nur deine Seele , sondern auch dein Körper war dort. Dein Mut und das Vertrauen, das in dir ruht, ist groß. Heute hast du beiden die Freiheit geschenkt. Nun sind es nicht mehr deine Gedanken, die deine Flugversuche dominieren. Du hast die Prüfung, die dir gestellt wurde, gemeistert. Deine Lehrzeit ist nun vorbei. Du bist zwar noch flügge, aber der Zugang zu deinen Fähigkeiten steht dir offen, und für die nächsten Flugversuche wird dir das Kraut vom Grund des Sees zur Seite stehen. Lass uns heimgehen, damit du die Samen sähen kannst."

So kamen die beiden Seite an Seite, schwimmend und gehend, zurück zur Hütte des jungen Druiden. Dort säte er die Samen aus der Anderswelt in den Schoß der Erde.

Als sie am Abend gemeinsam am Feuer saßen und er einen Trieb der zauberhaften Pflanze im Schein der Flammen betrachtete, überlegte er laut, wie sie ihre Wirkung wohl am besten entfalten würde.

„Du musst sie dem Feuer übergeben. Nimm einen getrockneten Zweig und räuchere ihn. Feuer und Geist sind miteinander verbunden. Befreit von Stängel und Blatt, ist sie so stark, dass sie deinem Geist hilft, sich zu konzentrieren. Kein ablenkender Gedanke, der dich mit bleierner Schwere festhält. Dein Geist wird so leicht werden, dass deine Seele im Schutz der Pflanze und auf den Schwingen ihres Rauchs den Flug in die Anderswelt antreten kann.

Zu erfahren, welche weiteren Wohltaten sie noch für euch Menschenkinder birgt, wird deine Aufgabe sein. Doch ich bin mir sicher, dass du es herausfinden wirst."

Die Gans und der junge Druide verlebten noch einen wunderbaren Sommer. Wie von Zauberhand, doch kaum verwunderlich, wuchsen die Samen sehr schnell zu großen Pflanzen heran, sodass der junge Druide schon bald ein Bündel getrocknetes Kraut zum Räuchern hatte. Die Verletzung der Gans war durch die heilenden Kräuter schon bald kuriert, und gemeinsam machten sie ihre Flugübungen.

Die warme Jahreszeit neigte sich ihrem Ende entgegen, und beide wussten, dass der Abschied bevorstand. Die Gans würde sich bald wieder ihren Artgenossen anschließen, um in großen Schwärmen fortzuziehen, und sie würden die grüne Kraft der Natur mit sich nehmen.

„Nächstes Jahr werde ich wiederkommen und einige Zeit mit dir verbringen. Du hast mir das Leben gerettet und bist mir ein lieber

Freund geworden. Doch nun muss ich zu meinen Artgenossen zurück. Kehre auch du zurück zu den deinen, und nächstes Jahr zur Sonnwende wollen wir uns hier wiedertreffen."

Sie schauten sich an, wissend um ein Wiedersehen, doch traurig ob des Abschieds.

„Auf bald, liebe Freundin. Auch ich habe dir viel zu verdanken. Ich wünsche dir einen guten Flug." „Ebenso", erwiderte sie. Damit erhob sie sich in die Lüfte und schloss sich einem Schwarm Gänse an, der gerade am Himmel aufgetaucht war.

Der junge Druide kehrte in die Menschenwelt zurück und brachte ihr eine wundervolle, heilkräftige Pflanze.

Er wurde ein angesehener Druide und kannte die vielen tausend Verse voller Weisheit, kannte jedes Kraut und dessen heilsame Wirkung und war ein Reisender zwischen den Welten geworden. Er gab sein Wissen weiter und wurde zum Lehrer vieler angehender Druiden. Nur zur Sonnwende zog er sich in seine kleine, alte Hütte tief im Wald zurück, um dort den Sommer mit seiner Freundin der Gans zu verbringen.

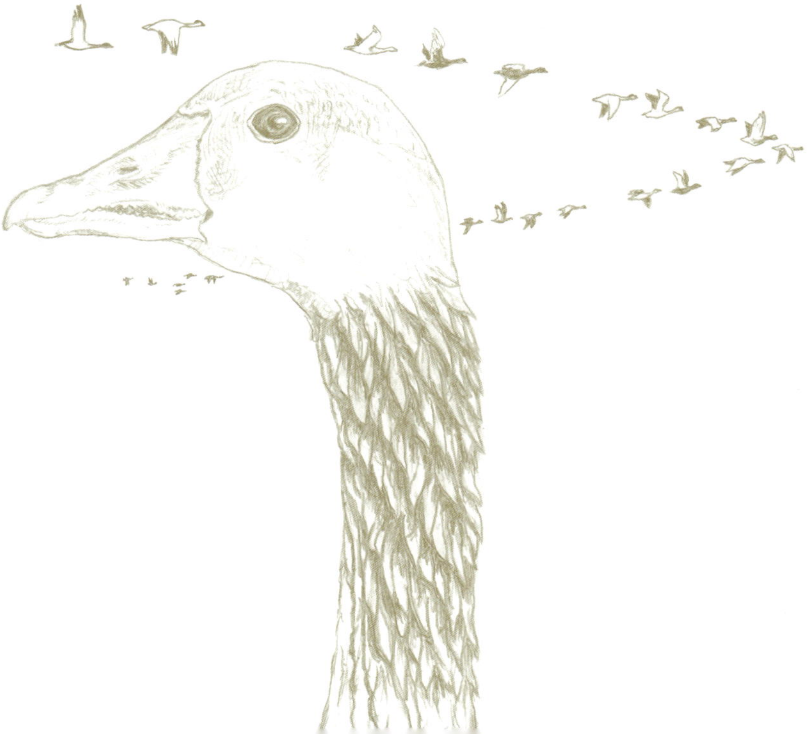

Die Kunde vom Beifuß

Im März 2009 rief mich mein Freund Rafi mit den Worten: „Die Gänse sind zurück." Ich ließ die zwei Eimer mit abgeschlagenem Wandputz sofort stehen und eilte nach draußen, um die Boten des Frühlings zu sehen. Wir hatten gerade unseren ersten Winter im schlecht isolierten Bauwagen hinter uns und waren dabei, den Hof von Grund auf zu renovieren. Es war ein Gefühl der Erleichterung, den Flug der Gänse zu beobachten. Es würde endlich wärmer werden. Ich konnte nun so gut verstehen, wie sich die Menschen beim Anblick dieser Zugvögel früher gefühlt haben müssen. Der Beifuß ist ihre Pflanze – groß und schön, wohlriechend und mit silbernem Glanz.
Als wir herkamen, suchte man ihn hier noch vergebens. Nun hat er sich, mit ein bisschen Fürsorge, um unser Haus und im Gemüsegarten niedergelassen und wächst zu unserer Freude zu mächtigen „Büschen" heran.

Volkskunde

Ein noch heute bekannter, ganz simpler Zusammenhang zwischen dem Beifuß und der Gans besteht darin, ihn als verdauungsförderndes Gewürz für Gänsebraten zu nutzen. Doch das ist noch lange nicht alles.

Gänsekraut: Vegetationskreislauf und Flug in die Anderswelt

Die Gänse symbolisierten den Lauf der Vegetation. Wenn sie fortzogen, erlosch die Grüne Kraft in der Natur, und wenn sie heimkehrten, erwachte sie wieder zum Leben. So glaubte man, die Gänse würden im Herbst die Grüne Kraft in die Anderswelt mitnehmen und im Frühling mit ihr zurückkehren. Die alte Vegetationsgöttin Frau Holle, die jeder von uns aus dem Märchen kennt, trägt in England noch heute den Namen „Mother Goose" (Mutter Gans). Auch die germanische Fruchtbarkeitsgöttin Freya erscheint als Hüterin der Gänse.

Eine weitere Verquickung mit der Anderswelt besteht in der Tatsache, dass Gänse Wasservögel sind. Sie halten sich an deren Pforte auf (siehe Seite 73), beherrschen aber gleichzeitig auch die Elemente Erde und Luft.

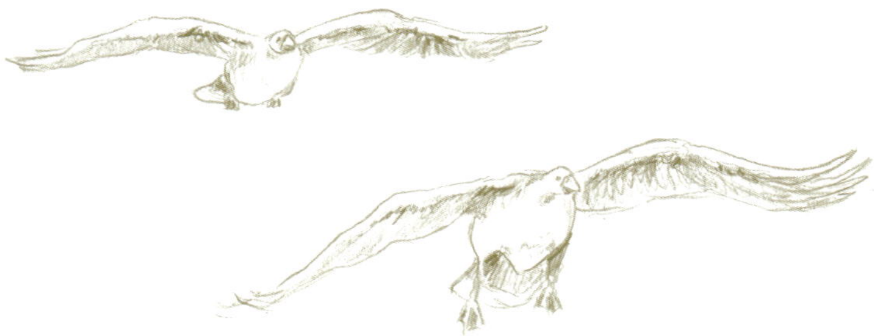

Auch in anderen Kulturen war die Gans von großer symbolischer Bedeutung. In Ägypten legte sie das Weltenei. Bei den Griechen war sie der Aphrodite, der Göttin der Liebe und Fruchtbarkeit heilig, bei den Römern der Juno, unter anderem Göttin des gesamten Frauenlebens. Und in China galt sie als Vermittlerin zwischen Himmel und Erde. Eine Vermittlerin zwischen den Welten war sie auch in unseren Breiten. Als ein Sinnbild für den Seelenflug des Druiden konnte unter ihren Schwingen, wie in der Geschichte erzählt, die Seele in die Anderswelt fliegen, um dort Geheimnisse zu erfahren und Heilung für die Kranken zu finden. In vielen Märchen, deren Inhalte oft Zeugnisse heidnischer Mystik sind, verwandeln sich Hexen gerne in Gänse, um zu ihren nächtlichen Versammlungen zu fliegen.

Um unter dem Schutz der Gänse zu stehen, räucherte man vor Antritt der Reise in die Anderswelt unter anderem ihr Kraut, das „Gänsekraut", wie der Beifuß auch genannt wurde. An vielen Orten auf der Nordhalbkugel diente er dazu, einen sakralen Raum zu schaffen, so etwa bei den Prärieindianern Nordamerikas und den vorbuddhistischen schamanischen Bön in Nepal und Tibet. Die Indianer Kanadas legten ihn unter das Kopfkissen, um bewusst zu träumen – auch das eine Art des Seelenflugs.

Das Geschenk von Wotan und der Meerjungfrau

„Lacnunga" (alteng. für „Heilmittel") heißt eine Sammlung altenglischer Kräuterzaubersprüche, die zwar erst im 11. Jahrhundert niedergeschrieben wurde, allerdings eine eindeutig ältere heidnische Handschrift trägt. Der bekannteste dieser Texte ist der angelsächsische „Neunkräutersegen". Hier werden neun Kräuter beschrieben und angerufen, den Menschen zu helfen (siehe Seite 113). Nicht alle davon konnten bisher eindeutig identifizieren werden, klar ist aber, dass der Beifuß als „mucgwyrt" an erster Stelle steht. Auf Englisch heißt er noch heute „mugwort", und alte deutsche Name lauten „Machtwurz" und „Mutter aller Kräuter". Im Vers wird er Una genannt, ältestes der Kräuter mit „der Macht gegen 3 und gegen 30, (...) gegen Gift und gegen Ansteckung, du hast Macht gegen das Übel, das über das Land dahinfährt". Weiter heißt es: „... Da nahm Woden neun Wunderzweige, erschlug die Schlange ..." Der gesamte Text zeigt zum einen sehr schön, welche Pflanzen von besonderer Bedeutung waren, und zum anderen ist er ein wunderbares Beispiel dafür, wie Kulturen und Religionen sich verschmolzen haben. Die Schlange ist, neben anderen Textpassagen, christlicher Prägung (siehe Seite 59), Wotan (Woden) wiederum ist ein Gott der Germanen (siehe Seite 130), zu denen die Angeln und Sachsen zählten. Una schließlich ist ein Anagramm von Anu, auch Danu genannt, die Mutter des irischen Göttergeschlechts der Thuatha de Danna, die Züge der indoeuropäischen Urgöttin, der „Mutter Erde", trägt. Ein Anagramm, die Vertauschung oder Umkehrung von Buchstaben in einem Wort, diente häufig dazu, eine Formel magisch zu „verstärken" oder sie nur für Eingeweihte erkennbar zu machen.

In der „Deutschen Mythologie" der Gebrüder Grimm kann man lesen, dass es, zumindest auf den Britischen Inseln, nicht Wotan war, der den Menschen den Beifuß nähergebracht hat, sondern die Meerjungfrauen: Die Erzählung handelt von einem jungen Mädchen, das durch die Schwindsucht dem Tode bereits sehr nahe war. Da erhob sich aus den Fluten des Meeres eine Wasserfrau und sprach (frei übersetzt): „Warum lasst ihr die Maid sterben unter eurer Hand, wo doch die Machtwurz blüht in eurem Land!" Bei einem Mädchen, bei dem jede Hilfe zu spät kam, trauert eine andere Wasserfrau: „Wenn sie die Nessel trinken würde im März und die Machtwurz essen im Mai, so würde sie auf Erden wandeln als strahlende Maid."

Eine schützende Hand über die jungen Mädchen streckte auch die Göttin Artemis aus. Sie ist Namensgeberin der wissenschaftlichen Bezeichnung für den Beifuß.

Artemis, wilde Jägerin und sanfte Hebamme

Artemis, die Göttin der Jagd, Schutzheilige der wilden Tiere und der Geburt, war eine der beliebtesten Göttinnen der Antike. Eines der sieben Weltwunder war ihr gewidmet, ein gänzlich aus Marmor errichteter Tempel in Ephesos in der heutigen Türkei (ca. 170 Kilometer südlich von Izmir), dessen Bauzeit über 120 Jahre betrug. Ihre Beliebtheit und die ihres römischen Pendants „Diana“ war so groß, dass die Mönche mit der Bekehrung zum Christentum ihre Schwierigkeiten hatten. Teilweise kam es zu offiziellen Umbenennungen von „Diana“ zu „Maria“.

Artemis, die am liebsten mit einer Schar jungfräulicher Jägerinnen durch den Wald zog, war eine Mondgöttin (siehe auch Seite 80). Sie stand den Frauen während der Geburt bei, konnte aber auch eine zerstörerische Seite an den Tag legen. Wer sie beleidigte, musste mit dem Leben bezahlen. Laut dem Religionswissenschaftler Mircea Eliade versinnbildlichte sie das „freie Leben“, das zwar Fruchtbarkeit und Mutterschaft, nicht aber Liebe und Ehe kannte. In diesem Sinne war sie auch Naturgöttin des „Wildwuchses“, nicht aber des „gezähmten“ Ackerbaus. Die Tänze zu ihren Ehren nahmen teilweise recht wilde, orgiastische Züge an, und als Göttin des Waldes hängte man vielerorts ihr Bildnis in die Bäume. Von den Frauen der Antike wurde sie als „locheia“, als Göttin der Niederkunft verehrt. Starb eine Frau im Kindbett, so glaubte man, ein Pfeil der Artemis sei dafür verantwortlich.

Möglichkeiten, die fruchtbarkeitsspendende Kraft der Artemis über ihre Pflanze, den Beifuß, zu erlangen, gab es in unseren Breiten einige.

Fruchtbarkeit

Die einfachste Methode, an Artemis’ fruchtbarkeitsspendendem Segen teilzuhaben, war, sich das Kraut an den Schenkel zu binden. Unter das Kopfkissen gelegt, weckte der Beifuß unkeusche Gedanken. Band man ihn an Sonnwend (21. Juni) um die eigenen Lenden und sprang damit übers Sonnwendfeuer, versprach dies unter anderem Fruchtbarkeit für einen selbst, die Tiere und das Land. Etwa zur selben Zeit, an Johanni (24. Juni), konnten die Mädchen mit seiner Hilfe sagen, ob sie im kommenden Jahr heiraten würden, und sogar erkennen, wer ihr Zukünftiger wohl sein werde. Auch als Brautpflanze war unser Gänsekraut beliebt, und wollte man den fruchtbarkeitsspendenden Regen anlocken, musste man es nur räuchern.

Sonnwend-Kraftgürtel

Der „Sonnwendgürtel" (auch ein alter Name für den Beifuß) ist in Europa ein recht weit verbreitetes Brauchtum. Der erste, der einen solchen Gürtel, trug war wohl der germanische Donnergott Thor. Er hatte einen Gürtel namens „Megingjardr", einen Stab und einen eisernen Handschuh von der Riesin Gridr, der Mutter von Widar (siehe Seite 74) geschenkt bekommen. Dies sollte ihn gegen eine Intrige durch Loki (siehe Seite 62) wappnen. Sein Gürtel, so heißt es, sei aus Beifuß (auch „Donnerkraut") geflochten gewesen und musste jedes Jahr zur Sonnwende erneuert werden. Auf diese und nur auf diese Weise würde er dem Gott doppelte Kraft verleihen.

Dem christlichen Mythos nach trug auch Johannis der Täufer, „die Stimme aus der Wüste", während seiner langen Aufenthalte in dieser unwirtlichen Landschaft einen Gürtel aus Beifuß, der ihm Kraft verlieh.

„Normale" Sterbliche konnten mit Hilfe des Sonnwendgürtels nicht nur Kraft und Fruchtbarkeit erlangen, sondern sich auch von körperlichen Gebrechen befreien. Dazu mussten sie den getragenen Gürtel dem Feuer übergeben.

Wenn er an Johanni geweiht wurde, diente er zum Schutz gegen Kreuzschmerzen und Verhexungen. Generell konnte man die schutzmagische und heilende Wirkung aller Kräuter verstärken, wenn man diese kurz in das Sonnwendfeuer hielt.

Schutz und Reinigung in der ganzen nördlichen Welt

Ich finde es immer wieder unglaublich spannend zu sehen, dass Kulturen, die tausende Kilometer voneinander entfernt sind und zuweilen sogar getrennt durch einen Ozean, „Floras Kinder" auf so ähnliche Weise nutzen. Wacholder, Engelwurz, Weide und auch unser Beifuß sind nur ein paar wenige Beispiele. Alle kommen auf der gesamten Nordhalbkugel vor, und es scheint, als hätten die Menschen dort überall eine „Universalschau" auf die Pflanzen abgehalten und in gleicher Weise ihre Tugenden erkannt.

Neben dem Schaffen eines sakralen Raums wurden der Beifuß und seine „Geschwister" von den Prärieindianern genutzt, um Totengeister zu vertreiben. Die Ainu, die Urbevölkerung Hokkaidos, der nördlichsten japanischen Insel, verwendeten ihn zum selben Zweck. In China werden bei der Moxibution, auch Moxatherapie genannt, Meridiane energetisiert und von schlechten Einflüssen gereinigt. In unseren Breiten trug man Beifuß als Amulett gegen böse Krankeitsgeister.

Um das Haus vor Blitz, Hexen und bösem Zauber zu schützen, legte man das „Sparrenkraut“ unter Dachsparren oder Türschwelle. Im neunerlei Kräuterbuschen (siehe Seite 170) schützte der Beifuß die Tiere im Stall, und an die vier Ecken eines Feldes gesteckt, sollte er die Ernte vor Hagel bewahren. Er vertrieb auch das „dämonische Getier“, wie Fliegen, Läuse und anderes Ungeziefer, allerdings ist das kein bloßer Zauberglaube, sondern die Wirkung seiner ätherischen Öle.

Auch verhexte Milch (siehe Seite 208) konnte mit dem „Hexenkraut“ oder der „Teufelsflucht“ behandelt werden. Die alten Namen sprechen Bände – ob die Neandertaler vor 60 000 Jahren in ihrer Höhle den Beifuß bereits auf diese Art genutzt haben, bleibt ein Rätsel. Wir wissen nur, dass sie ihre Toten auf ihm gebettet haben (siehe Seite 168).

Signaturkunde

Allen voran schreitet die Mondfrau. Der englische Gelehrte Nicholas Culpeper erkannte im Beifuß die Venus, andere Vertreter seiner Zunft sehen auch Merkur und ein wenig Mars, und ich selber möchte noch die Sonne hinzufügen. Es scheint fast, als sei die „Mutter aller Kräuter“ auch die „Mutter der Planeten“.

Den Mond erkennt man in der fein flaumigen, silbern erscheinenden Blattunterseite des Beifußes sowie in seiner Wirkung auf die weiblichen Keimdrüsen, auf entzündliche Prozesse und auf Fieber (siehe Seite 80).

Der ungewöhnliche schlitzige Schwung der Blätter und ihr häufiger Standort, die Wegränder, sind dagegen ganz im Sinne des Merkur, des Götterboten, der keinen Beifußrauch benötigt, um sicher zwischen den Welten zu wandeln. Er ist auch Regent über Atemwege und Hormone, zwei weitere Anwendungsgebiete unseres „Gänsekrauts“ (siehe Seite 62).

Die Venus zeigt sich in den vielen kleinen, aber lieblichen Blüten, außerdem gehören ihr die Niere und die Gebärmutter an, Organe, die der Beifuß ebenfalls zu heilen weiß (siehe Seite 209 und Seite 171).

Ein wenig spiegelte sich der Mars in den rot überlaufenen Stängeln des Beifuß, ebenso in dessen Vermögen, Müdigkeit zu vertreiben, Kraft zu schenken und die Galle anzutreiben (siehe Seite 97 und Seite 26).

Und auch die Sonne ist präsent, wie der Name Sonnwendkraut als weitere Bezeichnung für den Beifuß belegt – idealerweise blüht es auch an eben diesem Tag. Er ist eine stark aromatische Pflanze, die das Zentrum unseres Körpers wärmt (siehe Seite 132).

Naturkunde

Unsere Erde hat schon viele Eiszeiten erlebt. Jedes Mal wurde sie anschließend neu von Pflanzen besiedelt. Zu den ersten Siedlern nach der letzten Eiszeit vor rund 10 000 Jahren gehörte auch der Beifuß.

Deutscher Name: Gewöhnlicher Beifuß
Lateinischer Name: *Artemisia vulgaris*
Familie: Korbblütler
Standort: Wegränder, Steinbrüche, Bahndämme, Böschungen

Beschreibung: 100–150 cm hoch; mehrjährig; Stängel: dunkel bis braunrot, fest, mit ausgebreiteten Seitenästen; Blätter: einfach oder doppelt gefiedert, spitz zulaufend, oben glatt dunkelgrün, unten weißfilzig; Blüten: klein, eiförmig, graufilzig, mit gelber bis rotbrauner Krone
Blütezeit: Juli–September
Erntezeit: oberirdischer Teil (Blatt, Blüten, Stängel) Juni–Oktober

Wirkstoffkunde

Der Beifuß enthält Bitterstoffe, ätherische Öle (siehe Seite 173), Flavonoide (siehe Seite 64) und Carotinoide. Die Zusammensetzung seines ätherischen Öls ist unter anderem menstruationsfördernd und unterleibsentkrampfend und kann bei zu hoher Dosis auch abtreibend wirken. Die chemisch uneinheitlichen Bitterstoffe (Gemeinsamkeit: bitterer Geschmack) stehen beim Beifuß im Vordergrund.

„Was bitter im Mund, ist dem Magen gesund“, so ein Spruch aus dem Volksmund, der bereits in der Antike seine Gültigkeit besaß. Ein Großteil des breiten Wirkspektrums findet über den reflektorischen

Reiz an den Geschmacksknospen statt, daher darf man sie auch nicht süßen.

Neuere Forschungen durch Steve Liggett haben ergeben, dass Bitterstoffe zudem aber auch über Haut und Lunge resorbiert werden können. Werden sie inhaliert, erweitern sich die Bronchien dreimal stärker als durch gewöhnliche Asthmamedikamente. Bitterstoffe sind allgemein erwärmend, regen den Energiestoffwechsel und die Peyerschen Plaques (Immunzellen im Darm) an. Sie fördern die Durchblutung, die Aufnahme von Eisen und Vitamin B12, helfen bei Appetit- und Antriebslosigkeit, sind galletreibend, entzündungshemmend, herzstärkend, beruhigend und stimmungsaufhellend. Außerdem wirken sie antibakteriell und pilzhemmend.

Bei der therapeutischen Einnahme von Bitterstoffen sollten Sie die Mischung alle 3–5 Wochen ändern, nach diesem Zeitraum tritt eine Gewöhnung der Geschmacksknospen ein.

Für uns Menschen ist diese Stoffgruppe, wie schon Hildegard von Bingen sagte, eine Universalmedizin. Den Pflanzen dient sie in erster Linie als Fraßschutz.

Heilkunde

Odo von Meung, oder lateinisiert Odo Magdunensis, der Autor des „Macer floridus", einer der ältesten Schriften der Klostermedizin aus dem 11. Jahrhundert, setzte die „Mutter aller Kräuter" an die erste Stelle seiner Sammlung von 77 Heilpflanzen. Und nach der Auffassung der chinesisch-tibetischen Medizin durchdringt der verräucherte Beifuß (diverse *Artemisia*-Arten) bei der Moxatherapie alle Gefäße und kann auf diese Weise 100 Krankheiten heilen.

Für die angegebenen Rezepte können Blüte, Blätter und Stängel verwendet werden.

Wärme für Körper und Seele

In Asien, Europa und Nordamerika war er ein „Seelenbalsam" und ist es noch heute. Als Tee oder Fußbad wirkt der Beifuß beruhigend, regt dabei den Kreislauf an, entkrampft und kann den gesamten Körper auf wohltuende Weise erwärmen. Bei chronisch kalten Füßen und Händen sollte man die Fußbäder regelmäßig durchführen.

Für einen guten, entspannten Schlaf kann man sich ein Kräuterkissen aus Beifuß ans Kopfende legen (siehe Seite 138, allerdings muss das Beifußkissen nicht erwärmt werden). Als Räucherung unterstützt er nicht nur den „Seelenflug“, sondern vertreibt auch Melancholie, Verzweiflung, Verlustängste und Trennungsschmerz – Gefühle, die auch der junge Druide empfand, ehe er der Gans begegnete.

Frauenheilkunde

Alle Gelehrten der Antike waren sich einig, dass der Beifuß eine großartige gynäkologische Heilpflanze ist. Heute wissen wir, dass er die Hypophyse (die „oberste Hormonschaltzentrale“ im Gehirn) dazu anregt, in den Eierstöcken vermehrt Östrogene zu bilden. Dadurch kann er ein hormonelles Gleichgewicht im weiblichen Körper schaffen. Dies führt, auch nach langjähriger Einnahme der Pille, zu einer regelmäßigen, ausgewogenen, krampf- und schmerzfreien Periode ohne postmenstruelles Syndrom (siehe Seite 175). Im Fall von unerfülltem Kinderwunsch liegt meist ein Östrogenmangel vor, der durch das „Mutterkraut“, wie man den Beifuß auch nannte, behoben werden kann. Als „Schoßwurz“ wirkt er geburtsvorbereitend und übernimmt damit sozusagen das „Amt“ seiner Namensgeberin Artemis. In höheren Dosen öffnet er den Muttermund, verstärkt die Wehen, wirkt Verkrampfungen entgegen und erleichtert die Austreibung der Nachgeburt. Ist das Kind geboren und leidet die Mutter an Verstopfungen, hilft er als Tee auch hierbei. Schwangere dürfen Beifuß aufgrund dieser Wirkungen erst zwei Wochen vor der Geburt trinken, ansonsten droht die Gefahr eines Abgangs.

In unseren Breiten wird zur Geburtsvorbereitung der Tee angewendet. In Asien ist zur Einleitung der Entbindung ein Unterleibsdampf üblicher. Dieser eignet sich auch hervorragend bei krampfartigen Menstruationsbeschwerden. Etwas einfacher ist es, den Unterleib mit einem Ölauszug (siehe Grundrezept Seite 10) einzureiben. Der Ethnomediziner Adolf Kronfeld, der im frühen 20. Jahrhundert wirkte, empfahl, zusätzlich bei diesen Beschwerden einen Wickel aus angestoßenem Kraut auf den Unterleib zu geben.

Da der Beifuß keine Hormonsubstitution darstellt, wie etwa Hopfen, Rotklee oder Granatapfel, sondern direkt auf die Hormondrüsen wirkt, ist er für eine Therapie während der Wechseljahre nicht geeignet – in diesem Lebensabschnitt kommen die Eierstöcke langsam zur Ruhe. Dafür eignet er sich aber hervorragend für die Zeit, in denen sie erwachen, in der Pubertät, jene Zeit, die unter dem besonderen Schutz der Artemis steht. Durch seine durchblutungsfördernden Eigenschaften auch im Beckenbereich wurde der Beifuß zudem als leichtes Aphrodisiakum verwendet (siehe Seite 32).

James Green ist Autor einer der wenigen Kräuterbücher für Männer. Er schreibt darin, dass auch das „starke Geschlecht" mondabhängigen hormonellen Schwankungen unterworfen ist, die mit Verletzlichkeit, geringer Stresstoleranz und Launen einhergehen. Als Therapie empfiehlt er Beifuß und Schafgarbentee.

Niere, Blase und Verdauung

Hildegard von Bingen kochte den Beifuß zu einem Mus und heilte damit „kranke Eingeweide" und erwärmte den kalten Magen.

Beifuß entkrampft das gesamte Verdauungssystem, hilft bei Koliken und schwemmt Steine in Niere, Blase und Galle aus. Außerdem ist er entblähend und wirkt harn- und galletreibend. Eine halbe Stunde vor dem Essen genossen, regt er den Appetit an, eine halbe Stunde danach fördert er die Verdauung.

Neben dem Tee kann bei Verkrampfungen auch eine Kompresse angelegt oder ein Ölauszug (siehe Grundrezept Seite 10) einmassiert werden.

Entgiftung

Einst nutzte man den Beifuß bei Vergiftungen durch übermäßigen Genuss von Opium, damals ein übliches Schmerzmittel in Form von Laudanum. Da Opium heute nicht mehr freiverkäuflich ist, kommt der Beifuß nunmehr bei Vergiftungen anderer Art zum Einsatz. Von einer dieser Wirkungen wusste einst auch Hildegard von Bingen, die ihn bei verdorbenen Speisen und Getränken verordnete. Bei Frühjahrskuren zum Entschlacken des Körpers machen ihn seine Bitterstoffe zu einem wichtigen Mittel. Er bindet Giftstoffe (siehe Seite 99) und schafft sie unter anderem durch seine schweißtreibende Wirkung aus dem Organismus.

Auch Plagegeister wie die lästigen Mücken weiß der Beifuß zu vertreiben. Dazu reicht es, sich mit dem frischem Kraut einzureiben.

Bewegungsapparat

Durch seine durchblutungsfördernden Eigenschaften beschleunigt der Beifuß die Heilung von Verletzungen am Bewegungsapparat und lindert rheumatische Schmerzen. Die Indianer Nordamerikas nutzen dazu den Dampf oder Rauch des Beifußes, bei uns verwendet man eher einen Ölauszug zum Einreiben (siehe Seite 10). Culpeper empfahl als eine schnelle Hilfe bei Ischiasschmerzen 3–5 g pulverisierte Blätter in Wein zur oralen Einnahme.

Um lange Wanderungen problemlos zu meistern, nutzte man der Beifuß bereits in der Antike. Man legt sich dazu einfach Blätter in den Schuh. Sind die Füße dann doch übermüdet und schmerzen, kann man sich mit einem Fußbad Erleichterung schaffen. Fälschlicherweise nimmt man vielfach an, der Name „Beifuß" habe etwas mit dieser Anwendung zu tun. Der Volkskundler und Namenssammler Marzell führt dieses Missverständnis auf einen Interpretationsfehler zurück. Als der angelsächsische Neunkräutersegen ins Niederhochdeutsche übertragen wurde, übersetzte man die „Machtwurz" mit „bibot", „Bivot" (von althdt: „Biboz" oder „Bozzon" für „schlagen, stoßen") und daraus entstand „Beifuß". Gemeint war mit der Übersetzung aber wahrscheinlich das Schlagen, sprich Vertreiben, von Geistern.

Erkältungskrankheiten

Lonicerus verschrieb den Beifuß zur Reinigung der Lunge. In der chinesischen Medizin wie auch bei uns wird er als Tee bei Erkältungen und Bronchitis eingesetzt, die nordamerikanische Urbevölkerung zieht Inhalationen vor. Auch bei fieberhaften Erkrankungen findet der Beifuß Verwendung. Eines seiner asiatischen „Geschwister", der Einjährige Beifuß *Artemisia annua*, ist ein traditionelles und wirksames Mittel gegen Malaria.

Rezepte

Müde Füße, Durchblutungsstörungen

Beifuß-Fußbad
Infus aus 5–6 EL des möglichst blühenden Krauts auf 1 Liter Wasser hinzufügen. Badedauer etwa 10 Minuten.

Verspannung, Zerrungen, Husten, Bronchitis, Gicht- und Rheumaschmerzen, Unterleibskrämpfe und -schmerzen

Dampf
Etwa 5 EL des möglichst blühenden Krauts in einem Kochtopf mit 1–2 Litern kochendem Wasser übergießen.

Für einen Unterleibsdampf setzen Sie sich so bequem wie möglich mit gegrätschten Beinen auf die Kante eines Hockers, und stellen den Topf mit dem Dampf direkt davor. Achten Sie darauf, dass der Unterleib warm eingepackt ist und der Dampf nicht nach außen entweicht. Dauer: 10–15 Minuten.

Wenn Sie andere Körperteile, wie gichtgeplagte Gelenke behandeln, sollten Sie ebenfalls darauf achten, dass der Dampf nicht in die Umgebung entweicht, sondern an gewünschter Stelle wirken kann.

Für die Anwendungen bei Atemwegserkrankungen können Sie ihn auf traditionelle Weise inhalieren.

Koliken, Unterleibsschmerzen und -krämpfe

Kompressentee
Infus aus 2 EL des möglichst blühenden Krauts auf 0,2 Liter Wasser. Diese Kompresse (siehe Grundrezepte Seite 10) bei Bedarf anwenden.

Verspannung, Zerrungen, Gicht- und Rheumaschmerzen, Ängste, depressive Verstimmungen

Räucherbuschen

Zum Binden benötigen Sie ein reißfestes Naturfasergarn. Die Größe des Buschens können Sie je nach Wunsch variiren, anfangen würde ich allerdings mit einem kleineren Exemplar. Dazu nehmen Sie ein etwa 5 cm dickes und 15 cm langes, lockeres Bündel von getrocknetem Beifuß und einen rund 60 cm langen Faden. Das Bündel binden Sie am Ende fest zusammen, sodass die beiden Enden des Fadens gleich lang sind. Dann wickeln Sie die Enden in Abständen von 2–3 cm kreuzweise um die Länge des Buschens. Alle 5–8 cm sollten Sie einen Knoten machen, um zu verhindern, dass der Buschen sich später beim Abbrennen auflöst. Damit er gut durchglühen kann, muss er fest zusammengebunden werden.

Halten Sie den Buschen beim Anzünden zunächst eine Weile in die Flamme, später reicht ein Pusten, um die Glut zu erhalten. Wird im Haus geräuchert, sollte stets ein Tellerchen bereitstehen, um die herabfallenden Glutstückchen aufzufangen.

Bei einer Mischung legt man den Beifuß als „Bettchen" aus und dann die anderen Kräuter darauf, ehe man das Bündel zusammenfasst.

Möchten Sie den Buschen nicht komplett abbrennen lassen, achten Sie bitte genau darauf, dass die Glut vollkommen erloschen ist. Am besten stecken Sie den Buschen „kopfüber" in ein Schälchen Sand oder Erde.

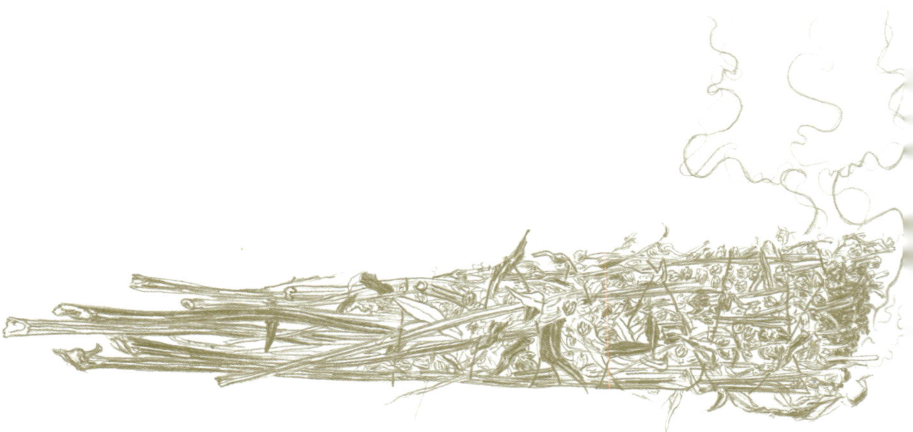

Erkältungskrankheiten, erwärmend, Regelprobleme, Nervosität, Verdauungsprobleme, Nieren-, Blasen- und Gallensteine

Tee

Infus aus 2 EL des möglichst blühenden Krauts auf ½ Liter Wasser, 2–3 Tassen täglich trinken.

Der Tee darf nicht in der Schwangerschaft getrunken werden werden (siehe auch Abschnitt Wirkstoffkunde)! Besteht keine Schwangerschaft, kann der Tee bedenkenlos bei Akutzuständen oder kurmäßig getrunken werden.

Frühestens 2 Wochen vor dem Geburtstermin können Sie Beifußtee zur Geburtsvorbereitung trinken, sollten dies aber im Vorfeld mit ihrer Hebamme absprechen. Verwenden Sie zu diesem Zweck das Mengenverhältnis wie für einen Kompressentee.

Webmuster

Mutter aller Kräuter, Machtwurz, Sonnwendgürtel, Gänsekraut – der Beifuß trägt so viele Namen, wie er Fähigkeiten hat. Er ist ein fantastischer Begleiter, nicht nur auf dem Seelenflug, sondern auch bei vielen Erkrankungen des Körpers. Der junge Druide in der Geschichte leistete ganze Arbeit, um diese vielen Tugenden herauszufinden, und ich bin mir sicher, dass seine Freundin, die Gans, vielleicht auch Wotan oder eine Meerjungfrau, ihn ein bisschen dabei unterstützt haben.

Die weiße Schafgarbe

In einer Zeit vor unserer Zeit hatten all die vielen Sommerblumen noch dieselbe Farbe. Ob groß oder klein, Rispe oder Dolde, alle waren sie weiß. Es würde die Aufgabe der Göttin des Sommers sein, den Blumen ihre Farbe zu schenken. Belisama, Blütenmaid des Sommersonnengottes Belenos, ward sie genannt. Sie liebte bunte Farben und blütenfeine Düfte. Belenos gab sich alle Mühe, seine Sonne sanft, doch kräftig genug auf die Erde strahlen zu lassen, damit die zukünftigen Farben für seine Geliebte leuchteten und die Blütendüfte ihr schmeichelten.

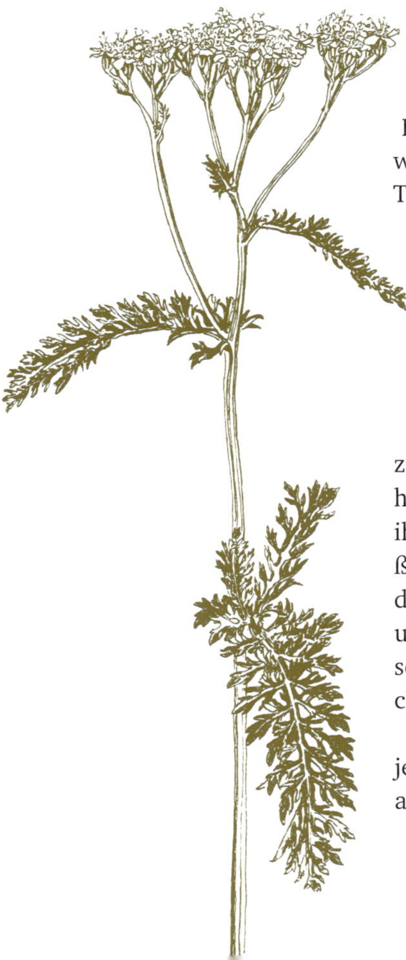

Schon damals, wie auch heute noch, besuchte der Regenbogen im Sommer recht häufig die Erde und ihre Götter. Eines Tages brachte er der Blütenmaid ein wunderbares Geschenk. Es war ein großer Topf, gefüllt mit all seinen Farben. Belisama freute sich sehr, denn nun konnte sie endlich mit ihrer Arbeit beginnen. Sie band ihr langes goldblondes Haar zu einem Zopf zusammen, schürzte ihr Kleid und nahm den großen Farbtopf entgegen.

All die Pflanzen des Sommers wurden zunächst gefragt, welche Farbe sie gerne hätten. Dann tauchte Belisama die Spitze ihres Zopfes wie einen Pinsel in den großen Farbtopf des Regenbogens und malte die Blüten an. Es waren vor allem Kräuter und Blumen, deren Blüten sie eine Farbe schenkte. Die meisten Bäume und Sträucher hatten ja im Frühling bereits geblüht.

Es war ein herrliches Fest der Farben, jedes Pflänzchen freute sich und fing gleich an, noch mehr zu duften. Natürlich gab es auch solche, die ihre weiße Farbe liebten und behalten wollten. Aber auch sie waren von der ausgelassenen Stimmung verzaubert und dufteten mit. Die Blütenmaid war in einem solchen Malrausch, dass selbst Schmetterlinge, Käfer und sogar einige Steine rote, grüne, gelbe und blaue Tupfen bekamen. Und ehe die Blütenmaid sich versah, war der Topf leer. Doch die Arbeit war noch nicht vollbracht. Ein Pflänzchen fehlte noch. Es hatte hübsche, augenbrauengleiche Blätter und wie zu einer Dolde aneinandergereihte kleine Körbchen als Blüten. Belisama wurde ganz betrübt, denn sie wusste, dass dieses Pflänzlein auch von einer Farbe geträumt hatte. „Was hab ich nur getan? Hab im Farbenrausch alle Umsicht verloren“, sagte sie zu sich. Sie kniete sich neben die kleine weiße Blume und sprach ihr tröstende Worte zu:

„Es tut mir so leid, vor allem weil der Regenbogen mir nicht noch einmal ein solches Geschenk machen kann. Denn sonst hätte er selber keine Farben mehr. Aber irgendetwas wird mir schon einfallen, um meine Torheit wieder gut zu machen.

Es werden nicht deine Farben sein, sondern etwas ganz Besonderes an dir, für das die Menschenkinder, die bald kommen werden, dich bewundern und ehren. Bitte sei nicht traurig. Nach Sonnenuntergang kommt Belenos nach Hause. Gemeinsam wird uns etwas einfallen.“ Sie strich der

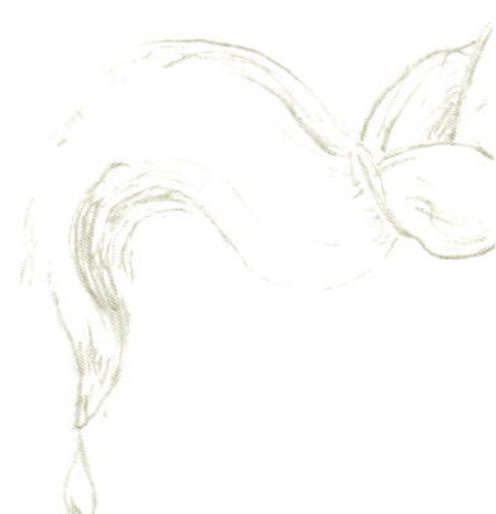

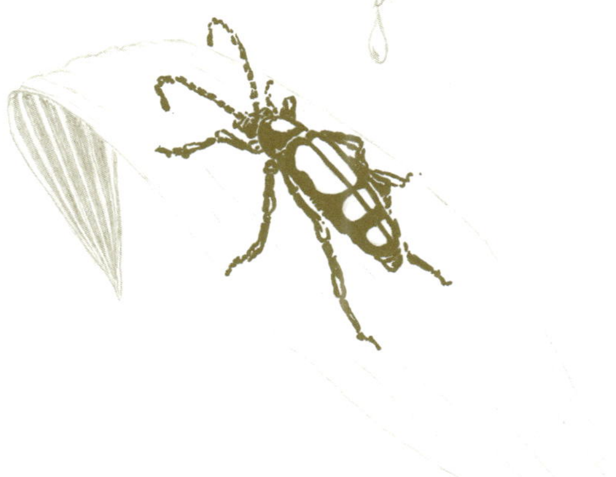

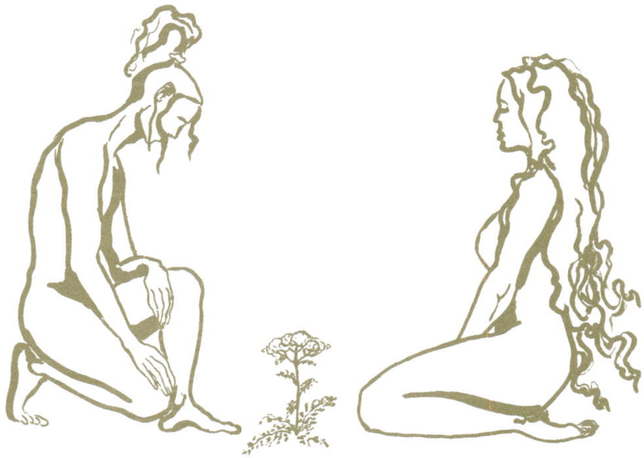

kleinen Blume über die Blüte, die Berührung tröstete sie, doch ein wenig Traurigkeit blieb zurück.

Am Abend erzählte Belisama ihrem Geliebten von dem Missgeschick. „Ich schenke den Blüten der Pflanzen ihre Farben, und du schenkst ihnen ihre Heilkraft. Einem Pflänzchen konnte ich leider kein Geschenk machen. Liebster Belenos, schenk du ihm mehr, als du vorgehabt hast, um meinen Fehler wieder gut zu machen."

„Meine schöne Belisama, wie könnte ich dir je eine Bitte abschlagen. Ich werde gleich Morgen vor Sonnenaufgang zu dem Pflänzchen gehen und ihm eine besondere Gabe schenken. Und wenn dich das nächste Mal der Farbenrausch packt und Umsicht und Besonnenheit in weite Ferne rücken, dann solltest du an dem Pflänzchen riechen. Denn sie soll von nun an jedes Wesen zurück in seine Mitte führen. Sei es das Leiden im Unterleib, im Magen oder Kopf – sie wird den Ausgleich schaffen, egal ob zu viel Hitze oder zu viel Kälte die Ursache sind."

Die Blütenmaid küsste den Sonnengott und sprach: „Ich danke dir. Es ist eine wunderbare Idee, ein Sommerkraut zu haben, das sogar das sprunghafte Wesen und temperamentvolle Gemüt seiner Götter auszugleichen weiß."

„Du meinst wohl seiner Göttin? Wer hat denn dem Farbrausch frohlockt und nicht aufgepasst, geschweige denn nachgedacht?"

„Aber du lässt es bei deinen Gewittern oft ziemlich laut krachen und donnern, das ist auch nicht gerade ein Zeugnis für Besonnenheit!“ Und so neckten sich die beiden noch lange bis in die Nacht hinein – ausgelassen, lachend, jagend, tobend und tollend, dass so manche Sterne schnuppten.

Dann, ganz früh am Morgen, gingen sie Hand in Hand zu der kleinen weißen Blume. Belisama kniete sich neben sie und flüsterte ihr zu:

„Durch meinen Fehler hast du leider keine Farbe bekommen, doch Belenos ist nun bei mir, und ich hoffe, dass er dich mit seinem Geschenk trösten wird. Er wird dir Heilkräfte verleihen von ganz besonderer Art.“ Wieder strich sie der weißen Blume über die Blüte und trat einige Schritte zurück. Nun war es Belenos, der sich neben das Pflänzlein kniete. Er legte seine Hände um dessen Blütenkopf und hauchte es an. Sogleich schien es ein Stück zu wachsen und wundersam zu duften.

„Die Menschenkinder werden dich für vielerlei Krankheit nutzen, denn kaum eine Pflanze hat so viel Heilkraft, wie du sie nun besitzt. Du brauchst nicht mehr traurig sein, dass dein Kleid in keiner bunten Sommerfarbe leuchtet, denn deine Heilkräfte überstrahlen nun jede Farbe.“

Die weiße Blume war sehr gerührt und glücklich und auch ein wenig verlegen.

Wahrscheinlich ist es eben diese Verlegenheit, die den besonders heilkräftigen Schafgarben die Blütenwangen rötet, denn man sagt, sogar noch heute, dass eine Schafgarbe, die rosa blüht, besonders viel Heilkraft besitzt.

Die Kunde von der Schafgarbe

Nach so vielen Jahren ist meine Liebe und Begeisterungsfähigkeit für das Thema Wildpflanzen ungebrochen, und ich laufe bei meinen Seminaren manchmal Gefahr, die Teilnehmer zu überfordern. Um dem entgegenzuwirken und mich zu sammeln, suche ich kurz vorher eine Schafgarbe, pflücke mir je nach Jahreszeit ein Blatt oder etwas Blüte, zerreibe es und atme den Duft tief ein. Es ist ein Duft, der beruhigt, zentriert und meine Konzentration fördert. Das ausgleichende Prinzip, sowohl auf seelischer wie auf körperlicher Ebene, ist ihr größtes Geschenk an uns Menschen.

Volkskunde

Der bisher älteste Fund zum Gebrauch einer Schafgarbe ist ein 60 000 Jahre altes Neandertalergrab im heutigen Irak. Der Tote wurde dort auf diverse Pflanzen gebettet, darunter auch die Schafgarbe (außerdem Beifuß, Flockenblume, Eibisch und Meerträubel). Es ist dieselbe Art, die noch heute in der irakischen Pflanzenheilkunde Verwendung findet.

Das harmonisierende Prinzip

Lateinische Schriften aus dem 6. Jahrhundert gaben der Schafgarbe bereits die Synonyme „Soldatenkraut“ und „Augenbraue der Venus“. Zwei recht unterschiedliche Namen, deutet der eine doch auf das „todbringende Männerhandwerk“ hin und der andere auf den „lebensschenkenden Frauenliebreiz“.

Betrachten wir zunächst das „Soldatenkraut“ oder besser gesagt, das Kraut des griechischen Helden Achill, der nicht nur eine Schlüsselfigur im Trojanischen Krieg war, sondern auch Pate stand für den botanischen Gattungsnamen (*Achillea*). Zunächst wissen wir aus Homers „Ilias“, dass der große Krieger Achill, wie viele andere Helden der Antike, von dem heilkundigen Centauren Chiron aufgezogen und erzogen wurde. Von ihm lernte Achill viel über den Gebrauch von Heilpflanzen, so auch über die Schafgarbe, mit der er während des Trojanischen Kriegs angeblich viele seiner Soldaten heilte.

An die Augenbraue der schönen Liebesgöttin Venus muss man denken, wenn man das fein geschwungene Blatt einer Schafgarbe betrachtet. Direkte Mythen über die Schafgarbe als Frauenheilpflanze gibt es zwar nicht, zwei weitere volkskundliche Namen, Margaretenkraut und Barbarakraut, unterstreichen aber ihre Bedeutung auf diesem Gebiet. Die beiden Heiligen gehören gemeinsam mit Katharina zu den sogenannten „drei Madels", in gewisser Weise eine christianisierte Form der Dreigesichtigen Göttin (siehe Seite 113). Katharina ist Vertreterin des Lehrstandes, Margarete des Nährstandes, also der Bauern. Ähnlich wie der heilige Georg war sie ihres Zeichens Drachentöterin und wurde unter anderem bei diversen Frauenleiden angerufen. Barbara ist Vertreterin des Kriegerstandes, also genau genommen wieder „Soldatenkraut". Außerdem ist sie Botin der Hoffnung und des Friedens. Sie führt die Seelen an den Thron Gottes, und ihre Fürbitte gilt den jäh verstorbenen Menschen. Es mag seltsam erscheinen, dass Attribute wie Hoffnung und Frieden von einer Vertreterin des Krieges getragen werden. Aber genau hier wird das alte heidnische Verständnis der Welt sichtbar. Die Welt ist nicht von einer Dualität wie etwa Gut und Böse oder Himmel und Hölle bestimmt, sondern bildet einen Kreislauf von Werden und Vergehen. Um diesem Kreislauf ein wenig vorauszuschauen, bedienten sich die Menschen nicht nur bei uns der Schafgarbe.

Wahrsagekraut

Das chinesische I Ging, das „Buch der Wandlung", ist der Legende nach 5000 Jahre alt und besteht aus Orakelsprüchen. Mit Hilfe von sechs Schafgarbenstängeln können 64 unterschiedliche „Hexagramme" gebildet werden, die für bestimmte Yin- und Yang-Einflüsse stehen und auf entsprechende Textstellen verweisen. Seit etwa 1000 v. Chr. sind die Schafgarbenstängel als „Werkzeug" in Gebrauch, vor dieser Zeit verwendete man Tierknochen.

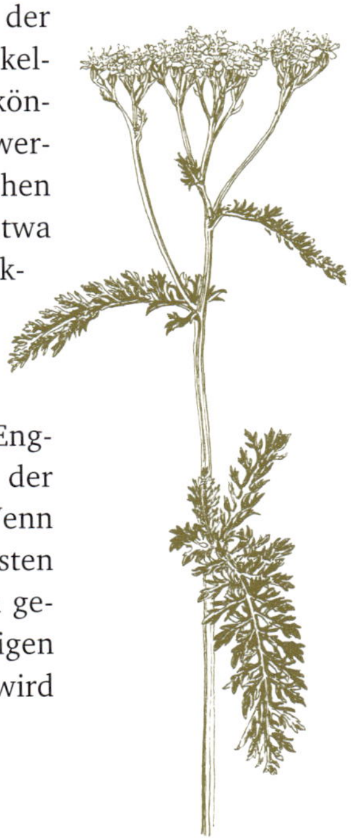

Weit weniger kompliziert waren die Wahrsagetechniken mit der Schafgarbe in unseren Breiten. In England drehten junge Mädchen dreimal ein Blatt in der Nase herum und dachten dabei an ihren Liebsten. Wenn die Nase zu bluten anfing, so würden sie im nächsten Jahr ein Paar werden. Auf dem „Festland" sollte ein geflochtener Kranz unter dem Kopfkissen den Zukünftigen im Traum erscheinen lassen. Außerdem wurde und wird die Schafgarbe in den Raunächten, den weissagenden Nächten zwischen den Jahren (siehe Seite 113) verräuchert, um einen Einblick in das kommende Jahr zu erhaschen. Allgemein stärkt sie auf diese Weise die Intuition und fördert die Traumarbeit. Das wussten vor langer Zeit auch schon die Kinder in Frankreich. Sie legten sich vor dem Schlafengehen Schafgarbenblätter auf die Augen, um besonders schöne Träume zu haben.

Sympathiemagie, Schutz und Fruchtbarkeit

Innerhalb der Sympathiemagie (siehe Seite 78) konnte die Schafgarbe bei so ungefähr jeder Krankheit eingesetzt werden. Ein „magischer" Brauch aus dem Saarland wirkt eigentlich wie eine heilkundliche Anwendung. Hier musste der Patient bei hohem Fieber zunächst neun Schafgarbentriebe in einer Suppe zu sich nehmen. Am nächsten Tag acht und so weiter. Am neunten Tag schließlich würde die Krankheit auf die Pflanze übergegangen und er genesen sein.

Der Name „Gotteshand" spricht für die Verwendung der Schafgarbe als Schutzpflanze. Mit ihrem starken aromatischen Geruch erfüllt sie eine der „Grundvoraussetzungen" dafür (siehe Seite 45). Vor allem im Alpenraum wurde sie genutzt, um schädliche Geister fernzuhalten. In der Ukraine wurde man immun gegen jegliche Gefahr, wenn man während eines Frühlingsgewitters (siehe Seite 112) die Pflanze samt Wurzeln sammelte und sie gemeinsam mit Adonisröschen und einem Stück vom Palm kochte. Der Tee musste dann nur noch getrunken und auf den Rücken gestrichen werden. An den Stall gehängt, schützte die Pflanze gegen Blitze und bösen Zauber, als Kranz an der Tür gegen die Pest.

Zu unterschiedlichen Jahreszeiten gab es nicht nur den Brauch der neunerlei Hölzer (siehe Seite 113), sondern auch den der neunerlei Kräuter. Diese „Zauberbuschen" fanden sogar in den Akten von diversen Hexenprozessen Erwähnung, dann nämlich, wenn man die armen Frauen durch Folter dazu gezwungen hatte zuzugeben, dass sie mit ihren alten Bräuchen Menschen Schaden zugefügt hätten. In solchen Zauberbuschen war häufig auch die Schafgarbe vertreten, vor allem wenn sie vor Verhexungen schützen sollten.

Außerordentlich interessant im Zusammenhang mit aktuellen Studien ist eine Aussage von Albertus Magnus (um 1200–1280). Er sagte, wenn man eine Schafgarbe und eine Brennnessel gemeinsam in der Hand hält, empfindet man keine Angst, selbst an den unheimlichsten Orten nicht. Im Tierversuch haben Wissenschaftler der brasilianischen Universität Paranaense festgestellt, dass ein alkoholischer Extrakt der Schafgarbe angstlösende Eigenschaft hat. Diese sind vergleichbar mit dem stark abhängig machenden Wirkstoff Diazepam, der als Psychopharmakon gegen Angstzustände und bei Schlafstörungen eingesetzt wird.

Die Schafgarbe war und ist außerdem Bestandteil der Gründonnerstagssuppe, der kraft- und lebensspendenden Wildkräutersuppe, die als magische Speise am Gründonnerstag gegessen wird. Auch als Teil des Maria Himmelfahrtsbuschen ist unsere „kleine weiße Blume" vielerorts bekannt. Dieser Buschen, der zu großen Teilen aus Frauenheilpflanzen besteht, ist neben dem Palm das noch lebendigste Kräuterbrauchtum und wurde wie dieser als Zaubermittel und Apotheke verwendet.

Man sammelt ihn zu Maria Himmelfahrt (15. August), zu Beginn des sogenannten Frauendreisgers (Ende Maria Geburt am 8. September), einer traditionellen Kräutersammelzeit, in der die Pflanzen durch die starke Sonneneinstrahlung einen hohen Wirkstoffgehalt besitzen.

Signaturkunde

In der Schafgarbe gesellt sich zu den beiden „Wohltätern" Sonne und Jupiter auch noch die dritte im Bunde dazu: die Venus (siehe Seite 132).

Der Gottvater Jupiter reflektiert, fällt wohlüberlegte und gerechte Urteile und hält die Ordnung im Weltgefüge aufrecht. Er ist vernünftig, umsichtig, steht für die Verwirklichung der Ideale und schenkt Kraft auf dem Weg dorthin.

Er wirkt in seiner Weisheit und Erfahrung ausgleichend auf Gegensätze ein – das Grundprinzip, dem auch die Schafgarbe folgt.

Dabei wird er auch schon mal zornig und schickt Blitze vom Himmel, die einen zur Vernunft bringen und auf den Weg zur Selbsterkenntnis führen sollen.

Jupiter ist wie eine frei stehende Eiche, unter deren Blätterdach man sich wohlfühlt und dabei wegen ihres Alters und ihrer Stattlichkeit von tiefer Erfurcht ergriffen ist. Dem Jupiter sind herrschaftliche Pflanzen zugeordnet, große, stattliche Laubbäume. Sie haben lichte Blütenfarben von gelb bis blau, oft ledrig glänzende Blätter und essbare Früchte. Bei den krautigen Pflanzen macht Jupiter sich unter anderem in zähen Stängeln bemerkbar, wie denen der Schafgarbe, die man kaum abreißen kann.

Beim Menschen ist Jupiter Herr über Knorpel, Gelenke und Bandscheiben sowie über Binde- und Fettgewebe, die Leber und die Gedankenbildung.

Die Sonne (siehe Seite 132) findet sich in der Schafgarbe durch den würzigen Duft und den wärme- und trockenheitsliebenden Standort wieder. Auf der organischen Ebene sind es die Einsatzgebiete Herz und Kreislauf sowie Durchblutung.

Die Venus (siehe Seite 209) zeigt sich im harmonischen Aufbau und der lieblichen Ausstrahlung. Unsere „weiße Blume“ wird bei diversen Frauenleiden, zur Luststeigerung, für den venösen Blutkreislauf, für Haut und Nieren eingesetzt – allesamt venusische Bereiche (grammatikalisch korrekt wäre: venerisch).

Ob die Schafgarbe vor allem wegen ihrer Anwendungen nun auch ein bisschen dem Mond zugehörig ist, wird sehr unterschiedlich bewertet. Ich persönlich spüre bei ihrem Anblick einen Hauch von mütterlicher „Mondgeborgenheit“.

Naturkunde

Deutscher Name: Gewöhnliche Schafgarbe
Lateinischer Name: *Achillea millefolium*
Familie: Korbblütler
Standort: Wiesen, Weg- und Feldränder, gerne trockene Standorte, ohne besondere Bodenansprüche

Beschreibung: 20–40 cm (gelegentlich bis 70 cm) hohe Staude; Blätter: fein fiedrig (im Frühjahr Blattrosette); Stängel: zäh und unverzweigt; Blüten: weiß, in Scheindoldenform angeordnet
Blütezeit: Juni–September
Erntezeit: oberirdischer Teil (Blüte, Blätter, Stängel) März–September

Wirkstoffkunde

Die Schafgarbe besitzt, soweit man bisher untersucht hat, ätherische Öle (Proazulen, 1,8-Cineol), Bitterstoffe (Amara aromatica), Caffeeoylchinasäure, Gerbstoffe, Flavonoide, Betaine (siehe Seite 192) und in ihren Samen bis zu 21 Prozent fettes Öl.

Ätherische Öle, die nahezu alle antiseptisch sind, dienen der Pflanze unter anderem als Fraßschutz, zum Anlocken von Insekten oder zur Isolation vor Kälte und Hitze. Ihre chemischen Strukturen sind meist sehr kompliziert und bestehen aus einer Vielzahl an Einzelkomponenten. Man kann sie als Ganzes, beziehungsweise ihre Einzelkomponenten, grob in Gruppen einteilen. Diese haben auf den Menschen eine spezifische heilkundliche Wirkung. Das 1,8-Cineol der Schafgarbe, der campherartige Geruch, wirkt beispielsweise schleimlösend und bakterizid. Es hemmt bestimmte Neurotransmitter, die eine Verengung der Bronchien bewirken, und verbessert die Lungenfunktion. Das Proazulen ist von tiefblauer Farbe und kommt in ähnlicher Struktur auch in der Kamille vor. Es wirkt entzündungshemmend, krampflösend, menstruationsfördernd und setzt die Histaminfreisetzung herab.

Die Geschichte erzählte uns, dass manche Blüten vor Scham über so viel Heilkraft rote Wangen bekamen. Im Volksmund heißt es, die rosa Blüten seien für die Männer, die weißen für die Frauen oder aber die rosa Blüten seien heilkräftiger als die weißen. Ich beobachte schon seit Langem, dass Schafgarben, die auf Ameisenhügeln wachsen und mit ihren Wurzeln in Kontakt mit Ameisensäure kommen, immer rosa werden. Vielleicht wirkt das blaue Proazulen wie ein pH-Indikator, ähnlich wie Lackmus, das im alkalischen und neutralen Milieu blauviolet ist und im sauren rot wird.

Heilkunde

Die Schafgarbe ist eine Heilpflanze, die in Nordamerika, Russland und Europa in ganz ähnlicher Weise verwendet wurde. Mit ihren krampfstillenden, stärkenden, nervenberuhigenden und entzündungswidrigen Eigenschaften verdiente sie den Titel „Heil aller Schaden". Im Althochdeutschen bedeutete das Wort „garawa" sowohl Schafgarbe als auch Bereitschaft – sie ist immer da und bereit uns zu helfen.

Für die angegebenen Rezepte können Blüte, Blätter und Stängel verwendet werden.

Wundbehandlung

Nach einer christlichen Sage erfuhren die Menschen von der blutstillenden Wirkung des „Beilhiebkrautes“ (frz. „Herbe St. Jospeh“) durch das Jesuskind. Es brachte seinem „Ziehvater“ Joseph, der sich während seiner Arbeit als Zimmermann verletzte, geschwind die Schafgarbe aus dem Garten. Der Kräuterheiler Messegué kennt angeblich keine Pflanze, die blutstillender ist. Er nennt sie Allheilmittel für Wunden, Quetschungen, Nagelgeschwüre, Schrunden, Risse und Hamorrhoiden und berichtet, wie französische Kriegssanitäter im Ersten Weltkrieg mangels Medikamenten oft zum „Soldatenkraut“ griffen. Da die Schafgarbe auch stark antiseptisch wirkt, konnte man durch ihren Gebrauch viele Amputationen verhindern. Und auch im Zeiten Weltkrieg noch, mussten in Deutschland die Schulkinder vielerorts während des Unterrichts Schafgarbe für die Lazarette sammeln. Bei einem Indianerstamm der Rocky Mountains ist der Begriff „Wundmedizin“ gleichbedeutend mit „Schafgarbe“. Dazu verwendeten sie das Kraut in Form einer Teekompresse oder streuten getrocknetes Schafgarbenpulver direkt auf die Verletzung. Hildegard von Bingen empfahl eine Auflage aus dem gesottenen Kraut. Auch eine Salbe oder eine Tinktur (siehe Grundrezept Seite 9) hilft hervorragend, und wenn man in Wald und Flur unterwegs ist und nichts dergleichen bei sich hat, zerkaut man einfach das Kraut und legt es als Frischkrautauflage auf die Wunde (siehe Seite 68).

Obwohl mittlerweile nachgewiesen ist, dass unsere „weiße Blume“ Stoffe enthält, die bei äußerer Anwendung die Blutgerinnung beschleunigen, gibt es bei der Kommission E (eine Kommission zur Feststellung der Heilwirkung von Pflanzen) nach wie vor keine Positivmonographie bezüglich der Wundbehandlung.

Frauenheilkunde

Pfarrer Kneipp sagte einmal: „Viel Unheil bliebe den Frauen erspart, würden sie ab und zu nach der Schafgarbe greifen.“ Bei Regelproblemen erkennt man ganz stark ihr ausgleichendes Wesen. Zum einen fördert die Schafgarbe bei ausbleibender Periode die Regelblutung, tritt diese aber zu stark auf, wird der Blutfluss reduziert, auch dann, wenn der Grund für die vermehrte Blutung eine Spirale ist. Während des Hormonwechsels in der Pubertät und während der Wechseljahre, die mit heftigen Regelproblemen einhergehen können, schafft sie Ausgleich und Linderung auf körperlicher und seelischer Ebene – sie führt das Ungleichgewicht in seine Mitte zurück. Auch bei periodebedingten Krämpfen in Magen und Unterleib findet sie Anwendung als Tee oder als Wickel. Die Schafgarbe hilft außerdem bei Wassereinlagerung während des Wochenbetts sowie bei Blasenentzündungen und kann bei Eierstockentzündungen begleitend verwendet werden. Sie hemmt das Wachstum des Candidapilzes und hat eine antibiotische Wirkung auf Streptokokken, Staphylokokken und Gardnerellen, die zu Vaginalentzündungen führen können. Als Sitzbad lindert die Schafgarbe Juckreize und wirkt entzündungswidrig. Bei einer Behandlung sollte das Kraut möglichst innerlich wie äußerlich eingenommen werden. Im Fall einer Blasenentzündung empfehlen sich 1–1,5 Liter Tee pro Tag.

Unsere „weiße Blume“ fördert generell die Durchblutung der Beckenorgane (siehe Seite 32). Ein Grund für ihre wohltuende Wirkung innerhalb der Frauenheilkunde und auch Anlass dafür, dass die Navajoindianer zur Luststeigerung eine Stunde vor dem Beischlaf Schafgarbentee tranken. In unseren Breiten galt es schon als Garant für ein lustvolles Liebesleben, wenn man etwas Kraut im Bett deponierte.

Herz und Kreislauf

Auch in Bezug auf das „sonnige“ Herz-Kreislauf-System wirkt die Schafgarbe generell krampfstillend. Sie gleicht erhöhten Blutdruck aus, beruhigt die Herzfrequenz und steigert dabei dessen Leistung. Dadurch findet sie Verwendung bei Kreislaufstörungen und kann begleitend zur Therapie von Angina pectoris verwendet werden. Weiterhin wird sie begleitend bei mangelnder peripherer und venöser Durchblutung eingesetzt. Die Schafgarbe ist gefäßabdichtend, fördert den venösen Rückfluss und tonisiert Venen- bzw. Pfortadergefäße. In Bezug auf Hämorrhoiden wirkt unsere weiße Blume blutstillend und entzündungswidrig und fördert deren Rückbildung.

Zur Behandlung von Krampfadern und venösen Durchblutungsstörungen sollte man die Schafgarbenkompresse 2- bis 3-mal wöchentlich über einen längeren Zeitraum anlegen. Zur Behandlung von Hämorrhoiden empfiehlt sich ebenfalls mehrmals wöchentlich ein Sitzbad.

Verdauung

Neben dem Süßholz und Engelwurz kenne ich nichts besseres bei Magenproblemen als die Schafgarbe. Bei mir ist der Magen quasi die „Achillesferse" und so hatte ich als Kind und Jugendliche oft krampfartige Schmerzen und ewiges Völlegefühl. Ursache war zu wenig Magensäure. Das Kraut des „Achills" linderte auf wunderbare Weise meine verletzlichste Stelle. Heute weiß ich auch, warum man es früher „Bauchwehkraut" nannte. Es stärkt den Magen, wirkt entkrampfend und hilft bei Gastritis (Magenschleimhautentzündung), egal ob dieses Leiden von zu viel oder zu wenig Magensäure herrührt. Dabei fördert sie den Gallenfluss (nicht zu verwechseln mit der Magensäure) und wirkt appetitanregend. Sie stärkt und schützt die Leber gegen exogene und endogene Toxine. Trinken Sie dazu den Tee oder legen einen Wickel an. Außerdem beschert die Schafgarbe regelmäßigen Stuhlgang, wirkt entblähend, hilft bei Sodbrennen und reinigt den Darm, insbesondere nach Antibiotikagaben, die zu einer Versäuerung des inneren Milieus führen können.

Entgiftung

Auch auf das Venusorgan Niere hat die Schafgarbe einen positiven Einfluss. Sie löst Nieren- und Blasensteine und spült sie aus dem Körper aus, zudem wirkt sie entzündungswidrig. Die „kleine weiße Blume" kann den Böden, auf denen sie wächst, Schwermetalle entziehen. Und so, wie sie den Boden reinigt, reinigt sie auch unseren Körper. Sie bindet die mobilisierten Toxine aus dem Bindegewebe (siehe Seite 99), unterstützt die „Wege nach Außen" (verdauungsfördernd, schweißtreibend) und stärkt die entgiftenden Organe Leber und Niere. Für eine Frühjahrskur kann man den Tee trinken, sich Wickel anlegen oder die Pflanze einfach essen.

Haut und Schleimhaut

Bei den unterschiedlichsten Hautleiden kann man die Schafgarbe einsetzen. Gegen Schuppenflechte hilft ein Bad, bei Akne der Dampf und bei Pilzinfektionen jegliche Form der äußeren Anwendung, so auch eine Salbe. Durch ihre keim- und entzündungshemmende sowie ihre kräftigende und straffende Wirkung eignet sie sich generell gut bei fettiger Haut. Sogenannte Couperose, geplatzte Äderchen im Gesicht, kann mit Teekompressen behandelt werden. Die Schafgarbe tonisiert dabei die Kapillargefäße der Haut. Sie kräftigt auch durch Bäder, Auflagen und Tee (innerlich) unser Bindegewebe. Kanadische Indianer nutzten sie vor allem bei aufgesprungener Haut an den Händen, bei Ausschlag, Insekten- und Schlangenbissen und bei entzündeten Augen in Form von Teeauflagen. Auf unserer Seite des Ozeans wusste um letzteres auch Hildegard von Bingen. Wenn man viel geweint hat und sich dadurch die „Augen verdunkelt haben", empfahl sie, die Schafgarbe zu verreiben und direkt auf die Augen zu legen.

Tränende Augen hat man auch bei Heuschnupfen. Hier hilft Dampf, ebenso bei Nasennebenhöhlenentzündung, Verschleimung der Lunge und bei Asthma. Bei der „Wirkstoffkunde" wurde ja bereits über die histaminblockenden und bronchienerweiternden Eigenschaften ihrer Inhaltsstoffe berichtet.

Weitere Schmerzgeschehen

Als erste Hilfe bei Zahnschmerzen kann man sich etwas Blüte oder Kraut pflücken, es gut durchkauen und mit der Zunge um den betroffenen Zahn legen.

Um den Schmerz von entzündeten und rheumageplagten Gelenken zu lindern und deren Heilung zu fördern, hilft eine regelmäßig 2- bis 3-mal pro Woche aufgelegte Teekompresse oder ein Teil- oder Vollbad.

Rezepte

Wunden, Abszesse, Nagelbettentzündung, Insektenstiche, Schuppenflechte

Schafgarbensalbe
Für diese Salbe nach dem Grundrezept auf Seite 11 verwenden Sie kleingerupfte Blüten und Blätter und Olivenöl. Die Salbe kann bis zum Abheilen der Beschwerden aufgetragen werden.

Menstruationsbeschwerden

Frauentee

- 3 Teile Frauenmantel
- Je 2 Teile Beifuß, Gänse-Fingerkraut, Schafgarbe
- Je 1 Teil Minze, Dost, Engelwurz

Infus aus 2–3 EL auf ¾ Liter Wasser, möglichst 1 Woche vor der Periode beginnen, bis zur Mitte der Blutung 3 Tassen täglich (bei Bedarf auch mehr).

Wunden, Blutergüsse, Cellulitis, geplatzte Äderchen, gereizte Augen, Gicht- und Rheumaschmerzen, Krampfadern, Hämorrhoiden

Teekompresse
Kompressentee: Infus aus 2 EL des blühenden Krauts auf ¼ Liter Wasser. Anwendung siehe Grundrezept Seite 10, Häufigkeit nach Bedarf.

Harnwegs- und Vaginalentzündungen, Hämorrhoiden, Gicht-, Rheuma- und Gelenkschmerzen, Schuppenflechte, Furunkel, Nagelbettentzündung

Sitz- oder Teilbad

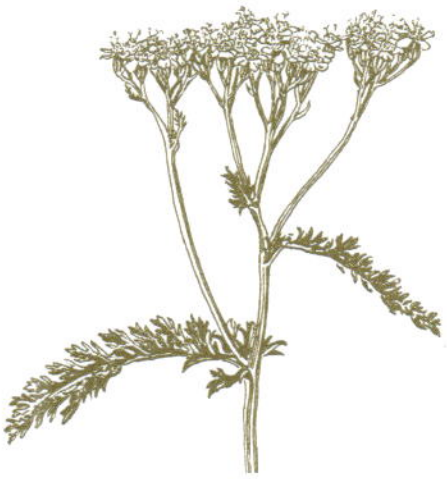

Sitzbad: Infus aus 4–5 EL des blühenden Krauts auf ½ Liter Wasser dem Sitzbad hinzufügen. Badedauer etwa 10 Minuten. Beim Sitzbad darauf achten, dass der restliche Körper warm eingepackt ist.

Vollbad

Infus aus 2 Handvoll des blühenden Krauts auf 2 Liter dem Bad hinzufügen. Badedauer etwa 20 Minuten.

Leberstärkend, Unterleibskrämpfe und -schmerzen

Wickel

Im Gegensatz zur oben genannten Kompresse sollte der Leberwickel so heiß wie gerade angenehm angelegt werden. Dazu wird der Aufguss auf dieselbe Art und Weise bereitet. Damit Sie sich die Hände nicht verbrühen, nehmen Sie ein Küchentuch (eventuell auch Handschuhe), in das Sie das getränkte Mulltuch legen, um es auszuwringen. Dieses anschließend in einem Handtuch auslegen und um oder auf die gewünschte Stelle (Leber, Unterleib) wickeln. Sie sollten währenddessen ruhen und den Wickel so lange belassen, wie es Ihnen angenehm ist.

Heilend und wohltuend für fast alle Organsysteme (siehe Seite 175–177).

Schafgarbentee
Infus aus 1–2 EL des blühenden Krauts auf ½ Liter, 2–3 Tassen täglich, im Akutfall (beispielsweise bei Magenkrämpfen) auch bis zu 1 Liter auf einmal.

Akne, Furunkel, Schuppenflechte, Husten, Bronchitis, Nasennebenhöhlenentzündung

Dampf
Infus aus 2 EL des blühenden Krauts auf 1,5 Liter Wasser. Ohne abzugießen können Sie den Dampf nun inhalieren oder auf die Haut (Akne, Schuppenflechte) einwirken lassen. Im akuten Erkältungsfall auch mehrmals täglich. Sie können den Aufguss 3- bis 4-mal verwenden, wenn Sie jedes Mal noch ein wenig neue Schafgarbe hinzufügen.

Webmuster

Unsere sonnige „kleine weiße Blume“ mit ihrer venusgleichen Lieblichkeit trägt, obwohl sie kein großer Laubbaum ist, so viel weise Jupiterkraft in sich. Sie ist einzigartig in ihrer Wirkung. Belenos hat sein Versprechen gehalten und ihr eine Kraft geschenkt, die unter den Heilpflanzen ihresgleichen sucht. Sie hat in jeder Hinsicht ein so ausgleichendes Wesen, sei es bei Herz-Kreislauf-Beschwerden, in der Frauenheilkunde oder bei Magenproblemen. Ein buntes Blütenkleid braucht sie nicht, damit wir Menschen sie bewundern und ehren. Ein Pflänzchen, das selbst die Götter zurück in ihre Mitte führt.

Farbe für die Rote Rande

In einer Zeit vor unserer Zeit hatte die Rande, heute auch Rote Bete genannt, noch nicht ihre unglaublich schöne, einzigartige Farbe, die im großen Gemüsegarten der Erde ihresgleichen vergeblich sucht. Sie war unscheinbar und farblos und vegetierte unbeachtet vor sich hin, obwohl sie den Menschen doch so großartige Dienste hätte leisten können.

Damals, als die alten Götter noch unter den Menschen lebten, war das Götterpaar Lugus und Annona damit betraut, die Natur im erntereichen Herbst zu hüten.

Wenn die Birkenfee Brigit den Menschen als ein lichtes, ja fast ätherisches Wesen mit zarter Stimme erschien, so strahlte Annona das genaue Gegenteil aus. Sie war fest verwurzelt in der Erde und mit allem Stofflichen verbunden. Auch ihre Stimme war kräftig und ihr Lachen herzhaft. Nicht nur in der Welt der Menschen und Tiere war ihr Ruf als fürsorgliche Kornmutter weithin bekannt, sondern auch in der Welt der Pflanzen.

Es war Erntezeit. Kletten und Bocksbartwurzeln wurden neben den Äckern geerntet und Pastinake und Sellerie auf ihnen. Doch die Rande blieb unbeachtet. Jedes Jahr aufs Neue versuchte sie vergebens, den Menschen ihre guten Dienste anzubieten.

„Es muss doch etwas geben, womit ich diese Zweibeiner auf mich aufmerksam machen kann. Die Wurzel der Pastinake hat duftend aromatisches Kraut, die Klette ist die Pflanze des Bären, und die Wurzel vom Wiesen-Bocksbart macht mit seinen schönen Blüten auf sich aufmerksam. Und ich, ich hab nichts dergleichen. Bin weder besonders groß, hab keine auffallende Blüte, geschweige denn einen aromatischen Duft“, dachte die Rande traurig.

Aber dann, es muss so ungefähr zur Zeit der Tagundnachtgleiche im Herbst gewesen sein, kam ihr eine Idee: „Ich werde einfach Annona, die Kornmutter fragen. So hilfsbereit, wie sie ist, wird sie bestimmt einen Weg finden, mir zu helfen.“

Das kleine Wurzelgemüse rief so laut es konnte nach der Herbstgöttin. Wenn Pflanzen reden oder rufen, muss man genau hinhören, denn oft verwechselt man ihre Stimme mit der Stimme des Windes. Beide hören sich recht ähnlich an, zumal der Wind ihre Worte oft weit übers Land trägt. Doch Annona verwechselte die Stimmen nicht und hörte den Ruf.

„Hallo Rande, womit kann ich dir helfen?", fragte die Kornmutter fürsorglich und freundlich.

„Vielen Dank, dass du gekommen bist und mich nicht auch ignorierst so wie es die Menschen tun."

„Na, da ist aber was im Argen, was betrübt dich denn so?"

Die Rande holte tief Luft und begann zu erzählen: „Ich gebe mir jedes Jahr so viel Mühe, den Menschen etwas Gutes zu tun. Ich schaffe es, die Heilkräfte von Mutter Erde in meine Wurzel zu bringen, könnte den Menschen wunderbares Heilmittel für Herz und vor allem Leber sein. Ich könnte sogar ihr Blut auffrischen. Aber all dies nutzt nichts, denn sie beachten mich gar nicht."

„Ich verstehe, aber so ist das nun mal mit den Menschenkindern, die leisen und unauffälligen Stimmen können nur manche von ihnen hören. Die meisten bemerken nur das Offensichtliche. Aber es scheint dir sehr ernst zu sein mit deinem Wunsch, ihnen einen Dienst zu erweisen. Solch guter Wille soll nicht zurückgewiesen werden. Doch leider bin ich keine Künstlerin, die dir zu Farbenpracht und Nektarduft verhelfen kann. Aber ich kenne jemanden, sogar ziemlich gut, der dies vermag. Er ist so geschickt, dass er den Titel Samidlach, Herr aller Künste, trägt."

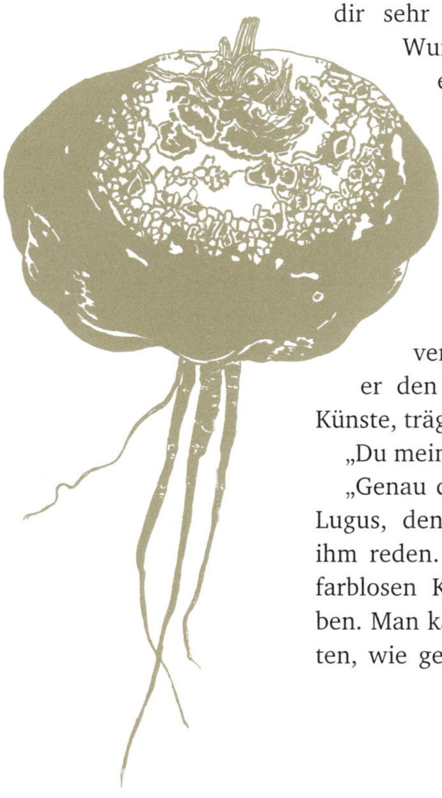

„Du meinst Lugus?"

„Genau den meine ich, meinen Mann Lugus, den Herbstgott. Ich werde mit ihm reden. Vielleicht schenkt er deiner farblosen Knolle ein paar feurige Farben. Man kann ja jeden Herbst beobachten, wie gerne er die Rottöne mag. Sei

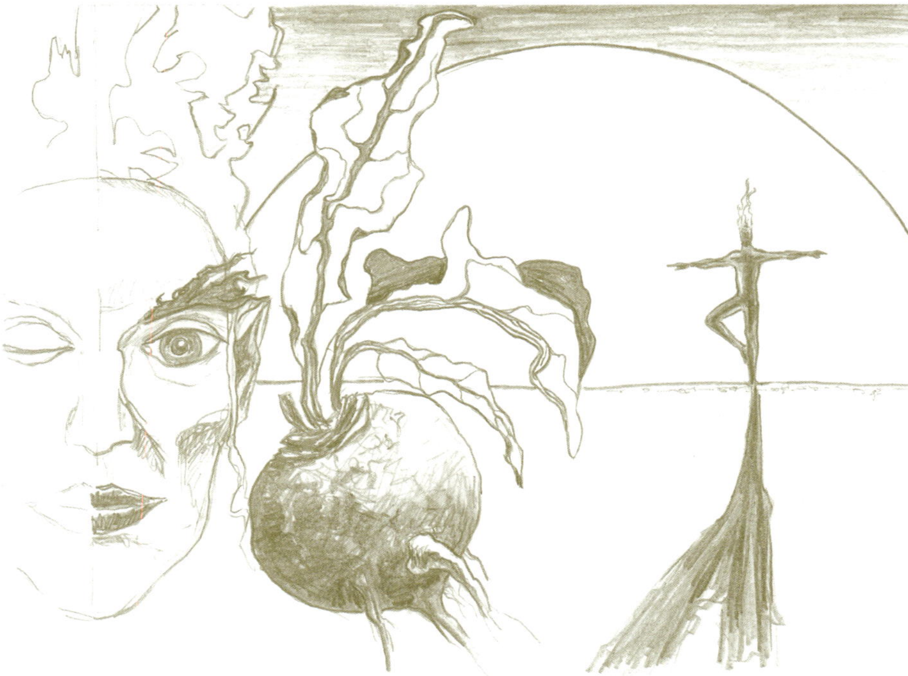

also nicht länger verzweifelt, ich bin mir sicher, dir wird bald geholfen."

Gleich am nächsten Tag tauchte Lugus auf. Die drahtige Gestalt, die blitzenden Augen, der feuergleiche Haarschopf und der schelmisch schmunzelnde Mund – der Meister aller Künste.

„Annona, das gute Herz, hat mir von dir erzählt, auch, dass du den Menschenkindern ob deiner Fähigkeiten etwas auf die Sprünge helfen möchtest. Ich bin dabei und helfe dir gerne. Wie ich sehe, hat dir Mutter Natur wirklich ein leises und unscheinbares Wesen geschenkt. Ich kann dich natürlich nicht in etwas verwandeln, was du nicht bist, in eine Kletterpflanze etwa oder einen Obstbaum. Aber dein Äußeres ein wenig auffälliger zu machen, wird mir ein Vergnügen sein."

Die Rande wurde verlegen, weil sich Lugus so unverhohlen über ihr unscheinbares Aussehen geäußert hatte. Aber andererseits hat er ja nichts Schlechtes darüber gesagt.

Lugus schien ihre Gedanken gelesen zu haben. Das schelmenhafte Funkeln wich aus seinen Augen, und der Blick wurde geradezu fürsorglich.

„Mutter Natur hat jedem die Erscheinung gegeben, die zu seinem Wesen passt und die für ihn vorherbestimmt ist. Deine Erscheinung ist wunderbar, so wie sie ist, und sie ist ein wichtiger Teil im großen Rad der Zeit. Aber ich kann auch deinen Wunsch verstehen, durch dein Äußeres mehr Aufmerksamkeit auf dich zu lenken. Zumal es ja nicht aus Eitelkeit geschieht, sondern zum Wohl der Menschenkinder."

Die Rande fühlte sich verstanden.

„Nun aber ans Werk. Hast du dir schon etwas überlegt, oder möchtest du mich frei walten lassen?"

Das Wurzelgemüse antwortete: „Form und Größe mag ich gern behalten, beim Rest darfst du frei walten." Sie musste kichern, ihr kam es vor, als sei etwas von Lugus' Dichtkunst auf sie übergegangen. Lugus hob eine Augenbraue: „Schön gesagt, kleine Dichterwurz. Was hältst du davon, wenn ich dir eine Farbe schenke, die das Antlitz der Erde noch nie in dieser Kraft gesehen hat, halb rot, halb violett, verspielt und tiefgründig zugleich. Manches Mal erscheint sie am Abendhimmel, doch in dir würde sie kräftiger und dauerhafter leuchten als am Horizont."

„Eine Farbe des Abendhimmels? Wie sollte ich damit nicht einverstanden sein."

„Das habe ich mir schon fast gedacht. Nun denn, lass uns beginnen, die Farben einzufangen. Die Sonne steht bereits sehr tief."

Lugus begann in einer fremdartigen Melodie zu summen, und aus dem Summen wurde ein Lied in unbekannter Sprache. Worte und Töne, beseelt von uralter Magie. Er schloss ein Auge, das andere in unbekannte Sphären schweifend. So stand er da, auf nur einem Bein, lange, sehr lange. Der Himmel leuchtete unterdessen in den schönsten Farben. Es war ein fabelhafter Sonnenuntergang. Die Sonne leuchtete tiefrot. Ihr orangefarbener Hof vereinte sich mit dem blauen Himmel zu einer einzigartigen Farbe. Wo die Strahlen auf vereinzelte Wolken trafen, reflektierten diese ein warmes Gelb, das sich von Rosa bis hin zu einem Violett entfaltete und sich in seinen Ausläufern zu einem zarten Grün wandelte. Der Gesang der Vögel erhob sich ein letztes Mal, wie zum Abschiedsgruß. Und plötzlich fixierte Lugus die kleine Rande mit seinem geöffneten Auge. Es leuchtete unheimlich.

Aus ihm funkelte die Farbe, die bei einem Regenbogen den Anfang und das Ende bildet. Es war eine Mischung aus Rot und Violett. Dann trat ein Lichtstrahl in eben dieser Farbe hervor, und Herbstgott, kleines Wurzelgemüse und Abendhimmel wurden eins.

Die Sonne war nun untergegangen und der Abendhimmel erloschen. Alles lag ruhig und still da. Lugus stand mit beiden Beinen auf dem Boden, beide Augen geöffnet und ganz im Hier und Jetzt.

„Ich hoffe, dir gefällt deine neue Farbe, sie wird ihresgleichen vergeblich suchen."

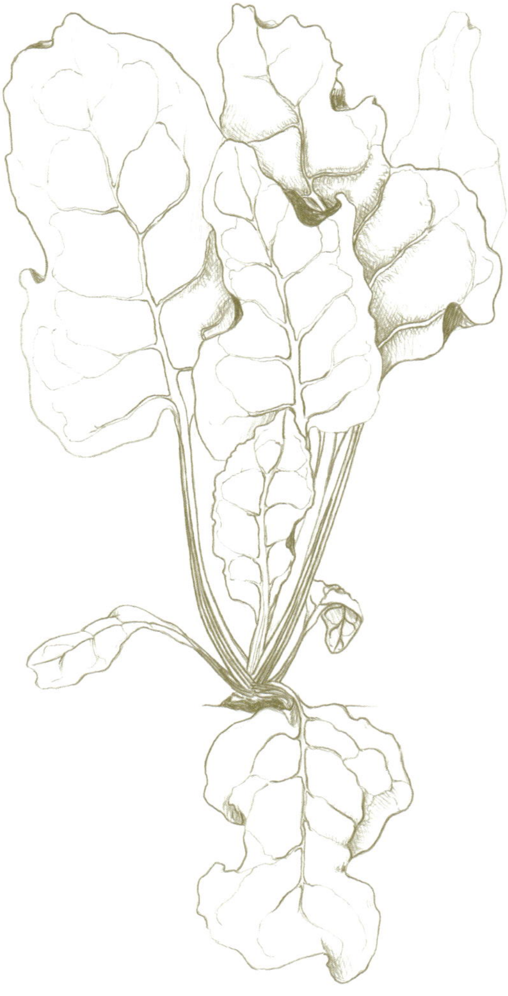

Die Rande war noch ganz benommen und konnte ihr Glück kaum in Worte fassen. Ihre Wurzel, die vorher so blass und unscheinbar gewesen war, leuchtete nun in einem kräftigen Magentaton. Ihre neue Farbe zog sich über die Blattadern sogar bis zu ihren oberirdischen Teilen hinauf.

„Vielen, vielen Dank. So werden mich die Menschen nun bestimmt bemerken."

„Ich hoffe es für dich, denn mehr kann ich leider nicht tun. Aber so wie du jetzt aussiehst, bist du ganz nach meinem Geschmack. Leb nun wohl und auf bald. Ich muss geschwind nach Hause eilen, an den warmen Herd meiner geliebten Annona."

Lugus wandte sich ab und zog, die fremdartige Melodie munter vor sich hin pfeifend, über Felder und Hügel davon.

Die kleine Rande oder auch Rote Bete, wie sie bald genannt wurde, war glücklich.

Entdeckt und geschätzt wurde sie zunächst aber nur im südlichen und östlichen Europa. Erst als bei uns die alten Götter schon vergessen waren, begannen die Menschenkinder, sich auch hierzulande für sie zu interessieren – obwohl sie doch schon immer da gewesen war.

Eines gibt es noch zu sagen: Nicht alle Randen wurden magentarot, manche wollten ihre unscheinbare weiße Farbe behalten. Und im Übrigen war es auch nicht nur die Farbe, die Lugus verändert hatte. Im Geheimen hatte er dem Duft der Blütenpollen einen sehr eigentümlichen und ursprünglichen Geruch geschenkt, der sich gemeinsam mit Jasmin und Limone gewiss zu einem einzigartigen und wahrhaft erstaunlichen Parfum vereinen würde.

Die Kunde von der Roten Bete

Ich wuchs gänzlich ohne Rote Bete auf, bei uns zu Hause wurde weder mit ihr gekocht, noch gab es sie essigsauer eingemacht im Glas. Ich lernte sie erst richtig mit zwanzig kennen und dann aber auch gleich lieben. Diese unglaublich schöne Farbe, dieser erdige und süße Geschmack. Kurz darauf las ich den genialen Roman von einem meiner Lieblingsautoren Tom Robbins mit dem Titel „Pan Aroma". Darin geht es um Unsterblichkeit und Düfte, wobei die Rote Bete eine zentrale Rolle spielt. Der Erzähler des Romans stellt dabei fest, dass die Rote Bete als einzige Nahrung ihre Farbe beibehält, wenn sie unseren Körper durchläuft. Einem Vorbild, dem wir Menschen, seiner Meinung nach, folgen sollten: nicht an Farbe und Glanz verlieren auf dem Weg durch unser Leben – denn „bei unserer Geburt sind wir rotbäckig, rund, intensiv und rein" – wir sollen festhalten an unserem „göttlichen Erröten", an dem uns „innewohnenden rosigen Zauber".

Volkskunde

Die Rote Bete ist eine in Kultur genommene Wildpflanze unserer Breiten. Doch seltsamerweise gibt es aus dem Reich des Zauberglaubens fast nichts über sie zu berichten. Trotz ihrer auffälligen Farbe stand sie nie im Licht der Aufmerksamkeit.

Entwicklungsgeschichte

Im Gegensatz zur Kohlrübe, die eine Kreuzung aus zwei Wildpflanzen ist, gibt es von der Roten Bete (*Beta vulgaris* var. *esculenta*) eine echte Wildform. Vor drei Jahren erst habe ich ihre Blätter an der bretonischen Atlantikküste gegessen und ein Jahr zuvor an der Ostsee. Da die Samen des „Wildlings" und der Kulturform sich genau gleichen, fällt es den Wissenschaftlern schwer zu bestimmen, wann mit der Zucht begonnen wurde. Die ältesten Samenfunde in unseren Breiten gehen auf eine Wohnhöhle aus der Jungsteinzeit in Nordholland zurück. Man kann davon ausgehen, dass sie bereits vorher als Nahrungspflanze von den Jäger-und-Sammler-Kulturen genutzt wurde.

Eine Zuchtform unter dem Namen „silqa" wurde erstmals im 8. Jahrhundert v. Chr. in einer babylonischen Schrift genannt. Allerdings nimmt man an, dass sie bereits in den Gärten Babylons (ab etwa 1700 v. Chr.) und Phöniziens (ab 2000 v. Chr., von den Einheimischen „Kanaan“ genannt) kultiviert wurde. Man hat auch in einer ägyptischen Pyramide aus der Zeit um 2650 v. Chr. Stängel samt Blatt und Blüte gefunden. Hier gehen jedoch die Fachmeinungen auseinander, ob es sich um die dort häufig vorkommende Wild- oder bereits um eine Zuchtform handelt.

Einig sind sich die Ethnobotaniker zumindest darin, dass die ersten Züchtungen wahrscheinlich auf Sizilien stattfanden.

Die nächsten gesicherten Angaben stammen dann aus der Antike. Dort wurden die Blätter und die Wurzel der Roten Bete 400 v. Chr. gerne auf Athens Märkten feilgeboten und als Gesundheitskost deklariert.

Mit den Römern gelangte die „gezähmte Knolle“ schließlich in unsere Breiten, wo sie aber zunächst wenig Beachtung fand. Auch Karl der Große bemühte sich vergebens, sie in seinem Reich zu etablieren. Erst im 16. Jahrhundert tauchte der Mangold (die auf Blätter gezüchtete *Beta vulgaris* var. *cicla*) vermehrt auf den Feldern auf, die Bete allerdings erst ab dem 18. Jahrhundert.

Noch mehr „Betas“: Zucker- und Runkelrübe

Die Zuchtbemühungen innerhalb der Art *Beta vulgaris* bekamen neuen Auftrieb, als im Jahr 1747 der Apotheker Marggraf feststellte, dass die Süße der Bete dieselbe Zuckerstruktur aufwies wie die des Zuckerrohrs, das man teuer importieren musste. Damals betrug der Zuckergehalt der Bete nur 4 %, als sie dann 50 Jahre später großflächig angebaut wurde, waren es bereits 8 %. Die Zuckerrübe (*Beta vulgaris* var. *altissima*), die „süße Schwester“ der Roten Bete war geboren. Ihr Zuckergehalt liegt heute bei 25 % und stellt 45 % der weltweiten Zuckerproduktion. Zu den Anbauländern gehören mittlerweile auch Indien, Pakistan, Japan, Chile, Nordafrika, Israel und die Türkei.

Als der Eroberungszug der Zuckerrübe begann, wurde damit auch der Untergang des Sklavenhandels eingeläutet. Die von Sklaven bewirtschafteten Zuckerrohrplantagen in der Karibik wurden unrentabel und diese Form des Menschenhandels wenig später verboten.

Eine Art Mischform und Vorläufer der Zuckerrübe ist die bis zu 1,5 kg schwere Runkelrübe (*Beta vulgaris* var. *rapa*), die „fette

Schwester" der Roten Bete. Ihr flächenmäßiger Anbau setzte in Deutschland aber erst im 18. Jahrhundert ein. Man pflanzte sie vor allem als Tierfutter, weshalb sie auch den Namen Futterrübe trägt, darf sie aber nicht verwechseln mit der oben schon erwähnten Kohl- oder Steckrübe, *Brassica napus*, die ebenfalls als Futterrübe dient und auch so genannt wird.

Signaturkunde

Einleitend zum nächsten Absatz möchte ich noch einmal Tom Robbins aus seinem Roman „Panaroma" zitieren. Anhand des Geschmacks charakterisiert er einige Gemüse und kommt zu dem Schluss: „Rote Beten sind todernst". Ganz so wie der Planet, dem sie untersteht.

Die wilde Bete mag die Meeresküste mit ihren oft salzhaltigen, mineralisierten Böden. Mit der gezähmten Form auf unseren Äckern verhält es sich ähnlich. Sie ist nicht sonderlich anspruchsvoll dem Boden gegenüber, verträgt und mag sogar Bedingungen, unter denen andere Pflanzen eingehen würden.

Sie ist, wie der Arzt und Astrologe Nicholas Culpeper sagt, vor allem ein „Kind des Saturns" (siehe auch Seite 46), der unter anderem für das Unvergängliche, das Mineralisierende und für das Prinzip der Wurzelbildung steht. Sterbende Lebensprozesse, unwirtliche, lebensfeindliche Orte sind ihm zugeordnet, zum Beispiel die Wüstenlandschaft zwischen Jerusalem und dem Toten Meer. Dort wächst kaum etwas, und wenn die wenigen Kräutlein schon verdorrt sind, findet man an der Wilden Bete noch immer kleine, dicke und saftige Blätter. Auch die violett-magenta geäderten Blätter strahlen in dem düsteren saturnalen Glanz.

Neben dem alten Knochenmann kann man den „neuen" Planeten Neptun mit ins Boot holen. Als Gott der Meere und der fließenden Gewässer liebt er selbstverständlich auch den Küstensaum, den Lebensraum der Wilden Bete. Die Astromediziner unter den Alchemisten wiesen ihm speziell die Krebserkrankungen des Blutes (Leukämie) und des Lymphsystems (Hodgkin-Syndrom) zu, beides Anwendungsgebiete der Bete.

Bei genauerer Betrachtung finden sich in der Bete noch weitere Planeten ein. Die große Menge an Samen, die sie in Knäueln produziert, deuten auf den Mond. Dieser zeigt sich in der Anwendung bei Irritationen und Entzündungen der Haut. Der Mars, dem unter anderem die blutbildenden Prozesse zugeordnet sind, äußert sich durch den leicht scharfen, beißenden Geschmack, der von den Saponinen und der Oxalsäure herrührt.

Naturkunde

Wenn man der Bete nicht gerade einen „saturnalen Lebensraum“ bietet, so kann sie ganz schön mächtig werden, auch die Ägyptische Platte, eine alte Rote-Bete-Sorte, die wir in unserem Garten angebaut haben. Im Allgäu mit seinen reichhaltigen Niederschlägen und den fetten Böden gab es in einem Jahr so große Exemplare, dass ich sie zu „Rübenköpfen“ geschnitzt habe. Und Sie können sich sicherlich vorstellen, wie das Magentarot im Kerzenschein aus den gruseligen Augen geleuchtet hat.

Deutscher Name: Rote Bete
Lateinischer Name: *Beta vulgaris* subsp. *maritima* (Wildform)
Familie: Gänsefußgewächse
Standort: auf salzreichen, alkalischen, stark mineralisierten Böden –
Vorkommen: sandige, steinige Küsten des Atlantiks, der Nord- und Ostsee (an den schlickfreien Stränden!), des Mittelmeers und Kaspischen Meeres (Iran, Irak) und auf den Kanaren; im Inland von Ägypten, Israel

Beschreibung: 30–125 cm hohe Staude; Blätter: (im Frühjahr rosettig) ledrig, gekerbt, pfeilförmig bis elliptisch, oft rot geädert; Stängel: reich verzweigt, oft rot überlaufen; Blüten: kleine gelbe Knäule, rispenartig angeordnet
Blütezeit: Juli–September
Erntezeit: Wurzel: April, September–Oktober; Blätter: Juni–September

Wirkstoffkunde

Die Farbe der Roten Bete, das sogenannte Betanin, gehört nicht wie die meisten Rottöne im Pflanzenreich zu den Anthocyanen, sondern zu den Betalainen. Diese Farbstoffgruppe kommt nur bei wenigen Pflanzenfamilien vor.

Betanin wird häufig in der Lebensmittelindustrie zum Rotfärben verwendet, man darf es aber nicht verwechseln mit dem Betain, einem der Hauptwirkstoffe der Roten Bete. Viel weiß man noch nicht über das Betain, aber man vermutet, dass es für die blutverbessernde und krebswidrige Wirkung verantwortlich ist.

Daneben enthält das kleine Wurzelgemüse, wie auch andere Gänsefußgewächse, recht viel Kalium, überdurchschnittlich viel Magnesium sowie Folsäure, Seifenstoffe (siehe Seite 63), Pektine (siehe Seite 237) und Oxalsäure. Ein sehr bekannter Familienangehöriger ist übrigens der Spinat, unter dem Kulturgemüse der Spitzenreiter bezüglich Kaliumgehalt.

Die Oxalsäure kann in größeren Mengen vor allem für Gichtkranke unangenehm sein. Sie bindet Calcium zu Calciumoxalaten und reduziert dadurch die Verfügbarkeit des Calciums im Körper. Die Oxalate scheiden wir normalerweise über den Urin aus, doch kann es bei Gichterkrankungen zu Ausfällungen an den Gelenken und in den Harnkanälchen der Niere kommen.

Heilkunde

> Wie wir aus der Geschichte erfahren haben, wollte die kleine Rande doch einfach nur viel Gutes für uns Menschen tun. Es hat wirklich lange gedauert, bis wir das hierzulande erkannt haben.

Bei der Roten Bete ist es nicht nur angeraten, sondern wichtig, dass sie aus ökologischem Anbau stammt. Die Wurzel reichert Nitrat aus der Erde an, das sich durch diverse Stoffwechselreaktionen zu Nitrit und dann weiter zu Nitrosaminen umwandeln kann. Da die konventionelle Landwirtschaft nach wie vor übermäßig viel Nitratdünger einsetzt, reichert die Wurzel bei einem solchen Anbau entsprechend viel Nitrat an.

Generell genießt man auch die Bete am besten roh oder als Saft. Erhitzen verringert den Gehalt an Inhaltsstoffen, und die Folsäure wird zerstört.

Blutverbesserung und Herz und Kreislauf

Früher sagte man, die Rote Bete wirke blutbildend. Eine Annahme, die wohl von ihrer roten Farbe inspiriert war. Allerdings enthält sie nicht genügend Eisen, um diese Aussage zu stützen. Man hat aber festgestellt, dass die Bete die Leber zur vermehrten Blutbildung anregt – etwas, das die kleine Wurzel schon seit jeher wusste. Daher wird sie auch gerne als begleittherapeutisches Nahrungsmittel bei Leukämie, Anämie und Malaria verwendet. Das in ihr enthaltene Betain verbessert die Blutfettwerte, wirkt als Radikalfänger und beugt gemeinsam mit der Folsäure Herz-Kreislauf-Problemen sowie Arteriosklerose vor. Folsäure und Betain bauen ein Zwischenprodukt des Eiweißabbaus, das sogenannte Homocystein, ab, das für Gefäßschädigungen verantwortlich ist. Ein Anwendungsbereich, den sie übrigens auch in der Traditionellen Chinesischen Medizin abdeckt, wo man sie als generellen Blutverbesserer betrachtet. Die blutdrucksenkende Eigenschaft der Roten Bete ist höchstwahrscheinlich ihrem hohen Kaliumgehalt geschuldet. Für werdende Mütter und die gesunde Entwicklung ihres Embryos ist die Folsäure ein wichtiges Vitamin, das unter anderem dem offenen Rücken (Spina bifida) beim Baby vorbeugen kann.

Zur Verbesserung des Blutes und des Allgemeinbefindens kann man reichlich Rote Bete essen oder als Saft trinken.

Tumorfeindlich

Man hat festgestellt, dass Rote Bete die Krebsgefahr deutlich senkt, vor allem im Bereich von Prostata, Magen und Brust. Welcher Inhaltsstoff genau dafür verantwortlich ist, weiß man nicht. Bereits in den 1960er-Jahren wurden im Tierversuch tumorfeindliche Eigenschaften nachgewiesen. Der die Versuche ausführende Arzt empfahl daraufhin seinen krebskranken Patienten, täglich 1 Liter Rote-Rüben-Saft über 3 Monate hinweg zu trinken. Ihr Blutbild verbesserte sich bereits nach wenigen Wochen. Insbesondere bei Lymphkrebs (Hodgkin-Syndrom) kommt sie heilkundlich als Begleittherapie zum Einsatz.

Verdauung und Entgiftung

Die chinesische, die ayurvedische und die abendländische Heilkunde sind sich einig: Rote Bete regt Leber und Galle an. Nach ayurvedischer Medizin verhindert sie zudem eine Übersäuerung des Körpers und hilft bei Verstopfungen und Darmleiden generell. Der englische Arzt Nicholas Culpeper (1616–1654) stellte außerdem eine harntreibende Wirkung fest.

Der bereits beschriebene Inhaltsstoff Betain wird von Naturheilkundlern wie auch von Ärzten (dann meist extrahiert) bei Leberschädigungen und Fettleber eingesetzt. Er kann Lebergewebe regenerieren und die bereits entstandene Verfettung rückgängig machen.

Haut und Haar

Auch hier nutzen ayurvedische und abendländische Medizin die Rote Bete in ähnlicher Weise, sogar in der konkreten Anwendung. Sie wird und wurde bei Pickeln, eitrigen Pusteln, Geschwüren und bei Krätze eingesetzt. Brandwunden und Frostbeulen kann man ebenfalls mit ihr behandeln. Bei Schuppen und Haarausfall hilft nicht nur die Betenwurzel, sondern auch ein Mangoldblatt. Das Kochwasser der Wurzel oder Blätter massierte man sich gegen Schuppen pur oder verdünnt mit etwas Essig auf die Kopfhaut, die Wurzelasche, vermischt mit Honig, verwendete man gegen Haarausfall.

Nerven und Schmerzen

Die chinesische Medizin schreibt der Bete beruhigende Wirkung zu, insbesondere bei hormonellen Schwierigkeiten während der Wechseljahre. Heute wissen wir, dass die Folsäure ein wichtiger Bestandteil zum Aufbau von Nervengewebe ist. Inwieweit hier ein Zusammenhang besteht, ist nicht erforscht.

Culpeper empfiehlt, zur Reinigung des Kopfes, bei Hörgeräuschen sowie bei Ohren- oder Zahnschmerzen den Saft der Roten Bete durch die Nase zu ziehen. Ich persönlich würde es bei Leiden wie Kopf- oder Ohrenschmerzen lieber mit Lonicerus, einem der „Väter der Pflanzenheilkunde“ halten. Dieser empfahl, Umschläge aus dem Kochwasser der Blätter von Bete oder Mangold einfach aufzulegen.

Rezepte

Gesunder Genuss

Rote Bete indisch mit Reis

Für 2 Personen

1 Rote Bete (etwa 200 g), 1 mittelgroße Zwiebel, 2 EL Butterschmalz oder Ghee (falls nicht vorhanden, geht auch Butter), 1–2 TL Currygewürzmischung, 100 ml Sahne, 100 ml Milch, Salz, Reis für 2 Personen

Zwiebel würfeln und Rote Bete in kleine Stifte schneiden. Beides bei niedriger bis mittlerer Hitze im Fett anbraten und anschließend mit 200 ml Wasser ablöschen. Sahne, Milch, Salz und Gewürzmischung dazugeben und alles gemeinsam köcheln lassen, bis die Bete gar ist. Sie soll nicht zu weich werden, sondern noch ein klein wenig Biss haben. Parallel zum Betekochen können Sie den Reis aufsetzen, der als Beilage zu dem Gericht dient.

Rote-Bete-Krautsalat

Für 2 Personen

1 Rote Bete (etwa 200 g), ein Kanten vom Kohlkopf (etwa 150 g), ½ Zwiebel, 1 EL Essig, 2 EL ÖL, 2 EL warmes Wasser, ⅓ TL Salz, 1 Prise Zucker

Den Kohl fein schneiden, die Bete raspeln und die Zwiebel fein würfeln.

Alles samt Dressing zusammengeben, vermischen und vor der Mahlzeit eine Weile ziehen lassen.

Brandwunden und Frostbeulen

Blätterauflage
Walken Sie die Blätter der Bete oder eines Mangolds mit einem Nudelholz leicht an und legen diese für 30–60 Minuten auf die betroffenen Stellen.

Die Anwendung der Mangoldblätter empfahl Lonicerus auch bei wunder Haut.

Hautinfektionen und Schuppen

Waschung und Kompressen
Rote Bete in Scheiben schneiden, ausreichend mit Wasser bedecken und weich kochen. Das Kochwasser nun in einem Verhältnis 3:1 mit Essig mischen. Ein feines Mulltuch in die Flüssigkeit geben, auswringen und auf die betroffenen Stellen legen oder Waschungen damit durchführen.

Webmuster

Eine kleine Wurzel, deren Klage die gute Kornmutter Annona erhörte und derer sich der Herbstgott Lugus annahm. Nun wissen wir viel mehr über sie und verstehen, warum sie sich so sehr gewünscht hat, endlich aufzufallen. Ihre Farbe ist einmalig, ja fast göttlich, gut möglich, dass es so war, wie in der Geschichte erzählt. Es ist nur schade, dass wir so lange gebraucht haben, um ihre Gaben zu erkennen, obwohl man sie doch schon in der Antike genutzt hat.

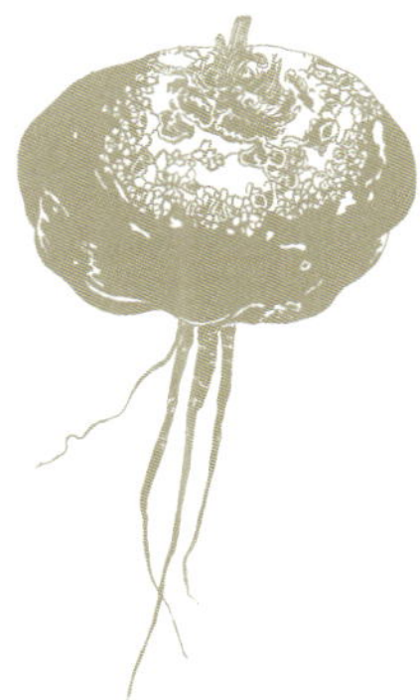

Wie die Lärche ihr buntes Kleid bekam

(Gewidmet der Lärche in Papas Garten)

In einer Zeit vor unserer Zeit wachte auch die Lärche im Winter gemeinsam mit ihren Nadelbaumschwestern und den immergrünen Pflanzen über die schlafende Natur. Und diese bedeutende wie verantwortungsvolle Aufgabe lastete manches Jahr schwer auf ihren Ästen. Denn sie war eigentlich sehr verträumt, doch zum Träumen hatte sie kaum Zeit, sie musste ja immer grün sein und wachen.

Es war gerade Herbst geworden. Das ausgelassene Treiben des Sommers wich einem eifrigen Schaffen. Die Menschen waren mit der Ernte beschäftigt und Lugus, der Herbstgott, mit dem Färben von Baum und Strauch. Seinem feurigen Haarschopf gleich verwandelte er die grünen Blätter der Bäume in rotes, gelbes und braunes Laub. Er gab sich große Mühe, die Wälder der Welt in Feuerfarben leuchten zu lassen, doch jedes Jahr bildeten einzelne Baumgruppen in seinem bunten Meer kleine, grüne Inseln. Er wusste um die verantwortungsvolle Aufgabe der Nadelbäume, wusste, dass sie die Grüne Lebenskraft durch den Winter trugen und er sie nicht einfärben durfte. Doch er stellte sich vor, wie die Nadeln der stolzen Bäume das herbstliche Farbenspiel bereichern könnten. Der Gedanke ließ ihn nicht mehr los. So beschloss er sich zum Rat der Nadelbäume aufzumachen, um ihnen ein Angebot zu unterbreiten.

Er wanderte lange durch Täler und Wälder, an Flüssen und auf Bergrücken entlang. Überall, wo er vorbeikam, färbte sich das grüne Laub und bei Blumen und Kräutern reiften die Samen heran. Nach langer Wanderung erreichte er schließlich Atav-glas-Sklerijan, den „immergrünen Berg“, der hoch in den Himmel ragte und auf dem nur Nadelbäume wuchsen. Lugus bestieg ihn voller Neugier und Hochachtung, denn nun betrat er ein fremdes Reich, das Reich der Wintergötter Morrigan und Samhain, die tief unter dem Berg ruhten, bis sie die Herbstgötter zum Novembervollmond als Hüter der Natur ablösten. Seine Schritte waren bedacht und seine Sinne aufmerksam. Er kam mit einem ungewöhnlichen Anliegen und wollte weder aufdringlich erscheinen noch stören.

Ausgedehnte Eibenwälder machten den Anfang und legten einen dichten grünen Gürtel um den Fuß des Berges. Ihre dunkelgrünen Nadeln hatten schon viele Jahrhunderte gesehen. Sie waren alt, sehr alt und weise. Über tausend Jahre alt und doch kaum größer als eine zwanzigjährige Birke oder Pappel.

Einige Höhenmeter weiter wuchsen die stacheligen Wacholdergesellen. Kleiner waren sie als die Eiben, aber nicht weniger geheimnisvoll. Die Menschkinder machten sich ihr wehrhaftes Kleid und ihren harzigen Duft zunutzen und räucherten die Nadeln und das Holz zum Schutz für Haus und Hof.

Zwischen den Wacholderbüschen standen große Kiefern, deren grünblaue Kronen an Wolken erinnerten. Sie mochten die Höhen und das Flachland gleichermaßen, so begegneten sie den Wanderern nicht nur in den Bergen, sondern auch auf sandigen Ebenen und an Küstenstreifen.

Bei jedem Schritt, den Lugus tat, füllte sich die Luft mit harzigem Duft, denn die Hitze, die von ihm ausging, war die Hitze der dörrenden und reifenden Herbstsonne. Sie lockte den feinen Geruch tief aus dem Holz und den Nadeln der Bäume hervor.

Die Luft wurde nun schwerer, so als ob sich die Wolken ein wenig ausruhen wollten. Er hatte die Tannen erreicht, die sich am Dunst der Wolken labten. Kleine winzige Wassertropfen legten sich wie Perlenketten um Moos, Flechten und Nadeln der großen, dunklen Bäume.

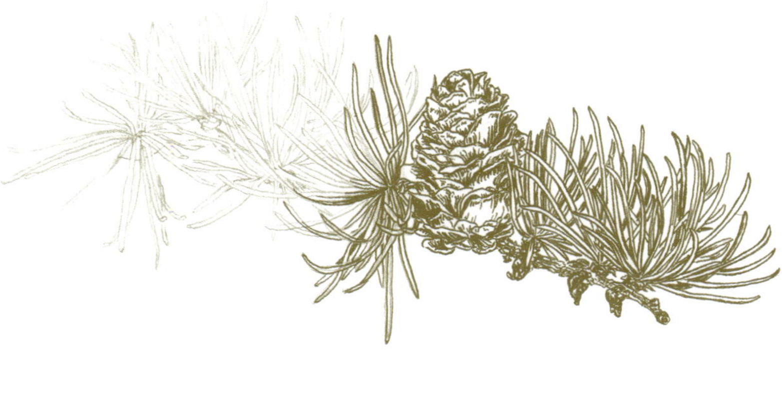

Lugus war müde und wollte eine Rast einlegen. Noch ein paar Meter den Berg hinauf, dann sollte er die Fichten erreicht haben. Jene Bäume, die an Größe nicht zu übertreffen waren und als Sprecherinnen die Angelegenheiten der Nadelbäume vertraten. Hier wollte er sich gern ausruhen. Der wunderbare Duft um ihn herum wirkte sehr entspannend, und beinahe wären ihm die Augen zugefallen, als eine laute, würdevolle Stimme ihn aus dem süßen Dahindämmern riss.

„Guten Tag, Lugus. Ein wahrlich ungewöhnlicher Besuch. Was führt dich hierher? Solltest du nicht Bäume bunt färben und das Korn reifen lassen?"

„Guten Tag, ehrwürdige Fichte. Du sagst es, eigentlich sollte ich Bäume bunt färben, und eigentlich bin ich genau deswegen hier."

„Das verstehe ich nicht. Du weißt doch, wo du hier bist, oder hat dir dein hitziges Gemüt den Kopf verdreht?" Der Stolz und ein gewisser Spott im Ton der ehrwürdigen Fichte waren nicht zu überhören.

„Stolzer Baum, höre erst mein Anliegen, dann darfst du spotten oder es bleiben lassen." Lugus war unter den Göttern zwar als Schalk bekannt, doch war er es gewöhnt, mit Ehrfurcht und Respekt behandelt zu werden.

„Ich habe diesen weiten Weg hierher nicht gemacht, um über mein hitziges Gemüt zu sprechen. Ich bin hier wegen einer Frage, die ich an euch Nadelbäume, Wesen der Wintergötter, stellen möchte. Blatt um Blatt färbe ich in den schönsten Farben, Beeren werden rot und schwarz, doch die Nadeln bleiben immer grün. Keine von euch trägt ein buntes Kleid, obschon es gewiss sehr schön aussehen würde. Ich kenne eure wichtige Aufgabe. Ich schätze hoch eure Taten, denn ich kenne ihre Bedeutung, auch ich bin ein Gott der Vegetation, so wie Samhain und Morrigan, denen ihr dient. Dennoch würde ich mich von Herzen freuen, wenn ein paar bunte Nadeln das farbenfrohe Blättermeer krönen würden. Also tut mein Anliegen nicht leichtfertig ab. Haltet Rat im weisen Kreis. Falls sich eine von euch entscheidet, das edle Amt im Winter niederzulegen und ihr Kleid im Herbst durch mich färben zu lassen, so haltet bitte noch Zwiesprache mit euren Göttern, denn ich möchte das uralte Gesetz nicht brechen. Ich werde nun wieder hinabsteigen zum Fuße des Atav-glas-Sklerijan und dort warten. Dann habt ihr Ruhe und seid für euch. Schickt mir einen Boten, sobald ihr euch entschieden habt."

Angetan von den vornehmen und schönen Worten willigte die Fichte ein. Sie werde einen Rat abhalten, der über dieses Anliegen entscheiden sollte.

Als sie die Präsenz des Herbstgottes auf dem Winterberg gespürt hatte, ahnte sie bereits so etwas und hatte sich vorgenommen, dieser törichten Idee keine Aufmerksamkeit zu schenken. Doch in ihrem Stolz hatte sie nicht bedacht, dass niemand gegen die Worte des Lugus gefeit war, die so süß waren wie sonnengereifte Früchte im Herbst. Freilich, Lugus war der Meister der Worte, doch durfte er nichts erzwingen, denn das wäre ein Bruch mit dem uralten Gesetz. Ein Gesetz, dem sich selbst die Götter fügen müssen. Es weist sie in ihre Schranken, teilt ihnen Aufgaben zu und stellt Pflanzen unter ihren Schutz. Nur mit der Einwilligung der Götter und aus freien Stücken heraus darf sich eine Pflanze – ob Baum, Strauch oder Kraut ihrer seit Urzeiten bestehenden Aufgabe entziehen, um eine neue Rolle im großen Kreislauf der Natur zu übernehmen.

Während Lugus den Berg hinabstieg, grinste er zufrieden, denn immerhin rief die ehrwürdige Fichte einen Rat zusammen und zog sein Anliegen in Betracht.

Er ließ sich Zeit und genoss die Wanderung durch die harzig duftenden Nadelwälder. Dabei malte er sich aus, welche Farben er den einzelnen Nadeln schenken würde. Er wusste, dass der Rat der Nadelbäume einige Zeit dauern würde. Ihr Wesen war so bedacht wie der Winter, und sie würden sich viel Zeit nehmen, um über seinen Vorschlag nachzudenken. Es war eine schwierige Entscheidung. Ein Nadelbaum, dessen grünes Kleid sich bunt färben würde, könnte die kalte Jahreszeit über nicht mehr wachsen und seine Aufgaben im Sinne der Wintergötter nicht mehr erfüllen.

Am Fuße des Berges angekommen, machte es sich Lugus bequem und freute sich an seinem Nachmittagshimmel, seiner Herbstsonne.

Indes erwachte auf dem sonst so stillen Berg Atav-glas-Sklerijan eine gewisse Unruhe. Die ehrwürdige Fichte hatte einen Rat einberufen. Selten kamen die Bäume zu einem Rat zusammen. Das letzte Mal war es vor vielen hundert Jahren, als die Erde eine Eiszeit erlebte und die Lebensräume der Nadelbäume neu festgelegt werden mussten.

Eibe, Wacholder, Kiefer und Tanne wanderten bergauf zum Ratsplateau, das sich bei der Fichte befand. Und Arve, Latschenkiefer und Zwerg-Wacholder kamen von ihren höher gelegenen Plätzen hinab. Sie wollten gerade beginnen, als die Fichte bemerkte, dass die Lärche

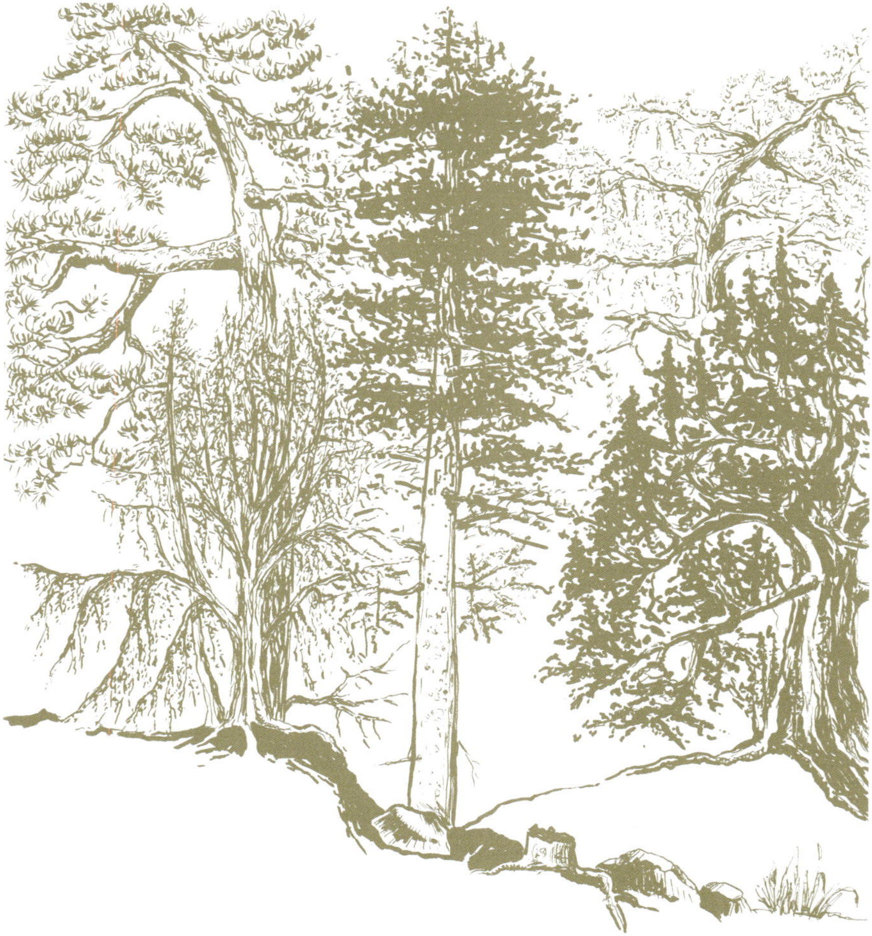

noch fehlte. Sie bewohnte ebenfalls die höheren Regionen. Als der zarte Nadelbaum endlich eintraf, mahnte ihn die Fichte: „Länger sind deine Wurzeln und schneller dein Gang, trotzdem ist sogar der Zwerg-Wacholder eher da, obwohl er tausend Meter höher wohnt als du."

„Entschuldigung, ich bin auf dem Weg hierher wohl ein bisschen ins Träumen geraten", flüsterte die Lärche mit leiser, glockenheller Stimme.

„Nun gut, ich habe euch hierher bestellt, um mit euch über ein Anliegen von Lugus, dem Herbstgott zu beraten." Ein Raunen ging durch die Menge. Natürlich hatten die Bäume bemerkt, welch wundersamer Gast durch ihre Wälder streifte, hatte doch seine Sonnenhitze ihr Harz zum Brodeln gebracht und die Luft damit erfüllt. Es hatte nach Wacholder, Kiefer, Tanne oder Fichte gerochen, je nachdem an welcher Nadelbaumfamilie er vorbeispaziert war.

Bemerkt hatten sie ihn, doch der Grund seines Besuchs blieb ihnen verborgen. Die Fichte fuhr fort:

„Lugus lässt fragen, ob es eine unter uns gibt, die bereit wäre, ihr immergrünes Kleid aufzugeben, um im Herbst seine Farben zu tragen." Ein erneutes Raunen erfüllte die Luft. Ungläubiges Gemurmel über eine solch absurde Idee. Wer um alles in der Welt sollte sich dazu bereit erklären?

„Ruhe, meine Schwestern. Ich weiß, es klingt absurd. Doch wir müssen gerecht sein. Der Winter lehrt uns Ruhe und Bedacht, das heißt auch, wenn uns etwas derart abwegig erscheinen mag, so dürfen wir es trotzdem nicht vorschnell abtun. Wir müssen das Bild als Ganzes sehen, bevor wir ein Urteil fällen.

Wir haben die ehrenvolle und wichtige Aufgabe, dem grünen Licht der Natur eine Zeit der Ruhe zu gönnen. Während des Winters erholt es sich tief unter der Erde im Schoße der Göttin Morrigan und wird von ihr jedes Jahr aufs Neue wiedergeboren. In dieser Zeit schenken wir den Tieren Schutz und Nahrung und den Menschen die Hoffnung des immerwährenden Kreislaufs der Natur. Es ist eine wunderbare Aufgabe, die mit Dankbarkeit und Ehrerbietung erwidert wird. Doch der Preis ist hoch. Wir, die wir im Winter wachen, ruhen nie, haben wenig Zeit zu träumen. Erleben die Stürme und die Kälte des Winters mit klarem Bewusstsein. Unser Kleid behält auf immer die eine Farbe, sodass wir nie teilhaben am bunten Farbentanz der Natur.

Also, ihr habt mich nun gehört. Wer von euch bereit ist, die Dankbarkeit von Mensch und Tier für Nahrung, Schutz und Hoffnung und die einzigartige Stille des Winters aufzugeben, um im Herbst bunt zu erstrahlen und Zeit für Träumereien und tiefen Schlaf zu haben, der darf sich nun zu Wort melden."

Es trat eine Stille ein, die tiefer war als irgendeine Stille inmitten des Winters. Nach einem schier endlosen Schweigen rührte sich eine zarte Stimme.

„Ich habe mir insgeheim schon oft gewünscht, ein bisschen mehr Zeit zum Träumen zu haben", begann die Lärche. „Ich bin stolz, ein Nadelbaum zu sein. Ich mag es, im Winter den Tieren Geschichten zu erzählen, um sie aufzuheitern. Und ich mag es, ihnen Schutz und Nahrung zu geben. Doch ich fürchte mich auch manchmal vor den

Stürmen. Wenn der Wind so heult, würde ich oft gerne schlafen, um ihn nicht zu hören. Und dann …“ Ihre Stimme wurde leiser, als wäre es ihr unangenehm weiterzusprechen. „… dann denke ich mir manchmal, dass sich Menschen und Tiere dort, wo ich wohne, gewiss auch über das bunte herbstliche Farbenspiel freuen würden. Doch in solcher Höhe kann kein Laubbaum leben.

So habe ich es mir schon manchen Herbst gedacht, wie es wohl wäre, wenn sich meine Nadeln wie die Blätter der Laubbäume färben würden und ich den Winter über schlafen und träumen könnte, anstatt zu wachen. Aber ihr seid meine Schwestern, und ich liebe euch und möchte nicht aus diesem Kreis heraustreten.“

Wieder trat eine Stille ein, die tiefer war als irgendeine Stille in der Mitte des Winters. Als die Fichte ihre Stimme erhob, klang sie sanft und liebevoll.

„Meine liebe Lärche, jüngste unter uns Schwestern. Als Lugus sein Anliegen vorbrachte, ahnte ich bereits, dass du als Einzige nicht abgeneigt sein würdest. Denn ich weiß, wie gerne du träumst und wie weit deine Blicke ins Tal schweifen an so manch sonnigem Herbsttag. Doch habe keine Furcht. Du bleibst auf immer unsere Schwester, eine Schwester, über deren winterlichen Schlaf die anderen wachen werden.“

Lugus lag auf einer sonnengebleichten Wiese und träumte gerade von buntem Laub und saftigen Früchten, als er von einem frechen Picken an seinem Kopf geweckt wurde. Durch einen Schleier aus Schlaf und Müdigkeit blickte er in das Gesicht des frechen Neuankömmlings, einer Krähe.

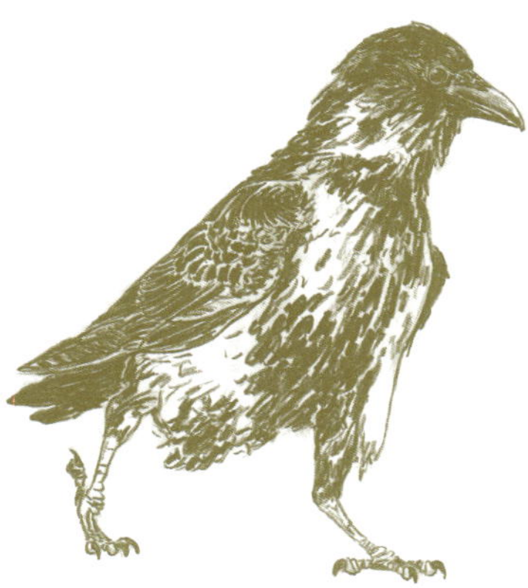

„Ah, Ihr seid es, Meister Corvus Corone, Ihr hättet mich doch etwas sanfter wecken können“, sprach Lugus und gähnte.

„Ich bin keine Turteltaube, du kennst mich. Obwohl ich Bote von Morrigan und Samhain bin, labe ich mich mit meinen Artgenossen zu gerne an deinem reichgedeckten Tisch. Aber plaudern können wir ein andernmal. Ich bin hier als Gesandter der Wintergötter. Die Nadelbäume haben entschieden, und Mor-

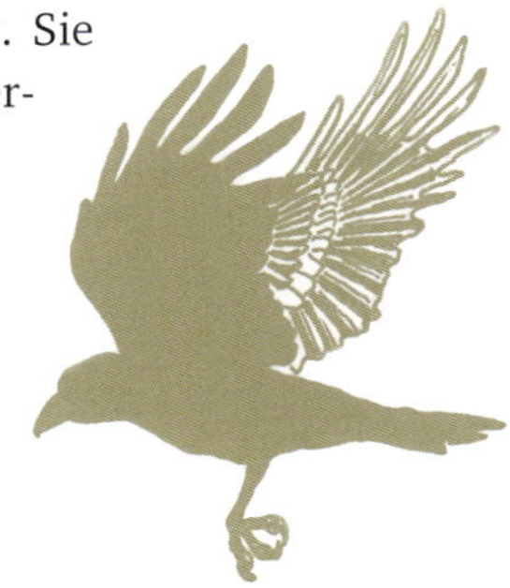

rigan und Samhain haben ihre Entscheidung gebilligt. Sie werden zwar die netten Geschichten der Jüngsten vermissen, doch die Göttin des unterirdischen Reichs ist Herrin der Träume und wird sicher einen Weg zu ihr finden, wenn diese von nun an im Winter schläft."

„Ich wär dir sehr dankbar, wenn du dich etwas klarer ausdrücken könntest. Von was für einer Jüngsten sprichst du denn?"

„Na, von der Lärche, Rotschopf, von der jüngsten der Nadelbaumschwestern, ein sehr verträumtes Wesen, das hoch in den Bergen lebt. Sie hat sich entschieden, dein Angebot anzunehmen. Von nun an darfst du ihr Nadelkleid färben. Nach dem bunten Herbstreigen wird sie es dann ablegen, um im Winter zu ruhen. Doch gefällt der Jüngsten dieser Lebenswandel nicht und sehnt sie sich nach dem Winter zurück, musst du sie wieder freigeben. Das ist die Bedingung."

Lugus freute sich sehr über diese Nachricht und verneigte sich tief vor der Krähe: „Richte bitte Morrigan, Samhain und natürlich den Nadelbaumschwestern meine besten Wünsche und meine Ehrerbietung aus."

„Das werde ich gerne tun", krächzte die Krähe, doch anstatt sich in die Lüfte zu erheben, landete sie auf Lugus' Kopf. „Schenke der Jüngsten deine schönsten Farben, das hat sie verdient. Sie hat uns Tieren im Winter immer so schöne Geschichten erzählt. Die werden wir schmerzlich vermissen. Und das …", er rupfte dem Herbstgott eine rote Locke aus, „nehme ich als Unterpfand." Dann machte die Krähe einen Satz und entschwand in die höchsten Höhen.

Lugus lachte, er mochte die Art der Krähen und rief ihr hinterher: „An der Jüngsten ihrer Farben werden alle sich laben."

Er hielt sein Versprechen, und so kam es, dass seit dieser Zeit die Lärche im Herbst in vielen bunten Farben leuchtet, erst in einem hellen Grün, dann gelb, dann rot und schließlich braun. Die Farben sind nicht grell, sondern zart, so wie das Wesen der Lärche.

Und so wie es scheint, hat sie die Stille des Winters bis zum heutigen Tage nicht vermisst, denn sie hält als einziger Nadelbaum noch immer eine Winterruhe.

Die Kunde von der Lärche

Wer kann schon sagen, wie es sich tatsächlich zugetragen hat, dass die Lärche als einziger Nadelbaum im Herbst ein buntes Kleid trägt? Aber es spielt auch keine Rolle, denn es ist schön, sehr schön sogar: Wenn die Sonne im Herbst tief steht und das bunte Farbenspiel der Lärche anstrahlt, oder wenig später, wenn man sich bei leichtem Wind in einem Regen aus goldenen Nadeln wiederfindet. Und dann, im Frühling, wenn die Lärche zu neuem Leben erwacht und das besonders zarte Grün aus ihren Knospen sprießt.
Selbst im Alter erreicht sie nie die knorzige Urigkeit ihrer Nadelbaumschwestern. Wenn man sich alte Lärchen ganz genau anschaut, erkennt man trotz der Jahre ihre Feinheit und Lieblichkeit.

Volkskunde

Der natürliche Lebensraum der Lärche sind die eher dünner besiedelten Gegenden der Nordhalbkugel. Die Sagen und Geschichten sind daher auf diese Regionen begrenzt, spielen dort allerdings, wie wir sehen werden, eine besondere Bedeutung.

Lärche – Saligen und Jungfrau Maria: Wohltäterin der einfachen Menschen

Die Lärche ist in unseren Breiten ein Kind der Berge, in erster Linie der Alpen. Von dort stammen die wichtigsten und meisten Sagen und Bräuche. Dort hat sie auch viele Ortsnamen geprägt, darunter Lerchenberg, Larch, Larchet und Lorenholz.

Die wohl bedeutsamsten Geschichten, die um unseren schönen Nadelbaum gesponnen wurden, sind die der Saligen Fräulein (auch Selige oder Weiße Fräulein genannt). Sie sind liebenswerte Waldgeister, „bildschön, goldgelockt mit strahlend blauen Augen", und ihre Gesänge sind so wunderbar, dass kein sterbliches Wesen sie je vergessen kann. Sie leben manchmal alleine, manchmal auch zu mehreren in kleinen verborgenen Siedlungen und sind dabei immer umgeben von Lärchen, die man früher auch „Schönbaum" nannte. Die Eingänge sind oft zwischen den Wurzeln der Bäume, es kommt auch vor, dass die Lärche der eigentliche Wohnsitz der Saligen ist oder Baum und Fräulein dasselbe Wesen sind in unterschiedlicher Gestalt.

In manchen Tälern galten die Saligen als echte Kulturbringer. Sie lehrten die Menschen den Flachsanbau, das Spinnen und das Weben und halfen sogar gelegentlich bei diesen Arbeiten. Der kulturelle Fortschritt, den der Umgang mit Faserpflanzen mit sich brachte, vom Anbau über die Verarbeitung bis zum fertigen Gewand, ist immens. Er wurde stets in den Sagen unserer Vorfahren thematisiert und mit Regeln und Tabus belegt.

Die Saligen waren durch und durch freundliche Wesen. Sie waren als Hebammen zur Stelle bei schwierigen Geburten, halfen beim Heuen und bei der Hofarbeit, retteten Verunglückte aus der Bergnot, gaben den Hirten ein Zeichen, wenn der erste Schnee drohte und beschenkten die Menschen manchmal mit nie endendem Zwirn oder nie zur Neige gehendem Brot. Doch wehe, man sprach von diesen Geschenken, dann verschwanden diese auf immer. Wie bei allen Wesen der Anderswelt gab es auch bei den Saligen einige Tabus. Man durfte sie zum Beispiel nicht nach ihrer Herkunft oder ihrem Namen fragen oder ihnen gar zu essen anbieten, denn dann verschwanden sie, so wie ihre Geschenke. Man musste auch reinen Herzens sein, wenn man sich den Fräulein näherte, doch manchmal gab es sogar Ehen zwischen ihnen und sterblichen Männern.

Die weißen Fräulein verlangten von den Menschen, denen sie halfen, wahre, tiefe Aufrichtigkeit. Auch durfte man nicht gegen die Gesetze der Natur verstoßen.

Die Bedeutung und die Rolle, die die Alpenbewohner den Saligen zugeschrieben haben, kann man übertragen auf die Lärche, denn Bergwaldfräulein und Baum sind eins oder teilen zumindest viele Attribute. In all ihrer Ausstrahlung und, wie wir später noch erfahren, auch in ihrer Nutzung ist die Lärche ein so freundlicher, lichter Baum, der den „Tieren im Winter immer so schöne Geschichten erzählt" hat.

Die Lärche ist auch den Menschen so wohlgesonnen, dass sie sogar die Dienste des Storches übernommen hat. Die Kinder wurden ihren Eltern von der Anderswelt zum Abholen an diesem Baum „bereitgestellt". Ein Beispiel dafür ist die „Kinderlärche", die bis 1858 bei Nauders in der Nähe von Landeck stand.

Die Geschichten um die Saligen-Fräulein sind zwar bis heute erhalten geblieben, allerdings wurden im Laufe der Christianisierung viele ihrer Eigenschaften auf die Jungfrau Maria übertragen. Und das gilt auch für den „Ort der Anrufung“ – die Lärche. Gerade in Tirol und Südtirol gibt es eine Reihe von Marienwallfahrtsorten, die mit Lärchen zu tun haben. Oft erschien ein Marienbildnis wie von Zauberhand auf einem Lärchenstamm, etwa in Steineck, in Waldrast, in Matrei oder Maria Larch bei Innsbruck. Auch weit im Osten ist die Lärche von herausragender Bedeutung.

Der Weltenbaum

Die Vielfalt an Baumarten in der sibirischen Taiga ist überschaubar – neben der Fichte dominieren Lärche und Birke, die von herausragender mythologischer Bedeutung sind. Während die Birke für den sibirischen Schamanen die zu erklimmende Himmelsleiter repräsentierte, war die Lärche sein lebensspendender Weltenbaum. Der Mythos erzählt davon, dass der „Große Vogel“ – die Tiermutter – ein Ei in eines der vielen Nester der „Hohen Lärche“ legt. Wird aus dem Ei ein bedeutender Schamane schlüpfen, so legt es der Vogel in ein Nest ganz oben und bebrütet es drei Jahre lang (siehe Seite 113). Ein Schamane von geringerem Vermögen findet sein Nest ganz unten in dem Baum und benötigt im Ei nur zwölf Monate zum Reifen. Es heißt weiter, die Sonne und der Mond würden in Form eines goldenen oder silbernen Vogels an eben jener „Hohen Lärche“ auf- und absteigen und damit Tag und Nacht beschreiben.

Ein Schutzbaum

Auch bei alltäglicheren Angelegenheiten schützt die Lärche die Menschenkinder. So zum Beispiel bei der Milchverarbeitung, einem wichtigen Geschäft, bei dem viel böser Zauber getrieben wurde. Um zu verhindern, dass es zu Milchverhexungen kam, erkennbar daran, dass Gewebefetzen oder Blut in der Milch vorhanden waren, sie keinen rechten Rahm bilden wollte oder sich nur schwer buttern ließ, steckte man Lärchenzweige in Fenster und Türen von Hof und Stall. Man konnte mit dem verräucherten Harz sogar die dafür verantwortliche Hexe herbeizitieren, um sie zur Rechenschaft zu ziehen.

Generell galt ein Lärchenzweig in Tür und Fenster als Hexenabwehr, und ein Stück Holz, als Amulett getragen, schützte vor Flüchen und Krankheiten.

Eine weitere große Schutzfunktion hat die Lärche gegenüber dem Feuer. Schon der antike Schriftgelehrte Plinius und später der „Kräu-

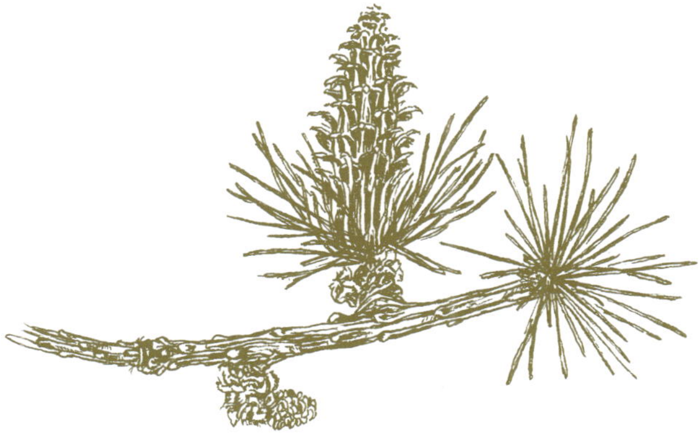

tervater“ Lonicerus schrieben, dass Lärchen nicht brennen würden, was sie natürlich schon tun. Fällt man sie jedoch zu einem bestimmten Zeitpunkt, kann man aus ihnen sogar einen Kamin bauen. Im Salzburger Land gibt es den Spruch: „Das Haus ist aus Holz, der Kamin aus der Lärche.“ Im Allgemeinen sagt man, Holz, das nicht brennen soll, muss unabhängig vom Mondstand kurz nach Sonnenuntergang am 1. März geschlagen werden, allerdings ist mir nicht bekannt, ob es für die „Kaminlärche“ noch eine weitere Regel gibt.

Im oberösterreichischen Palmbuschen steht die Lärche für den Schutz vor Blitz und Feuer. Das Marienbildnis an der Lärche in Waldrast rief man speziell gegen Feuer und Blitze an. Es gab sogar eine Lärche (in Käsacker), die soll in manchen Nächten lichterloh in Flammen gestanden haben, ohne jemals von diesen verzehrt worden zu sein.

Um das fürsorgliche Wesen noch einmal zu unterstreichen, sollte abschließend erwähnt sein, dass man viele Krankheiten durch bestimmte Rituale an sie „abgeben“ konnte. In dieser Funktion genoss die Lärche stets hohes Ansehen.

Signaturlehre

Ein fürsorgliches Wesen besitzt auch die holde Venus, deren Einfluss bei der Lärche stark zu spüren ist.

Der Abendstern erscheint als Erstes am Firmament. Seine Schönheit erfüllt einen mit Harmonie, innerer Ausgeglichenheit, Einkehr und der Ruhe des Abends.

Als Liebesgöttin unterhielt Venus mit fast allen Göttern Affären. Sie ist lieblich, ihre Haut glatt und duftend, sie strahlt viel Wärme und Harmonie aus und hat ein freundliches Lächeln. Auch besitzt sie etwas Kindliches, Naives und versteht nicht, wieso man wegen ihr Kriege führt.

Die Pflanzen, die ihr zugewiesen werden, sind von ebenso anmutiger Gestalt, duften gut und haben viele schöne Blüten von lieblicher Farbenpracht – von rosaweiß über rosa bis rosaviolett, und manche sind gar vielfarbig. Ihre Blätter sind weich und wohlgeformt. Unsere Lärche mit ihren weichen Nadeln, dem schönen Wuchs und den weichen, an Blumen erinnernden purpurfarbenen Blütenzapfen, entspricht diesem Bild.

Auf körperlicher Ebene ist die Venus unter anderem Herrin über die Nieren, das Vegetativum, und gemeinsam mit der Mondfrau herrscht sie über die Haut. Alles sind Bereiche, in denen wir die Lärche als Heilmittel einsetzen können.

Der Saturn zeigt sich in der Zugehörigkeit der Lärche zur Klasse der Nadelbäume und in der Beständigkeit von ihrem Holz. Der alte Knochenmann, der am Firmament bestimmt selber unter Gelenkproblemen leidet, ist Herr über degenerative Erkrankungen, zu denen auch Gicht und Rheuma gehören – weitere Anwendungsgebiete der Lärche. Der dritte Planet im Bunde ist die Sonne, sie zeichnet sich unter anderem durch Harzbildung in der Pflanze aus. Die Sonne macht froh und leicht. Man könnte fast sagen, die Lärche habe unter „Floras Kindern“ einen ganz eigenen und besonderen Bezug zur Sonne, denn als einziger Nadelbaum in unseren Breiten geht sie mit dem Jahresrhythmus der Sonne.

Naturkunde

Deutscher Name: Europäische Lärche
Lateinischer Name: *Larix decidua*
Familie: Piniengewächse
Standort: Hochgebirgsbaum bis 2400 m, lichtliebend; 4 Unterarten in Europa: Alpen, Sudeten, Karpaten, Weichselniederung

Beschreibung: Krone: leicht kegelig, im Alter recht individuell; kann durchschnittlich bis zu 50 m hoch werden bei einem Stammumfang von 3,15 m (wobei die angepflanzten Lärchen in der Ebene schneller und höher wachsen); Nadeln: weich und zart, an den Langtrieben

2–3 cm lang, an den Kurztrieben zu 30–40 in kleinen hellgrünen Büscheln; Rinde: an jungen Trieben gelblich, im Alter tief rissige, rotbraune Schuppenborke; Blüten: männlich: rundliche Bündel gelber Staubgefäße an der Unterseite des Astes, weiblich: weiche, rosa bis purpurfarbene, stehende „Zäpfchen" (blühen zwei Wochen früher als die männlichen); ausgereifte Zapfen: 2,5–4 cm, langeiförmig bis kugelig, haften lange am Zweig, zerfallen sehr langsam

Blütezeit: Mai–Juni

Erntezeit: Nadeln: April–Juli; Harz: ganzjährig

Wirkstoffkunde

Die Lärche enthält ätherische Öle, im Harz sind dies Terpentinöl, Laricinolsäure und Bitterstoffe. Der Teil der Lärche, der zu allen Zeiten am meisten genutzt wurde, ist ihr Harz. Dem Baum dient es bei Verletzungen dazu, die Wunde mit den antibiotisch wirkenden Substanzen zu desinfizieren und seine Leitbündel zu verkleben, die die Krone mit Wasser und Nährstoffen versorgen.

Durch einen langen Destillationsprozess gewann man aus dem Harz das „Venezianische Terpentin", das unter anderem als Heilmittel hoch gehandelt wurde. Es trägt diesen Namen, da sein Hauptumschlagplatz Venedig war – das sogenannte Französische, Deutsche oder Gemeine Terpentin wurde aus verschiedenen Kiefernarten gewonnen. Doch auch ohne den Destillationsvorgang hilft uns das Harz, ähnlich wie beim Baum, zur Wundheilung, weiterhin bei Hautproblemen, chronischen Entzündungen und Atemwegserkrankungen, außerdem wirkt es durchblutungsfördernd. Harz ist fettlöslich, daher kann man verharzte Hände zunächst mit Speiseöl einreiben und anschließend waschen, oder man benutzt 70 %igen Alkohol.

Heilkunde

In Großbritannien hat die Lärche erstmals 1620 gewurzelt und damals auch nur recht vereinzelt. Zu größeren Pflanzaktionen kam es erst durch Herzog James Atholl, der mit den Lärchen die schottischen Highlands wieder aufforsten wollte.

Aufgrund dieser erst späten „Eroberung" unseres schönen Alpenbaums sucht man die Lärche in der traditionellen Kräuterkunde Großbritanniens vergebens. Selbst auf dem Festland ist sie als echtes

Kind der Berge in der Volksheilkunde weniger bekannt als manch eine andere Heilpflanze, was ihre Fähigkeiten aber nicht schmälert.

Die Beweglichkeit

Die Lärche wirkt zart und geschmeidig, und Geschmeidigkeit schenkt sie auch den von Rheuma und Gicht geplagten Gelenken unseres Körpers. Harzsalbe und Harzöl, Nadelbäder und ein alkoholischer Ansatz wirken wärmend und durchblutungsfördernd. Die Gelenke werden wieder beweglicher und der Schmerz lässt nach.

Erkältungskrankheiten

Wenn die Zeit der Erkältungskrankheiten naht, fällt die Lärche langsam in den Winterschlaf. Manche Zutaten für die Heilmittel gegen diese „Plagegeister“ müssen schon im Frühsommer gesammelt werden, andere wie das Harz können wir auch noch im Winter finden. Die Harzsalbe, das Harzräuchern und das Nadelbad lösen festsitzenden Schleim in den Nebenhöhlen, helfen uns beim Abhusten und entkrampfen die Atemwege. Selbst eine eitrige Ohrentzündung kann laut Leonard Fuchs (16. Jahrhundert) mit einer Mischung aus Harz, Honig und Öl behandelt werden.

Die Haut

Wie uns die venerische (umgangssprachlich: venusische) Signatur bereits angekündigt hat, hilft uns die Lärche auch bei diversen Hauterkrankungen und -infektionen. Bei Ekzemen und Hautirritationen kann man ein Bad nehmen, Holzsplitter sowie eitrige und entzündete Wunden lassen sich mit einer Harzsalbe behandeln. Unsere Vorfahren, die noch keine wissenschaftlichen Erklärungen für Bakterieninfektionen kannten, deuteten Abszesse und Ähnliches auch als Fluch oder böse Bezauberung. Vor diesem Hintergrund und mit dem Wissen um die antiseptische Wirkung der Lärche kann man erklären, wie die Leute dazu kamen, Lärchenholz als Schutzamulett zu tragen.

Ein altes Mittel bei Wolf (Wundsein), Verbrennungen und Geschwüren ist das Auflegen von angestoßener Rinde. Dazu verwendet man die Innenseite der Rinde von 2- bis 3-jährigen Ästen.

Niere, Blase und Verdauung

Altbekannt ist das Lutschen einer erbsengroßen Harzkugel zur Anregung der Niere. Man sollte dies aber nur 1-mal täglich und nicht länger als 1 Woche tun, sonst läuft man Gefahr, die Niere zu reizen. Ein ähnlich großes Stück Harz, in Milch gekocht, hat harntreibende Wirkung.

Einige Indianerstämme Nordamerikas nutzten den Tee aus der inneren Rinde von 2- bis 3-jährigen Ästen bei Nieren- und Blasenbeschwerden. Die Bewohner der Westalpen nahmen bei Verdauungsproblemen die süßlich zähflüssigen Ausscheidungen zu sich, die die Triebspitzen im Sommer produzieren. Auch Leonard Fuchs rät bei „müdem Stuhl" zu einer „Harzmilch".

Die Psyche

Unser Seelenleben unterstützt die Lärche neben den feinen Düften ihrer ätherische Öle und beim Räuchern auch mit Bachblüten oder einem einfachen Nadelbad.

Das Nadelbad wirkt entspannend, und der Balsam auf der Brust hilft uns, Ängste und alte Gefühle loszulassen, Vertrauen zu schöpfen und zu uns selbst zu finden. Im Sinne der Sonnensignatur bringt das verräucherte Harz Fröhlichkeit, es zentriert, schärft den Blick in die Anderswelt und hilft einem, die innere Müdigkeit abzuschütteln und voller Kraft einen Neustart zu beginnen.

Der menschenfreundliche Baum, der höchste Bergregionen von bis zu 2400 Meter erklimmt, gibt uns als Bachblüte „Larch" Selbstvertrauen zurück.

Rezepte

Verspannung, Zerrungen, Gicht- und Rheumaschmerzen

Nadelspiritus

Geben Sie in ein Glas bis zu etwa ¾ der Füllhöhe leicht im Mörser angestoßene junge Lärchennadeln und füllen es mit 70 %igem Alkohol auf.

Zusätzlich zu den Lärchennadeln können Sie auch die jungen Triebe weiterer Nadelbäume, wie Fichte, Tanne oder Kiefer, hinzufügen. 2–3 EL angestoßene Wacholderbeeren bei einem 0,3-Liter-Ansatz tragen ebenfalls zur Linderung der Beschwerden bei. Den Ansatz zunächst für etwa 3 Wochen in der Sonne und dann mindestens 3 weitere Wochen im Dunkeln ziehen lassen (siehe auch Grundrezept Tinktur Seite 9).

Bei Beschwerden reiben Sie die betroffenen Stellen mit dem Nadelspiritus ein und halten sie warm. Bei häufigeren Anwendungen sollten Sie die Haut aber immer wieder mit einer Salbe nachfetten, damit es durch den Alkohol nicht zu Reizungen kommt.

Harzöl

Harzgetränkte Rindenstücke werden zunächst in ein Glas gegeben und gut mit Olivenöl bedeckt. Den Ansatz müssen Sie nun längere Zeit, mindestens aber für 2 Monate, auf einer Wärmequelle ausziehen, bevor Sie ihn abgießen können. Als Wärmequelle reicht eine Heizung aus. Ich selber stelle den Ansatz den Winter über auf unseren Grundofen.

Für dieses Rezept können Sie die harzigen Rindenstücke jeder Nadelbaumart verwenden.

Verspannung, Zerrungen, entzündete Wunden, Blutergüsse, Abszesse, Ekzeme, Erkältungskrankheiten, Gicht- und Rheumaschmerzen, depressive Verstimmungen, Ängste

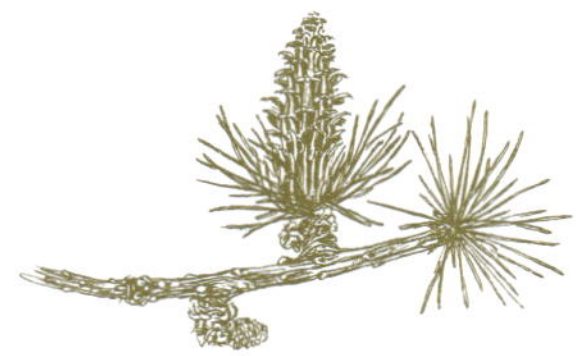

Harzsalbe für 30 ml
1. Variante

- 20 g gereinigtes Harz
- 2 g Bienenwachs
- 16 ml Öl

Um das Harz von Rindenstückchen und Ähnlichem zu reinigen, zunächst im Wasserbad erhitzen und anschließend durch ein Mulltuch schütten. Dann die anderen Zutaten hinzufügen und alles gemeinsam erneut im Wasserbad erhitzen, bis eine homogene Flüssigkeit entstanden ist. Nach dem Abkühlen Deckel auf die fertige Salbe.

Das gereinigte Harz können Sie auch im Räucherbedarfsladen kaufen.

2. Variante

- 15 ml Harzöl (siehe oben)
- 2 g Bienenwachs
- 4 g Wollwachs

Die oben genannten Zutaten gemeinsam in ein feuerfestes Gefäß geben und im Wasserbad erhitzen. Wenn daraus eine homogene Flüssigkeit geworden ist, ist die Salbe fertig. Beide Varianten sind mehrere Jahre haltbar.

Rindentee bei Harnwegsentzündungen

1 TL getrocknete innere Rinde in ¼ Liter Wasser kurz aufkochen lassen und abseihen, 1–2 Tassen täglich.

Zwar verwendeten die Indianer Nordamerikas ihre heimische Lärche (*Larix americana*), man kann aber davon ausgehen, dass die bei uns heimische Lärche (*L. decidua*) ein ähnliches Wirkspektrum aufweist.

Verspannung, Zerrungen, Ekzeme, Erkältungskrankheiten, Gicht- und Rheumaschmerzen, depressive Verstimmungen, Ängste, Nervosität

Nadelbad

2–3 Handvoll frische oder 1–2 Handvoll getrocknete Nadeln in etwa 2 Liter Wasser für 5–10 Minuten zugedeckt köcheln lassen und anschließend dem Badewasser hinzufügen. Die frei gewordenen ätherischen Öle lösen den Schleim und wirken beruhigend, sodass eine erholsame Nacht zu erwarten ist. Badedauer etwa 20 Minuten.

Erkältungskrankheiten, depressive Verstimmungen, Ängste, Nervosität

Räuchern

Verwenden Sie möglichst abgetrocknetes Harz (zur Harzernte Seite 15), denn je mehr Feuchtigkeit es enthält, desto leichter spritzt es und springt von der Kohle. Das im Fachhandel erhältliche Harz ist immer ausreichend getrocknet. Im Fachhandel kann man auch selbstentzündende Räucherkohle kaufen. Diese wird nach dem Anzünden in eine mit Sand oder Erde gefüllte Schale legen. Wenn sie durchgeglüht ist, können Sie kleine Harzsplitter auflegen, je feiner das Harz zerteilt ist, desto besser verglüht es. Größere Stücke können manchmal anfangen zu kokeln und sollten dann besser von der Kohle genommen werden. Mit einer Feder kann nun der aufsteigende Rauch im Raum oder an einem selber verteilt werden. Für eine solche Räucherung sollte man sich immer genügend Zeit und Ruhe nehmen.

Webmuster

Die Lärche, wie uns die Geschichte erzählt hat, bewohnt zusammen mit Arve, Latsche und Zwerg-Wacholder die höchsten Bergregionen. Sie, ist ein zartes, feinfühliges Wesen mit glockenheller Stimme, ganz so wie die Saligen-Fräulein der Alpenmythen. Sie trotzt den harten Winterstürmen und hilft uns Menschen, unsere eigenen inneren Winterstürme zu überstehen.

Die Weichheit ihrer Nadeln überträgt sie auf unsere Haut, die zuweilen von Wunden und Trockenheit geplagt sein kann. Nun, da sie dank Lugus im Winter ihre Nadeln abwirft, verträgt sie das große Gewicht der Schneemengen noch besser, bleibt noch geschmeidig und beweglich, und auch diese Eigenschaft schenkt sie uns in Form ihrer heilkundlichen Anwendungen bei Rheuma und Gicht.

Nimbhs Geschichte vom goldenen Apfel

In einer Zeit vor unserer Zeit ... Es war laut und aufgeregt, mehr ein Schnattern als ein Zwitschern. Nimbh blinzelte aus dem Fenster und sah die Störenfriede ihres Schlafs. Ein großer Schwarm Stare hatte sich vor ihrem Fenster gesammelt und ordnete lautstark seine Reihen.

Die Stare waren nicht die einzigen, die sich auf einen langen Flug vorbereiteten. Auch die Gänse begannen sich zu sammeln. Das Flugwetter war zur Zeit ideal. Auch für diejenigen, die im Land blieben, war der Altweibersommer fabelhaft. Warmer Sonnenschein, buntes Laub, reife Früchte, kühle Luft und ein leichter Wind, der von Veränderungen kündete. Nur bemerkten das die meisten Menschen in Nimbhs Umgebung nicht. Sie hatten schon vor langer Zeit ihre Muße für die Natur verloren. Gut, man könnte sagen, sie hatten sehr viel zu tun. Doch arbeiteten sie mehr als nötig gewesen wäre, um gut zu leben. Sie lebten im Überfluss, doch hatten keine Zeit mehr, ihn zu genießen. Der Beginn dieser Veränderung hatte damals Nimbhs Mutter das Herz gebrochen und sie schwach und kränklich werden lassen. Nimbhs Mutter war eine große Sängerin gewesen und stand in der Nachfolge ihrer Eltern als Hüterin des Heiligen Hains. Sie hatte eine sehr starke Verbindung zu den Apfelbäumen im Hain gehabt, bereits als Kind kannte sie die vielen Lieder eines jeden heiligen Baums. Sogar ihr eigenes Seelenlied hatte sie schon sehr früh gehört. Sein Seelenlied zu kennen, bedeutet ganz zu sein, im Einklang mit allem Lebendigen, erfüllt von der großen Kraft der Natur.

Als Nimbhs Mutter ein junges Mädchen war, begann auf einmal in den Menschen eine Veränderung vonstatten zu gehen. Sie fingen an, Dinge anzuhäufen, die sie für ihr tägliches Leben nicht brauchten, mussten im Gegenzug dafür aber mehr arbeiten und verbrachten immer weniger Zeit damit, ihr Seelenlied zu finden. Sie besuchten auch immer seltener den Heiligen Hain, einen Ort der Ruhe und Mystik. Einen Ort, an dem man den alten Göttern nahe war, an dem man beten konnte und an dem die Apfelbäume den Menschen ihre Seelenlieder sangen.

Und so geschah es, dass immer weniger Menschen ihr Seelenlied oder auch nur Teile davon kannten. Als Folge dessen versuchten die Seelen, durch die materielle Welt ganz zu werden, doch dieser Weg brachte Neid, Streit und Unzufriedenheit mit sich.

Nimbhs Mutter, die zukünftige Hüterin des Hains, verzweifelte an dieser Veränderung. Als sie die ungeborene Nimbh in ihrem Schoß trug, verging kein Tag, den sie nicht bei den heiligen Apfelbäumen im Hain verbrachte. Tief versunken, lauschte sie dort dem Rauschen der Blätter, um das Seelenlied ihres ungeborenen Kindes herauszuhören. Sie wusste nicht, wohin diese Veränderung bei den Menschen führen würde. Aber sie wollte sicher sein, dass zumindest ihr Kind noch sein eigenes Seelenlied kannte, um im Einklang mit allem Lebendigen und im Einklang mit sich selbst zu sein. Doch die Traurigkeit darüber, dass die Menschen den Hain vergessen hatten, wuchs und zehrte stark an ihren Kräften. Das bisschen, das übrig war, konzentrierte sie auf ihr ungeborenes Kind, damit es stark und glücklich auf die Welt kam. Schließlich war die Geburt für Nimbhs Mutter zu anstrengend gewesen. Doch ehe sie starb, sang sie mit ihren letzten Atemzügen dem Kind sein Seelenlied vor.

Im Augenblick des irdischen Erwachens sein Seelenlied zu hören ist ein großes Geschenk. Solche Menschen haben einen unerschöpflichen Reichtum an Glück und Zufriedenheit. Ihre Seelen sind ganz und haben keinen Grund, sich mit Sehnsüchten zu quälen.

So hatte Nimbh, trotz des Verlustes der Mutter, eine glückliche Kindheit gehabt. Sie lebte gemeinsam mit ihrem Vater bei den Großeltern. Ihr Vater war ein genügsamer Bauer und liebte sein Kind aus ganzem Herzen. Er hatte lange unter dem Tod seiner Frau gelitten, doch fand er Trost im Heiligen Hain, dem Ort, an dem er ihr zum ersten Mal begegnet war, an dem sie sehr viel Zeit gemeinsam verbracht hatten und an dem seine Tochter bald das Amt der Hüterin des Hains von den Großeltern übernehmen würde.

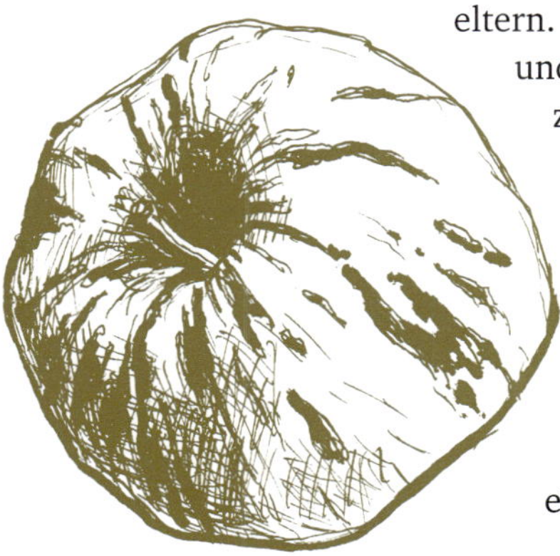

Im Laufe der Jahre hatte sich die Befürchtung von Nimbhs Mutter bestätigt. Der Wandel in den Menschen ging unaufhaltsam voran, und mit jedem Schritt schwand die Zufriedenheit und der Neid wuchs. Nur wenige Familien hielten die alten Traditionen aufrecht und ehrten die heiligen Bäume. Sie waren mit ihrem einfachen Leben zufrieden und glücklich. Zwar wurden sie von den anderen verspottet, doch Spott ist kein hartes Los, verglichen mit Neid und Streit.

Die Gier nach Überfluss hatte die Seelen vergiftet. Keiner gönnte mehr dem anderen etwas, Familienfehden entbrannten, und immer wieder kam es zu kleinen Scharmützeln.

Je älter Nimbh wurde, desto näher rückte der Moment, in dem sie Verantwortung übernehmen und in die Fußstapfen ihrer Großeltern treten musste, und desto näher rückte auch die Bedrohung, die der Wandel in den Menschen mit sich brachte. Mittlerweile gab es ernsthafte Verletzungen durch die Streitereien, und Stimmen wurden laut, dem alten Aberglauben ein Ende zu setzen und den Hain zu fällen, denn sein Boden war fruchtbar wie kein anderer in diesem Landstrich. Und außerdem gehörte der Grund der Dorfgemeinschaft. Der Streit darüber, wem dieses Land eigentlich zustand, war furchtbar. Misstrauisch blickten die Bewohner Nimbh hinterher, denn sie wussten, demnächst würde sie die Hüterin des Hains werden. Vor den Großeltern hatten sie noch zu viel Respekt, um sie anzugehen, und der Vater wurde ohnehin missachtet, weil er nichts aus sich gemacht hatte.

Nimbh war ein Sonnenschein, doch so langsam zogen auch in ihr dunkle Wolken auf, und sie suchte immer öfter Trost bei den Apfelbäumen. Wie ihre Mutter kannte auch sie seit ihrer Kindheit die vielen Lieder der Bäume.

Jeder Baum hat sein eigenes Lied, wie auch jeder Mensch, jedes Tier und jeder Stein. Alles Leben ist durchdrungen von wundervollen Harmonien.

Die Hauptaufgabe der Hüter bestand darin, diese Lieder zu singen. Sie wirkten wie Zauberformeln, um die Kraft des Lebens in der Erde zu verankern und so dafür zu sorgen, dass der Boden fruchtbar, die Ernte reich und das Glück beständig blieb. Man könnte sich nun fragen, was es Besonderes mit diesem Amt auf sich hatte, denn Lieder konnte man ja einfach lernen. Das Besondere daran war, dass jeder Hüter oder angehende Hüter die Lieder selber hören musste. Die Lieder, die der eine sang, hörten sich anders an als die Lieder seines

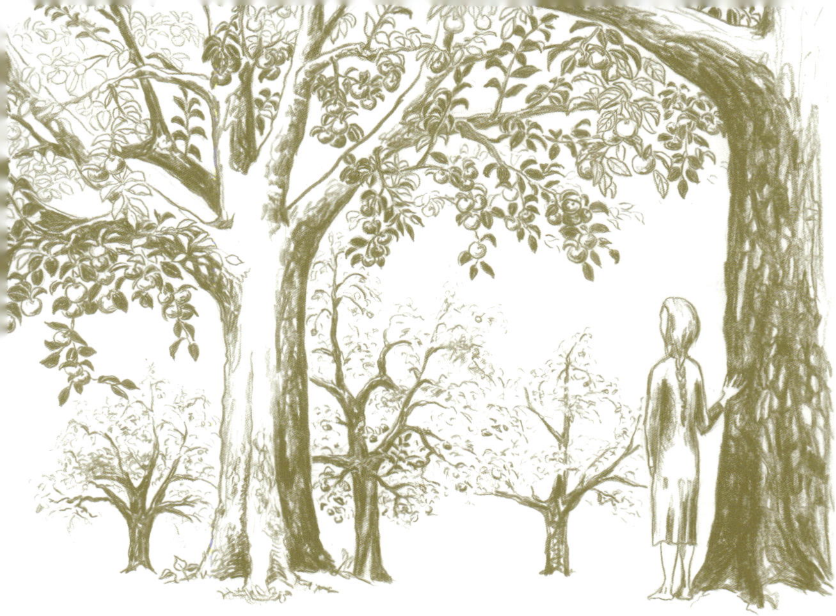

Nachfolgers oder Vorgängers. Das war ein uraltes mystisches Geheimnis.

Nimbh wäre schon lange in der Lage gewesen, die Rolle ihrer Großeltern zu übernehmen, doch es ziemte sich nicht, einem zu jungen Menschen zu viel Verantwortung aufzuladen. Also genoss sie es einfach, im Heiligen Hain zu sein, mit den Vögeln und Pflanzen zu singen oder wie heute, an jenem Tag, an dem sie von dem Schwarm Stare geweckt wurde, Trost zu suchen.

Wie jedes Mal schritt sie zunächst durch den gesamten Hain und begrüßte dessen Bewohner mit Liedern. Dann wandte sie sich ihrem Lieblingsbaum zu. Es war der Lebensbaum ihrer Mutter, der gepflanzt wurde, als diese geboren wurde. Sie setzte sich neben den Stamm ins Gras und zählte die herabfallenden Blätter. Die Sonne wärmte sie sanft, und das Rauschen des Windes säuselte sie in den Schlaf.

Als sie wieder erwachte, stand die Sonne noch immer hoch am blauen Himmel, und auch der Wind säuselte noch immer vor sich hin. Aber irgendetwas war anders. Erst jetzt bemerkte sie, dass der Apfelbaum, unter dem sie lag, noch voll belaubt war. Kein einziges Blatt war gelb gefärbt oder machte Anstalten herabzufallen. Sie richtete sich auf und blickte in eine Natur, die von den Blüten des Frühlings geziert war, zugleich im Saft des Sommers stand, die Früchte des Herbstes trug und die Ruhe des Winters ausstrahlte. Wo war sie und wie kam sie hierher? Wie schon oft, wenn ihr wichtige Fragen auf der

Seele brannten, begann sie zu singen. Meistens hatte sie eine Antwort erhalten, zum Beispiel im Zwitschern eines Vogels oder im Rauschen eines Baumes, manchmal sogar im Piepsen einer Maus oder im Sommer durch das Zirpen einer Grille. Doch heute blieb die Antwort aus. Stattdessen tauchte ein winziger Zaunkönig auf und bedeutete ihr, ihm zu folgen.

Er führte sie durch einen wundervollen riesigen Garten. Der Duft von nektarreichen Blüten vermischte sich mit dem Geruch von reifem Obst. Bienen surrten, Schmetterlinge flatterten, Vögel zwitscherten, Frösche und Kröten gaben Konzerte. Die Reiche der vier Jahreszeiten schienen hier vereint zu sein. Was für ein zauberhaftes Land.

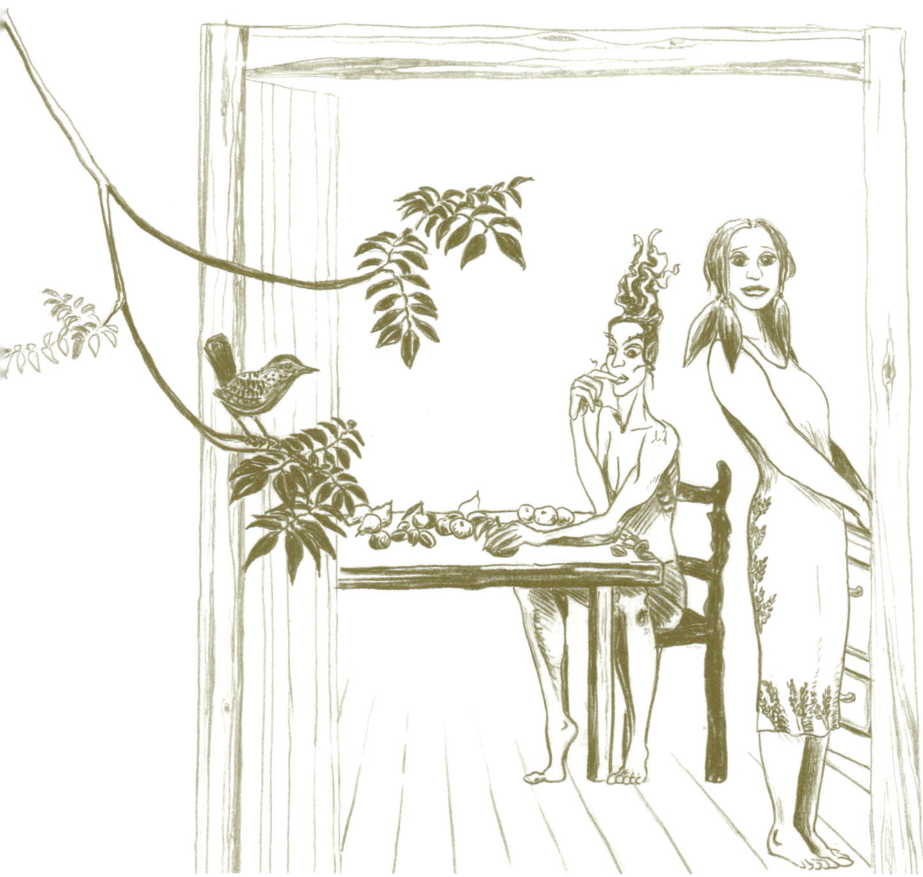

Der Zaunkönig landete auf dem Ast einer großen Esche, an deren Fuß eine beschauliche Hütte stand. Um die Hütte herum lagen noch drei weitere, kleinere Gebäude. Von außen ließen sie erkennen, dass es sich um eine Schmiede, eine Holzwerkstatt und eine Töpferei handelte. Der winzige Vogel ermutigte das Mädchen, an der Tür zu klopfen.

„Tritt ein, Nimbh, wir erwarten dich bereits." Es war eine wohlgesinnte, doch unbekannte Stimme. Das Mädchen öffnete die Tür und sah eine Frau mit rosigen Wangen und einem freundlichen Lächeln am Herd stehen. Am Tisch saß ein drahtiger Mann mit einem feuergleichen Haarschopf und blitzenden Augen, der gerade dabei war, eine Menge unterschiedliches Obst nach Farben zu sortieren. Nimbh erkannte die beiden augenblicklich. Es waren Lugus und die Kornmutter Annona. Einst, als die Götter noch unter den Menschen wandelten, waren ihre Gesichter bekannt bei Alt und Jung, nunmehr kannte man sie nur noch aus alten Geschichten. Aus Unsicherheit, wie man sich im Angesicht von Göttern verhalten solle, wollte sie schon niederknien. Doch Lugus sprach, als hätte er ihre Gedanken gelesen: „Na, na, na, nicht so förmlich, junge Dame. Setz dich doch einfach zu mir und lass uns ein wenig plaudern. Annona hat gerade einen ihrer wunderbaren Apfelkuchen gebacken. Wir würden uns freuen, dir ein Stück anbieten zu dürfen." Nimbh setzte sich. Während Annona den Tisch deckte, musterte Lugus die Früchte, die vor ihm lagen. „Sind das nicht wunderbare Farben? Diese Rottöne entzücken mich jedes Mal aufs Neue." Das Mädchen nickte, brachte aber keinen Ton heraus. Erst als sie ein Stück Apfelkuchen gegessen hatte, löste sich der Knoten in ihrer Kehle. „Ich habe noch nie etwas so Leckeres gegessen. Der Kuchen ist wirklich göttlich."

„Freut mich, wenn es dir schmeckt", sagte Annona, während sie sich zu den beiden an den Tisch setzte. „Lugus muss sich immer zusammenreißen, den Kuchen nicht auf einmal aufzuessen." Schmunzelnd sah sie zu ihrem Mann und überließ ihm wieder das Wort.

„Wir haben deine Sorgen vernommen, die du den Bäumen im Heiligen Hain erzählt hast. Jetzt, da nur noch wenige Menschen an uns glauben, haben wir Götter uns aus eurer Welt zurückgezogen. Doch halten wir den Kontakt zu denjenigen von euch aufrecht, die uns treu geblieben sind und uns zuweilen um Hilfe bitten. Wir hören eure Gebete in den Heiligen Hainen, die im Land verteilt liegen und von Menschen wie deinen Großeltern und auch bald von dir gehütet werden. Wir schicken euch Inspiration und Rat, doch dürfen wir nur bedingt in das Geschehen und Schicksal der Menschenkinder eingreifen. Vielen von euch sind aber Inspiration und Rat zu wenig geworden, sie wollen Taten sehen, und so haben sie den Glauben an uns verloren. Wir beobachten genau, was in deiner Welt geschieht, und was wir da sehen, bestürzt uns. Der Neid, die Gier und das Misstrauen wachsen. Viele alte Werte gehen verloren, und nun ist auch noch dein Heiliger Hain bedroht. Das Klagen deiner Mutter hat uns nicht genügend aufgerüttelt. Doch die Zeiten sind schlimmer geworden und die Klagen eines Sonnenkinds, wie du eines bist, haben uns schließlich zum Handeln ermutigt. Doch wie ich bereits sagte, kann unser Eingreifen nur bedingt geschehen. Wir brauchen dazu deine Hilfe." Lugus schwieg und sah dabei das Mädchen durchdringend an.

Nimbh hielt seinem Blick stand und fragte zögernd: „Aber wie kann ich euch helfen?" Nun war es Annona, die mit ihrer sanften Stimme weitersprach: „Du bist eine großartige Sängerin, so wie es deine Mutter einst war, und du kennst bereits dein Seelenlied, das heißt, dass deine Seele ganz ohne Sehnsüchte und auch nicht anfällig für Trugbilder ist. Nur ein solcher Mensch ist stark genug, von den Früchten dieses Landes zu kosten und vor allem von der Frucht eines bestimmten Baumes. Es ist der Baum mit den goldenen Äpfeln, von dem ich spreche. Dir wird er eine große Gabe schenken, ein anderer würde an dem Bissen zugrunde gehen, denn seine Seele wäre nicht stark genug, den Zauber zu ertragen."

„Was macht der goldene Apfel denn mit mir, wenn ich ihn esse?", wollte Nimbh wissen.

„Das hängt ganz von dir ab. Du musst selber herausfinden, welche Gabe er dir schenkt. Doch ich bin

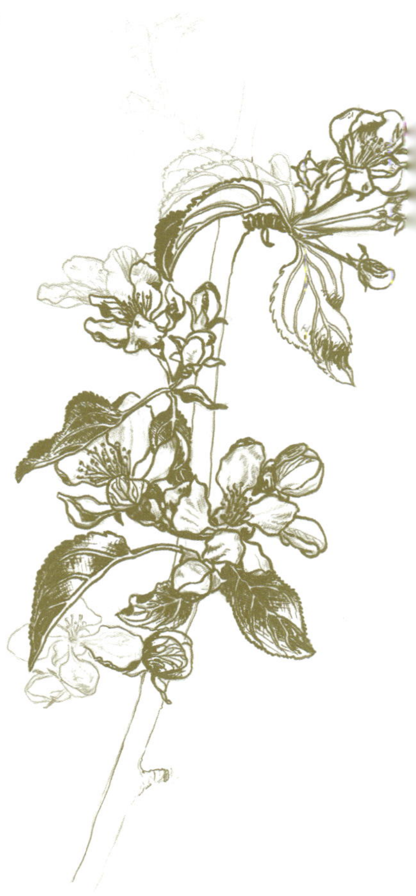

mir sicher, dass es dir nicht schwer fallen wird. Du musst dich einfach von deinem Herzen leiten lassen."

Nach einer Zeit des Schweigens stand Lugus auf und sprach: „Es wird Zeit. Der Baum erwartet uns. Lasst uns gehen."

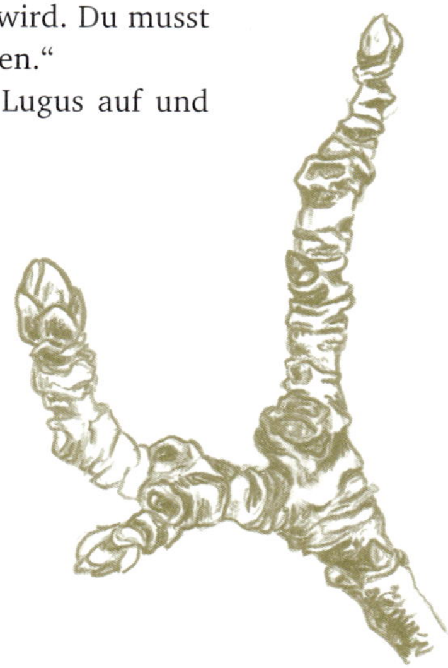

Nimbh folgte den beiden Göttern aus der Hütte und auf einen Hügel hinauf. Am Fuß des Hügels war eine Quelle, aus der drei kleine Bäche entsprangen, und oben stand ein wunderschöner Apfelbaum. Einige seiner Äste waren wie im Winter ohne Blätter, andere hatten wie im Frühling weiße Blüten und zartes Laub, wieder andere standen in einem saftigen Grün, ganz im Zeichen des Sommers, und einige Äste, deren Blätter sich bereits bunt eingefärbt hatten, trugen goldene Früchte.

„Dies ist DER Apfelbaum. Der Nabel der lebendigen Geschöpfe. Er vereint in seinem Lied die Harmonien aller Wesen. Er ist Winter, Frühling, Sommer und Herbst zugleich. Seine Früchte sind so golden wie die Sonne und so schön wie der Mond. Obwohl du ein sterbliches Wesen bist, gestatten wir dir, einen seiner Äpfel zu pflücken. Wenn du ihn isst, wird sein Zauber in dir aufgehen."

Nimbh geriet in einen Strudel der Gefühle, teils aus Entsetzen und gleichzeitiger Entzückung über so viel Macht, teils in einer Haltlosigkeit verloren im Antlitz der Unendlichkeit und dem gleichzeitigen Gefühl von Geborgenheit. Doch sie hatte auf eine nicht zu beschreibende Art Lugus' Worte wahrgenommen und trat nun wie in Trance, ihr Seelenlied im Ohr widerhallend, an den Baum und pflückte einen Apfel. Nach einem unendlichen Augenblick drang die liebevolle Stimme der Kornmutter in ihr Bewusstsein: „Komm, wir begleiten dich zurück zu deinem Heiligen Hain."

Auf dem Weg sprachen sie kein Wort. Erst als sie an dem Lebensbaum von Nimbhs Mutter angelangt waren, sagte Lugus: „Wenn du in den Apfel beißt, wirst du einschlafen und in deiner Welt wieder erwachen. Leb wohl, große Sängerin. So wie wir uns jetzt gegenüberstehen, werden wir uns nicht mehr wiedersehen. Doch im Land der Träume steht in unserem Haus immer ein Apfelkuchen für dich bereit! Hüte den Heiligen Hain wohl und singe, wann immer du kannst!" Lugus zwinkerte, und Annona nickte. Nimbh biss in den goldenen Apfel. Wie süß und fruchtig er schmeckte. Doch die Erinnerung daran blieb nur ein Traumbild.

Sie erwachte wieder in ihrer eigenen Welt, und dennoch wusste sie, dass die Begegnung mit Lugus und Annona kein Traum gewesen war. Zwar hielt sie keinen goldenen Apfel in der Hand, doch sie spürte ganz deutlich, dass etwas Zauberhaftes in ihr vorgegangen war. Mit einem Lied, das von einem unglaublichen Wohlklang begleitet war, verabschiedete sie sich von den Bäumen im Heiligen Hain. Sie wollte sich gerade auf den Heimweg machen, als zwei einflussreiche Bauern ihren Weg kreuzten.

„Na, kannst dich schon mal vom Nichtstun bei deinen Bäumen verabschieden. Dem alten Aberglauben wird bald ein Ende gesetzt. Denn rechtmäßigerweise habe ich Anspruch auf dieses Fleckchen fruchtbare Erde, und davon werde ich demnächst Gebrauch machen."

Der andere Mann riss den Sprecher grob am Arm und setzte ihm entgegen: „Moment mal, wer sagt denn, dass es dein Stück Land ist? Nur weil du der gierigste und fetteste Bauer im Dorf bist, meinst du, du hast das Sagen?" „Ich habe auf jeden Fall mehr Recht darauf als du Schweinehirte." Es folgte noch ein kurzer Austausch an verbalen Nettigkeiten, dann krachte schon die erste Faust nieder. Nimbh wusste nicht, was zu tun war. Einerseits sollten sie sich doch ruhig die Köpfe einschlagen, aber andererseits würde das nur noch mehr Hass schüren. Da erinnerte sie sich an die letzten Worte von Lugus: Singe, wann immer du kannst.

Sie erhob ihre Stimme, und wieder war da dieser unbekannte, zauberhafte Wohlklang. Die Männer hielten augenblicklich inne, sahen abwechselnd zu Nimbh und zu ihrem Gegenüber. Die Melodie erfüllte die Herzen der beiden mit so viel Liebe, dass sie zu zerbersten drohten. Eine Mischung aus Schmerz und Erlösung stand ihnen ins Gesicht geschrieben. Die hervorquellenden Augen flehten regelrecht darum, sie möge aufhören zu singen, aber gleichzeitig forderten sie Nimbh auf fortzufahren.

Das Mädchen schloss die Augen, sie wollte sich von dem seltsamen Anblick nicht beeinflussen lassen. Sie wollte weitersingen, bis ihr Herz ihr gebot aufzuhören. Dann war das Lied zu Ende.

Die Männer waren keuchend zu Boden gegangen, und Tränen liefen ihre Wagen hinab. Aber sie wirkten nicht unglücklich, ganz im

Gegenteil. Sie strahlten eine innere Zufriedenheit aus, hatten etwas Neugeborenes in ihrem Blick. Die Männer sahen Nimbh lange an, unfähig, etwas zu sagen. Schließlich sprach einer von ihnen: „Danke Nimbh, was immer du da getan hast."

Dann wandte er sich ab, der andere nickte und folgte ihm. Nimbh sah ihnen noch eine Weile nach. Sie gingen zum Heiligen Hain und grüßten zaghaft die Bäume, so wie Kinder, die nach einem Streich reumütig nach Hause kommen.

Nimbh wurde nicht nur als Hüterin des Heiligen Hains bekannt, sondern war weit und breit eine der größten Sängerinnen ihrer Zeit.

Welche Zauberkraft der goldene Apfel dem Mädchen geschenkt hatte, blieb ein Geheimnis.

In späteren Zeiten vermuteten manche Menschen aber, dass Nimbh mit ihrem Gesang in der Lage war, das Seelenlied eines jeden Menschen anklingen zu lassen, sodass deren Seelen heilen konnten und Hass und Neid aus ihren Herzen vertrieben wurden.

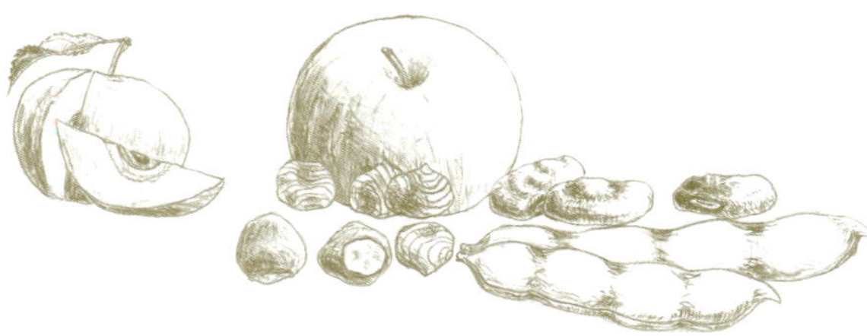

Die Kunde vom Apfel

Für die einleitenden Worte zum Apfel möchte ich den großen Henry David Thoreau zitieren – Naturphilosoph und Poet, Freidenker und Bürgerrechtler – ein Mensch, der wahrhaft gelebt hat. Niemand hat die wilden Äpfel seiner Heimat in einem so wohlklingenden Lied beschrieben wie er:
„... stets lässt sich ein Hauch Abendröte entdecken, der eine Wölbung tuscht oder Vertiefung tupft. Immer wird er rote Flecken haben, zum Gedenken an die vielen Morgen und Abende, die er gesehen hat, dunkle Rostanflüge als Andenken an die Wolken (...) mal zart errötend, mal dunkel gescheckt (...) mit blutroten Strahlen versehen, wie Meridiane auf strohgelbem Grund, mal mit grünlichem Rost vernarbt gleich feinen Flechten mit karmesinroten Flecken (...). Andere sind verschämt rosenrot, Elfenspeise, zum Essen zu schön (...) Äpfel des Abendrot. (...)
Wer soll Pate stehen bei der Taufe der Wildäpfel (...) Wir müssen Sonnenaufgang – und -untergang zu Hilfe nehmen, den Regenbogen, Herbstwälder und Wildblumen, den Specht und den Purpurgimpel, Eichhörnchen, Häher und Schmetterling, den Novemberwanderer und den Schulschwänzer." Insgesamt taufte Thoreau 76 „Wildlinge", für die die Besagten Pate standen.

Volkskunde

Die Äpfel, die Thoreau in dem obigen Zitat besingt, waren wild gekreuzte Nachfahren der Kulturäpfel und keine echten amerikanischen Wildäpfel (*Malus coronaria, M. angustifolia*). Hingegen waren die der keltischen und germanischen Mythologien echte Wildäpfel (*M. sylvestris*). Bei Griechen und Römern lässt es sich nicht eindeutig sagen, denn sie waren höchstwahrscheinlich schon mit dem *M. sieversii*, der Mutter des Kulturapfels, in Kontakt gekommen (siehe den Abschnitt Naturkunde).

Der Apfel spielte in ganz Europa und darüber hinaus eine große Rolle. Das Wort „Apfel" und seine diversen Variationen, wie Affalter, Epfel, Abbel, weist eine alte indoeuropäische Sprachwurzel auf.

Warum der Apfel in so vielen Kulturen eine derart wichtige Rolle spielte, lässt sich nur erahnen. Dazu beigetragen hat sicherlich die

Tatsache, dass diese Wildfrucht relativ groß und vor allem im Winter gut zu lagern ist, dass der Apfelbaum im Vergleich zu anderen Wildobstgehölzen ein stolzes Alter von bis zu 270 Jahren erreichen kann und er sich quasi selbst erneuert, so dass es den Eindruck macht, er würde ewig leben. Wenn die alte Krone bricht oder der Baum umstürzt, baut er eine sogenannte Sekundärkrone auf.

Lebensbaum im Reich der Götter

Im Mittelalter stellte man sich das Paradies wie einen Apfelgarten vor. Eine Anschauung, die an das keltische Avalon erinnert und auch an den Garten, in dem Nimbh erwacht. Avalon heißt übersetzt „Apfelinsel". Sie war die bekannteste ihrer Art, weniger bekannte Apfelinseln der Anderswelt waren Abhlach und Ynys Avalach. Es gab dort, im Land der ewigen Jugend, schlaraffenlandähnliche Zustände. Der Sage nach brachte die Herrin von Avalon den tödlich verletzten König Artus persönlich in ihr Reich. Ihr Name war Morgan, und sie herrschte mit ihren neun Schwestern (siehe Seite 113) in Avalon. Im Jahr 1191 fanden Mönche nahe der Abtei Glastonbury angeblich einen Baumsarg mit der Inschrift: „Hier ruht König Artus". So wurde diese einst heidnische, dann christliche Kultstätte zu dem Ort, an dem man Avalon vermutete. Noch heute ist es ein Zentrum von Grals- und Artusanhängern und neodruidischer Esoterik.

Einer der irischen Helden, die in die Anderswelt gelockt wurden, hieß Bran. Eine zauberhafte Musik schläferte ihn nahe seines Palastes ein. Als er erwachte, lag ein silberner Apfelzweig mit weißen Blüten neben ihm. Er nahm ihn mit nach Hause und fand dort eine holde Maid vor, die ihm von einem wunderbaren Inselreich des Friedens und der ewigen Jugend erzählte. Als sie geendet hatte, nahm sie den Zweig an sich und verschwand. Bran suchte und fand mit seinen Männern diesen Ort und verbrachte dort seine Ewigkeit.

Cormac, erster dokumentierter König Irlands (3. Jahrhundert), blieb in unserer Welt, doch erhielt er über Umwege ein zauberhaftes Geschenk aus der Anderswelt: einen silbernen Zweig mit goldenen Äpfeln, der, wenn man ihn schüttelte, die lieblichste Musik erklingen ließ, die jeden Menschen in einen friedlichen Schlaf versetzte.

Kaum ein anderer Baum hatte für die Kelten eine so starke Beziehung zur Anderswelt wie der Apfel, der für sie auch ein Symbol spirituellen Wissens war. Die Gallier besaßen sogar einen eigenen Apfelgott namens „Abellion“, und in Irland wurde bis ins Mittelalter hart bestraft, wer einen Apfel, einen der sogenannten Häuptlingsbäume fällte.

Lange nach der Keltenzeit hieß es noch in europäischen Volkssagen, unter seinen Wurzeln würde man den Eingang ins Zwergenreich finden. Es hieß sogar, man könne am Weihnachtsabend durch die Krone eines Apfelbaumes in das Himmelreich blicken.

Auch Germanen und Griechen assoziierten mit dem Apfel ewige Jugend. Bei den Germanen war es die liebreizende Idun, Gattin des göttlichen Skalden (Sänger und Dichter der Nordvölker) Bragi, die den heiligen Apfelgarten hütete. Damit die Götter Asgards ihre Jugend und Stärke behielten, mussten sie von diesen Früchten essen. Auch den gefallenen Helden, die Walhalla – die ewige Festhalle – betraten, wurden sie gereicht. In dem Moment, als Idun in die Unterwelt hinabstieg, begannen die Asen zu altern und wussten, dass Ragnarök, die Götterdämmerung, bevorstand.

Bei den Griechen kümmerten sich die Hesperiden, meist drei an der Zahl (siehe Seite 113), gemeinsam mit dem hundertköpfigen Drachen Ladon um die Äpfel der Jugend (manche Wissenschaftler nehmen an, dass es eher Quitten waren). Der Apfelbaum, den sie hüteten, war einst ein Hochzeitsgeschenk von Gaia an ihre Enkel Zeus und Hera gewesen. Gaia war die „Erste“, sie begründete nicht nur das erste Göttergeschlecht der Titanen, sondern gebar aus sich heraus den Himmel Uranos und das Meer Pontos; sie ist „Mutter Erde“. Die Äpfel der Hesperiden waren immer wieder Gegenstand in den Sagen, etwa in den Geschichten des Helden Herakles und der jungfräulichen Jägerin Atalanta.

Die Jungfräulichkeit wurde häufig mit der „ewigen Jugend“ gleichgesetzt. So gab es, lange nachdem die alten Heldenlieder verklungen waren, im Volksbrauchtum immer noch Sprüche wie: „Sie hat des Apfels Kunde nicht.“ Es gab auch die sogenannte Apfelprobe: Griff das Mädchen nach dem Geld, hatte sie ihre Unschuld bereits verloren, griff sie nach dem Apfel, war sie noch Jungfrau. Ein ähnlicher Brauch existierte bei den Westgoten. Hier wurde entschieden, ob ein Junge nun bereit war für die Erziehung durch die Männer, wenn er die Münze wählte, nahm er jedoch den Apfel, verblieb er in der Obhut der Frauen.

Das Element der unerschöpflichen Lebenskraft findet sich auch in den Bräuchen, dass man den Neugeborenen Äpfel in die Hand gab, und, wenn sie etwas älter waren, sie reichlich Äpfel essen ließ. Später hieß es, sie bekommen dadurch rote Backen oder einen guten Atem – Zeichen einer guten Gesundheit. Und wenn eine schwangere Frau viele Äpfel aß, so sollte das Kind besonders schön und gesund werden.

Der göttliche Kreislauf – Übergänge und Prüfungen

Rund wie ein Apfel ist auch der Kreis, das Ursymbol vieler Kulturen. Er steht für die weibliche Fruchtbarkeit, die nie endende Vegetationskraft. Er kann ein Tor zur Welt des Göttlichen sein und besondere Kräfte verleihen, zugleich steht er für das Dauerhafte und die Dynamik der Wiederkehr, deren Weg viele „Übergangspforten“ kennt.

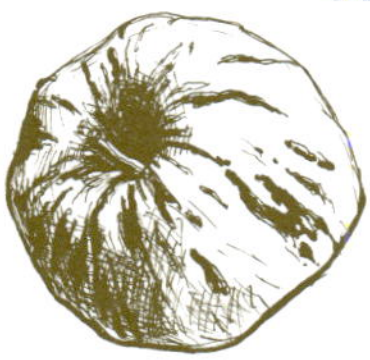

Sehr intensiv erlebten die Menschen früher das Prinzip der Wiederkehr zur dunkelsten Zeit im Jahr. Die Sonne war „verschwunden“ und mit ihr das lebensspendende Licht. Zur Wintersonnwende wurde sie neu geboren. Noch heute gibt es zu Weihnachten viele Bräuche, die mit dem Apfel in Verbindung stehen. Der Nikolaus – der alte Wintergott – bringt sie gemeinsam mit den Haselnüssen (siehe Seite 115). Sie zieren unsere Weihnachtsbäume, häufig als Holzimitation – früher ein Symbol für die Erlösung von der Erbsünde durch Christi Geburt (genauso wie die Darstellung Jesu mit Apfel in der Hand). Man schneidet den Barbarazweig am 4. Dezember, damit er am Heiligabend blüht. Diesen Zweig konnte man neben dem Apfel auch von anderen Obstbäumen, wie Kirsche oder Zwetschge, schneiden. In entlegeneren Gebieten hat sich bis heute der Brauch der Apfelpyramide, im Bayerischen auch „Paradeisl“ genannt, erhalten. Dabei wird eine Dreieckspyramide mit Hilfe von vier Äpfeln und sechs Stöcken (meist aus der Hasel) gebastelt. Auf die Äpfel setzte man je eine Kerze, die ähnlich dem Adventskranz nach und nach angezündet wurden. So wie die Sonne wiederkehrt und man dies durch Äpfel bekräftigen wollte, so tat man es auch mit dem Bratenschwein. Heute denkt man, es sei Dekoration, dass in Spanferkels Maul ein Apfel steckt. Dieser Brauch ist aber schon sehr alt und bittet das erlegte Tier wiederzukehren.

Die „Übergangspforten“ im ewigen Kreislauf wurden im Märchen teilweise auch „Apfelprüfung“ genannt. Die bekannteste ist wohl die der Goldmarie in „Frau Holle“, ein Märchen, das unter anderem den

Übergang vom Kind zur Frau beschreibt: „Das Brot ist fertig gebacken“ – der Backofen ist in den meisten Kulturen Sinnbild für die Gebärmutter der Erde; „die Äpfel sind reif“ – so wie das Mädchen Goldmarie. Oder wenn der Jüngling in „Die weiße Schlange“ als eine der drei Prüfungen einen Apfel vom Baum des Lebens holen muss, der übrigens auch golden ist, so wie die Äpfel der keltischen Anderswelt.

Auch Herakles und Atalanta hatten ihre „Apfelprüfung“. Für ihn war es Teil einer unverschuldeten Sühne, für sie das Ende der Jungfräulichkeit.

In unserer Geschichte steht auch Nimbh vor einer Zeitenwende, einer persönlichen zur Hüterin des Hains und einer gesellschaftlichen. Hilfe und Herausforderung erfährt sie durch den „Apfelbaum des Lebens“.

Der Apfel war, wie wir erfahren haben, Symbol der ewigen Jugend und Wiederkehr. In diesem Zusammenhang verwundert es nicht, dass er auch die Fruchtbarkeit und Liebe repräsentierte. So war er ein sehr beliebtes Attribut der diversen Muttergöttinnen, wie Freya, Demeter und Aphrodite, aber auch der christlichen Maria. Sogar die sehr alte und zwiespältige sumerische Ishtar (3000 v. Chr) wurde mit dem Apfel assoziiert. In ihr vereinen sich die lebensbejahende Liebe und Lust mit dem lebensvernichtenden Krieg.

Liebe und Fruchtbarkeit

Wenn ein Apfelbaum an Weihnachten erblühte, wurde dies als gutes Zeichen für die Fruchtbarkeit von Vieh und Feld gedeutet. Nicht nur die im Märchen gegessenen Äpfel verleihen häufig Fruchtbarkeit. Ein christlicher Mythos erzählt, wie die Uranin Marias, eine Tochter von Abraham, durch den Verzehr eines Apfels schwanger wurde. In Kirgisien war es lange Brauch, dass sich Frauen bei unerfülltem Kinderwunsch unter Apfelbäumen wälzten. Wenn Männer reichlich Äpfel aßen, war dies laut dem Volkskundler Höfler ein Zeichen ihrer Potenz. Eindeutige Anspielungen drückte man früher durch Sprüche aus wie „Das Äpfelchen begehren“ oder „vom Äpfelchen essen mögen“.

Der Apfel als ein Symbol der Liebe ist sehr alt. In der Bibel, im wunderbar poetischen „Hohelied“, finden sich verschiedene Passagen, in denen der Apfel dem Vergleich von Schönheit und Liebe dient (2:3–5, 7:10, 8:5).

In der Antike galt es als Liebeszeichen, wenn man jemandem einen Apfel zuwarf, und sogar noch in der Renaissance überreichte man einen Apfel als Brautwerbung. Wurde die Werbung angenommen, so verzehrte die Dame den Apfel. Damit versuchte es auch Freyr, der Bruder der germanischen Vegetationsgöttin Freya und Gott des Himmelslichts, der Wärme, Fruchtbarkeit und des Friedens. Doch leider reichte es bei seiner angebeteten Gerd, der bildschönen Tochter eines Riesen, nicht aus, und Gewalt war letztendlich vonnöten.

Bis weit in die Neuzeit hinein gab es bestimmte Hochzeitsrituale mit Äpfeln, die die Nachkommenschaft sichern sollten. Aber auch Liebesorakel und -zauberei wurden mit ihm betrieben. Wer der Liebste ist und wann er kommen würde, wurde vor allem während der Raunächte (siehe Seite 113) durch Apfelschalen, Kerne und Kerngehäuse geweissagt. Der Liebeszauber war dagegen schon etwas komplizierter und teilweise auch unappetitlicher. Durch Achsel- und Genitalbereich vollgeschwitzte Äpfel der Auserwählten unterzujubeln war dabei noch harmlos.

Schneewittchens Apfel – eine zweischneidige Frucht

So wie der Apfel von Schneewittchen eine gute und eine böse Seite hatte, steht es auch in manchen Mythen und Sagen um unsere Frucht. Man muss allerdings sagen, dass seine positiven Seiten immer überwogen haben.

In der Bibel steht zwar nirgends geschrieben, dass der Baum der Erkenntnis, der zum Sündenfall führte, ein Apfelbaum war, aber so stellten es die christlichen Missionare dar. Man kann nur vermuten, dass sie einen Bruch zu den alten Religionen der Germanen, Kelten, Römer und Griechen provozieren wollten, denen der Apfel so heilig war. Daraus entstand gewiss auch der Mythos, dass Adam einen Ableger des Paradiesbaumes mitnahm, aus dem Jahrhunderte später das Kreuz Christi gezimmert wurde. Auch soll Kain, der Erstgeborene Adams, nach dem Brudermord an Abel von einem Apfelast erschlagen worden sein. Hier könnte man sagen, dass ausgleichende Gerechtigkeit am Werke war. Nemesis, die griechische Göttin dieser Form von Gerechtigkeit, wurde übrigens auch oft mit einem Apfelzweig in der Hand dargestellt. Einer der wohl folgenschwersten „Apfelzwischenfälle“ der mythischen Geschichte war der Zankapfel des Paris, der den Trojanischen Krieg provozierte. Der schöne Jüngling Paris sollte den durch die Göttin der Zwietracht ins Spiel gebrachten Apfel der schönsten Göttin überreichen. Er entschied sich für Aphrodite, die ihm im Geheimen die schönste sterbliche Frau versprach. Leider war diese aber schon verheiratet, und die Tragödie nahm ihren Lauf.

Vom richtigen Umgang und der guten Zauberei

Natürlich hatte man mit einem so mächtigen Baum auch wohlüberlegt umzugehen. Damit er ordentlich Früchte trug, musste man ihn zu besonderen Tagen (Karsamstag, Frühlingstagundnachtgleiche, Silvester) wahlweise ordentlich schütteln, mit der Quickrute (siehe Seite 75) schlagen, mit Stroh umwinden oder ein totes Lamm an ihm aufhängen. Bei der Ernte ließ man als eine Art „Baumopfer“ meist ein bis zwei Äpfel hängen. Fruchtete ein Jungbaum das erste Mal, so durfte man ihn nicht beernten, da er sonst nie wieder tragen würde. Ein anderer Brauch besagt, dass man diese ersten Äpfel, egal wie viele es waren, in einem Weidenkorb nach Hause bringen musste.

Vor allem um Weihnachten herum gab es einige Tabus bezogen auf das Essen der Früchte. An manchen Tagen war es komplett verboten, an anderen erst nach dem Gottesdienst. Tiere, die am Weihnachtsabend mit Brot und Apfel gefüttert wurden, waren das ganze Jahr vor Unheil geschützt.

Generell war der Apfel häufig Teil von Kultspeisen zu besonderen Tagen. Doch ein Sterbender durfte unter keinen Umständen noch vom Apfel kosten, denn sonst konnte er die letzte Kommunion nicht mehr erhalten und wäre zu ewiger Verdammnis verflucht.

Wenn man an den christlichen Hochfeiertagen, die allesamt heidnische Hochfeiertage waren, Äpfel aß, war man das ganze Jahr geschützt gegen Krankheiten. „Erwischte“ es einen aber doch, konnte man mit Hilfe der Sympathiemagie (siehe Seite 78) von Fieber, Gicht, Zahnweh bis zur Gelbsucht die Leiden an den Apfelbaum abgeben. Es gab sogar den Brauch, einen Kranken zur Genesung zum Sonnenaufgang unter einen Apfelbaum zu legen.

Die Äste des Apfelbaums verwendete man teilweise auch als Wünschelrute, um Wasser zu finden. Wollte man den Weg nach Hause wiederfinden, nachdem man sich verirrt hatte, sollte man einfach an den Apfel denken, den man zu Silvester oder Weihnachten gegessen hatte.

Signaturkunde

Der Apfel steht voll und ganz im Zeichen der schönen Venus (siehe Seite 209). In allen Rosengewächsen versteckt sich die schöne Maid. Beim Apfel scheint sie mir aber besonders lieblich. Ihr ausgleichendes Wesen zeigt sich im Apfel durch seine positive Wirkung auf unser Nervenkostüm. Er kann auch unsere Haut dem Vorbild der Liebesgöttin folgend glätten, heilen und erstrahlen lassen, zudem regt er das Venusorgan Niere an und heilt offene Beine, die Folge von starker Veneninsuffizienz. Der venöse Blutkreislauf wird der Venus zugeschrieben, der arterielle ihrem Geliebten Mars.

Naturkunde

Der älteste bekannte deutsche Wildapfel, wegen seines Standortes „im Holz“, also in Wald und Gebüsch auch Holzapfel genannt, wächst bei Rostock. Er ist stolze 260 Jahre alt, hat einen Umfang von vier Metern, ist noch recht vital und auf jeden Fall einen Besuch wert!

Deutscher Name: Wild-Apfel, Holzapfel
Lateinischer Name: *Malus sylvestris*
Familie: Rosengewächse
Standort: Waldränder, Au-Laubmischwälder, tiefgründiger Boden, Tieflagen bis montan (1100 m); trotz der geringen Ansprüche kommt er sehr selten vor und auch nie in Grüppchen

Beschreibung: 10 m hoher Baum; Rinde: braun-grau mit abblätternden dünnen Schuppen; Äste: mit Kurztriebdornen; Blätter: eiförmig, gesägt, Unterseite weißfilzig, kurz gestielt; Blüte: weiß rötlich, gelbe Staubbeutel in Büscheln; Frucht: 3–5 cm groß, grün
Blütezeit: April–Mai
Erntezeit: Blüten: April–Mai; Blätter: Juni–September; Früchte: September–November

Kurze Geschichte des Kulturapfels (*M. domestica*)

Auf der gesamten Nordhalbkugel gibt es etwa 30 unterschiedliche Wildapfelarten, und nur eine davon (*Malus sylvestris*) kommt in Europa vor. Erst seit 2001 ist man mit Hilfe von Gentests gewiss, dass unser heutiger Kulturapfel von dem Wildapfel des Tien-Shan-Gebirges aus dem südöstlichen Kasachstan bis nach China hinein abstammt. Der sogenannte *Malus sieversii* wurde für die „westliche" Welt erst Anfang des letzten Jahrhunderts von dem russischen Botaniker und Genetiker Wawilow entdeckt, den Stalin 1943 als Staatsverräter im Gefängnis verhungern ließ. Sein Schüler, der Kasache Aymak Djangaliev (1913–2009) machte es sich zur Lebensaufgabe, die ausgedehnten Apfelwälder seiner Heimat zu schützen und ihre reiche Artenvielfalt für die Nachwelt zu erhalten. Er legte einen eigenen botanischen Garten aus den vielen von ihm nachgezogenen Apfelbäumen an. Die Apfelbäume dieser Wälder sind extrem widerstandsfähig, trotzen Temperaturen von −40 bis +40 Grad und wachsen in einer Höhe von bis zu 2200 Metern. Sie können bis zu 30 Meter hoch werden, ein Alter von 300 Jahren erreichen und haben größtenteils Früchte, deren Geschmack jedem Tafelobst das Wasser reichen kann. Jeder Hang dieser Region hat seine eigenen Varietäten – ein wahrer Schatz, der jedoch durch die kasachische Wirtschaftspolitik trotz vorhandener Schutzgebiete sehr stark gefährdet ist.

Die kasachische Hauptstadt Almaty hieß früher Alma-Ata, was übersetzt „Großvater Apfel" heißt („Alma" heißt in den Turksprachen, den mongolischen Sprachen und auf Ungarisch „Apfel"). Die Seidenstraße, die bereits in der Steinzeit als Handelsroute genutzt wurde, führte an ihr entlang. Über diese Route gelangte der Apfel ins Zweistromland und wurde höchstwahrscheinlich 3000 v. Chr. von den Sumerern, die bereits die Stecklingsvermehrung entwickelt hatten, das erste Mal gezielt kultiviert. Über Griechenland und Rom (Plinius berichtet bereits von 30 verschiedenen Sorten) erreichte er schließlich Mitteleuropa.

Wirkstoffkunde

Die Rinde des Apfelbaums enthält Gerbstoffe, die Blüten zusätzlich noch ätherische Öle, sehr viel mehr wurde noch nicht untersucht. Die Frucht enthält Quercetin, eines der stärksten Antioxidantien unter den Flavonoiden (siehe Seite 64), Mineralien, Eisen, die Vitamine C und B sowie Pektine (der Holzapel mehr als der Kulturapfel). Pektine sind sogenannnte Pflanzenschleime und bestehen aus unterschiedlichen Zuckermolekülen. Sie schützen die kostbaren Samen der Pflanze vor dem Austrocknen und stellen sicher, dass sie während des Verdauungsprozesses von Tieren den „Weg nach draußen" unbeschadet überstehen. Auf uns Menschen haben sie eine entgiftende sowie schleimhautschützende und -heilende Wirkung, sodass sie unter anderem bei Erkrankungen des Verdauungssystems, des Urogenitaltraktes, der Atemwege und der Haut eingesetzt werden. Durch längere Einnahme vermindert sich die Resorption der Nahrung – unbedingt zu beachten bei der Behandlung stark geschwächter und abgemagerter Menschen.

Heilkunde

Ähnlich wie mit den Äpfeln der keltischen Anderswelt, die jede Krankheit heilen konnten, verhält es sich mit den Holz- und Kulturäpfeln unserer Sphären.

Magen, Darm und Niere

Altbewährt und gut bekannt ist der geriebene Apfel bei Durchfall und Magen-Darm-Entzündungen. Durch das Reiben ruft man einen Oxidationsprozess hervor, der den Apfel braun werden lässt und das Pektin „verfügbar" macht. Dieses mildert die Reizung und fördert die Regeneration der Magenschleimhaut. Das Quercetin wirkt zusätzlich entzündungshemmend.

Bei starkem Durchfall sollte man 1–3 Tage lang alle 2–4 Stunden ein Schälchen essen. Hildegard von Bingen lobte den Apfel frisch oder gebraten bei Schmerzen und Trägheit von Leber und Milz sowie zur Regulierung der Verdauungsorgane. Äpfel regen den Fettstoffwechsel an und wirken allgemein gegen eine Übersäuerung des Körpers. Der Tee aus der frischen Frucht hilft bei Koliken. Der Schalentee sowie ein Frischsaft oder reichliches Essen regen Niere und Blase an und wirken darüber harntreibend. Bei Harnwegsentzündungen werden vor allem rohe saure Äpfel empfohlen.

„Ewige Jugend“: für Blut, Herz und Nerven – gegen Rheuma und Gicht

Für die Behandlung von Migräne und Müdigkeit sowie zur Anregung des Stoffwechsels empfiehlt Hildegard diesmal den gebratenen oder frischen Apfel. Generell und in allen Varianten gilt die „Götterfrucht“ als blutreinigend und als eine sehr gute Aufbaukost bei Anämie und Schwäche. Der Franzose Messegué empfiehlt eine wahre „Wiederauferstehungskur“, mit der er schon vielen Menschen auch in lebensbedrohlichen Zuständen geholfen hat: 2 Tage lang täglich 1–1,5 kg geriebene Äpfel essen und viel trinken. Ab dem dritten Tag kann dann langsam mit zusätzlichen Kleinigkeiten zur Normalkost zurückgekehrt werden. Danach ist der gesamte Verdauungsbereich, der für die Energieversorgung und einen Großteil der Immunabwehr zuständig ist, „generalüberholt“. Direkt unter der Schale hat der Apfel den höchsten Gehalt an Quercetin, das unter anderem zellschützend und immunstimulierend wirkt. Der Tee aus der Schale wird traditionell bei Gicht und Rheuma eingesetzt. Bei akuten rheumatischen Schmerzen greift man dagegen auf einen Tee aus frischen Früchten zurück.

Der Verzehr von Äpfeln senkt den Cholesterinspiegel und die Thrombosegefahr und reduziert, bei täglicher Anwendung, die Blutzuckerwerte, was Diabetes Mellitus Typ 2 vorbeugen kann.

Der Renaissancearzt Lonicerus empfahl den Apfel zur Stärkung des Herzens, gegen Herzklopfen und Ohnmacht. Einige Jahrhunderte zuvor verabreichte ihn der jüdisch-andalusische Philosoph und Arzt Maimonides bei Epilepsie und Hysterie. Auch heute noch verwendet man den Schalentee, um die Nerven zu beruhigen – Messegué zieht dafür den gekochten Apfel vor. Auch er hat die Erfahrung gemacht, dass der abendliche Verzehr eines Apfels einen baldigen und ruhigen Schlaf zur Folge hat, so als würde man Cormacs Apfelast schütteln. Andere Stimmen hingegen raten an, vor dem Schlafengehen besser keine Äpfel zu essen, sie könnten im Magen zu gären beginnen und dann am folgenden Tag zu Kopfweh führen. Ich teile meine Erfahrung allerdings mit dem Franzosen.

Erkältungskrankheiten

Der kalt getrunkene Früchtetee ist ein sehr gutes Mittel gegen fieberhafte Erkältungen, wobei man für diese Anwendung einen Holzapfel dem Kulturapfel nach Möglichkeit vorziehen sollte. Hildegard von Bingen und Messegué empfehlen den Rindentee zum Fiebersenken – man hat ihn sogar als einen ebenbürtigen Ersatz für Chinin verwendet.

Gegen Heiserkeit, Asthma und Verschleimung der Atemwege könnte die Nachspeise zur Medizin werden, in Form von gebackenen oder gebratenen Äpfeln.

Wunden und Haut

Damit Schnittwunden und Schrammen schneller abheilen, kann man an den betroffenen Stellen eine Kompresse aus Apfelsaft, gemischt mit einem Schuss Olivenöl anlegen. Laut Kronfeld legte man früher zum Blutstillen wohl auch das Moos auf, das an Stamm und Ästen der Apfelbäume wächst. Ältere, schon leicht matschige Lageräpfel, die über viel Pektin verfügen, fördern die Blutzirkulation sowie ein glattes Abheilen der Haut und sind antientzündlich und antiseptisch. Man stampft sie zu Brei und gibt diesen auf Brandwunden, Frostbeulen, offene Füße sowie auf schlecht heilende Verletzungen. Letzteres kann man auch mit einer Rindenteekompresse behandeln. Der Breiumschlag hilft außerdem bei Infektionskrankheiten der Haut, bei Ausschlag und Akne oder kann auch einfach zur Straffung und Reinigung als Gesichtmaske verwendet werden. Das dazu passende Gesichtwasser lässt sich aus der Blütentinktur herstellen.

Gemmotherapie

Die Apfelknospen sind ein neu entwickeltes Gemmotherapeutikum mit einem großen Wirkspektrum, das viele traditionelle Heilanwendungen mit einschließt. Neben dem oben bereits Erwähnten findet es zusätzlich seinen Einsatz bei erhöhtem Blutdruck sowie zur Förderung der Gehirnleistung durch verbesserte Durchblutung und erhöhte Sauerstoffaufnahme. Es fördert, ganz im Sinne der alten Mythen, die Testosteron- und Östrogenausschüttung und wirkt daher Impotenz und Frigidität entgegen. Ferner ist es angstlösend, hilft bei geistiger Erschöpfung, Konzentrationsschwäche und bei Suchtverhalten, vor allem gegenüber Tabak. Die letzte Indikation las ich mit freudigem Erstaunen, denn einst gab es einen Zauberbrauch, bei dem man Süchte mit Hilfe von Apfelholz überwand.

Bachblüte
Als Bachblüte hilft der Holzapfel Menschen mit einem übertriebenen und krankhaften Ordnungs- und Reinigungsideal, sowohl auf körperlicher als auch auf seelischer Ebene. Sie hilft, eine positivere Grundeinstellung zur eigenen Körperlichkeit zu bekommen und sich nicht von Kleinlichkeiten dominieren zu lassen.

Rezepte

Abwehrsteigerung, Gicht, Rheuma, ausleitend, harntreibend

Schalentee
Infus aus 1–2 EL getrockneten Schalen oder 2-4 EL frischen Schalen auf ½ Liter Wasser, 2–3 Tassen täglich (siehe auch Grundrezept Seite 10).

Grippe, Koliken, Gicht- und Rheumaschmerzen

Früchtetee
Infus aus 3–4 EL klein geschnittenem frischem Apfel auf ½ Liter Wasser, vor dem Trinken abkühlen lassen, 2–3 Tassen täglich.

Schlecht heilende Wunden

Rindenteekompresse
Dekokt aus 1–2 TL getrocknete Rinde von ein- bis zweijährigen Ästen auf ¼ Liter Wasser (siehe auch Grundrezepte Seite 10).

Für schöne Gesichtshaut

Gesichtswasser der „Apfelgöttinnen“
Füllen Sie ein Glas mit Apfelblüten und übergießen diese vollständig mit 38%igem Alkohol. Der Auszug sollte die ersten 4 Wochen an einem sonnigen Platz stehen. Zur Verwendung als Gesichtswasser stellen Sie eine 10%ige Verdünnung her, auf 100 ml Wasser kommen also 10 ml Tinktur.

Abschließendes Webmuster

Wir haben unsere Heiligen Haine bereits dem Fortschritt und der Profitgier, den neuen Göttern unserer Zeit geopfert. Trotzdem glaube ich, dass jeder Mensch in unserer westlichen Welt noch immer einen Keimling des „großen Apfelbaumes" in sich trägt. Wir müssen mehr denn je Bewusstsein schaffen für die Bedeutung und Schönheit der Natur, denn nur dort hören wir unser Seelenlied und können heil und ganz werden. Vielleicht beginnen wir dann auch endlich, rücksichtsvoller und nachhaltiger mit den Ressourcen unseres wunderbaren Planeten umzugehen.

Nimbhs Heiliger Hain und Avalon sind „Inselreiche des Friedens" und ihre Früchte deren Botschafter. In diesem Sinne möchte ich Ihnen, liebe Leserinnen und Leser, zum Abschied im Geiste einen solchen Apfel schenken und hoffe, die Lektüre konnte helfen, das Band zur Naturverbundenheit unserer keltischen Vorfahren neu zu knüpfen.

Kenavo
Ihre Coco Burckhardt, Ostern 2017,
kurz vor der Apfelblüte

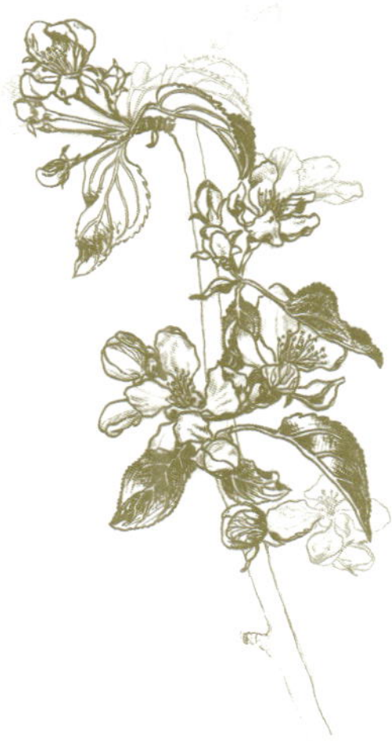

Service

Heilrezepte im Buch	Kohlrübe	Efeu	Weide	Scharbocks-kraut	Palm
	Seite 33–34	Seite 67–69	Seite 85–86	Seite 101–102	Seite 114–119
Bewegungsapparat					
Verletzungen allgemein					
Verspannungen, Zerrung	Wickel, Breiauflage				
müde Füße					
Wunden, Verletzungen äußerlich					
Wundebehandlung	Wickel, Breiauflage		Frischkraut, Kompresse	Kompresse, Salbe, Frischkraut	Haseltee-kompresse, Birken-kompresse
Frostbeulen, Verbren-nungen	Wickel, Breiauflage	Blütensalbe			
Holzsplitter	Wickel, Breiauflage				Fichtenharz-pflaster
Abszesse, Nagelbett-entzündung	Wickel, Breiauflage	Blätter-auflage			
Blutergüsse	Wickel, Breiauflage			Kompresse, Salbe, Frischkraut	Birkenkätz-chen/-rinde
Narben	Wickel, Breiauflage				
Haut, Allergien, Haar, Insektenstiche					
Akne, Furunkel	Wickel, Breiauflage			Kompresse, Frischkraut	Birkenkom-presse
Ekzeme	Wickel, Breiauflage		Kompresse		Haselnuss-/Birkenkom-presse
Cellulitis, geplatzte Äderchen, Altersflecken		Teekom-presse (bei Cellulitis), Ölauszug	Kompresse (bei Al-tersflecken)		
Hühneraugen		Blätter-auflage			
Insektenstiche	Wickel, Breiauflage				

Engelwurz	Beifuß	Schafgarbe	Rote Bete	Lärche	Apfel
Seite 137–139	Seite 161–163	Seite 178–180	Seite 195–196	Seite 214–216	Seite 240
	Öl, Dampf, Rauch				
	Öl, Dampf, Rauch			Salbe, Bad, Nadelspiritus, Öl	
	Fußbad				
Frischkrautauflage		Frischkraut, Teekompresse, Salbe, Tinktur		Salbe	Saft + Olivenöl, Rindenteekompresse
			Blätterauflage	frische Rindenauflage	Lagerapfelbreiauflage
				Salbe	
Frischkrautauflage		Bad, Tinktur, Salbe	Blätterauflage, Teekompresse	Salbe, Rindenauflage	Lagerapfelbreiauflage
	Öl	Frischkraut, Teekompresse, Salbe, Tinktur			
		Bad, Dampf	Blätterauflage, Teekompresse		Breiumschlag
				Salbe, Bad	
		Tee, Kompresse (bei geplatzten Äderchen)			
	Frischkraut (prophylaktisch)	Frischkraut, Salbe			

Heilrezepte im Buch	Kohlrübe Seite 33–34	Efeu Seite 67–69	Weide Seite 85–86	Scharbockskraut Seite 101–102	Palm Seite 114–119
Schuppenflechte					
Fußschweiß			Bad		Birkenbad
Haarschuppen			Bad		Buchshaarwasser
gereizte Augen					
Atemwegs- und Erkältungskrankheiten					
Husten, Bronchitis	Milch, Sirup	Tee, Tinktur, Sirup		Tee	Wacholdertee, Fichtentee, Haselnüsse
Kehlkopfentzündung	Wickel, Sirup	Tee, Tinktur, Sirup			
Grippe			Tee, Tinktur		Buchsfußbad, Hasel-/Wacholdertee
Nasennebenhöhlenentzündung					
Rekonvaleszenz					
Abwehrsteigerung	Verzer, Tee	Tee		Essen	Fichtentee
schmerzhafte Lymphknoten, Mandeln			Teegurgeln		
Stoffwechselanregend, Harnwege, Rheuma/Gicht					
Dauermüdigkeit, Schwäche	Tee, Essen				
punktuelle „Gewebsreinigung“	Wickel, Breiauflage				
Gicht, Rheuma			Tee		Birkensaft/-tee
Gicht- und Rheumaschmerzen *siehe Nerven, Psyche, Schmerztherapie*					
ausleitend, harntreibend			Tee		Wacholdertee, Birkensaft
Blasen-, Harnwegsentzündungen			Teemischung		Wacholdertee, Birkensaft/-tee

Engelwurz	Beifuß	Schafgarbe	Rote Bete	Lärche	Apfel
Seite 137–139	**Seite 161–163**	**Seite 178–180**	**Seite 195–196**	**Seite 214–216**	**Seite 240**
		Bad, Dampf, Salbe			
			Teewaschung		
		Teekompresse			
Tee, Salbe	Tee, Dampf	Dampf		Salbe, Räuchern, Bad	gegarte Frucht verzehren
	Tee				kalter Früchtetee, Rindentee
Salbe		Dampf		Salbe, Räuchern, Bad	
Tee, Theriak					Apfelkur
Tee, Theriak, Wurzelkauen					Schalentee
Tee, Salbe					
Tee, Tinktur, Theriak					Apfelkur
					Schalentee
Tee	Tee	Tee	Essen	Harzmilch	Essen, Schalentee
		Tee, Bad		Rindentee	Essen (saure Äpfel)

Heilrezepte im Buch	Kohlrübe	Efeu	Weide	Scharbocks-kraut	Palm
	Seite 33–34	Seite 67–69	Seite 85–86	Seite 101–102	Seite 114–119
Nieren- und Blasensteine					Birken-saft/-tee
Verdauung, Magen, Leber					
appetitanregend und verdauungsfördernd	Essen, Tee				Wacholder-tee, Birken-tee
Übersäuerung	Essen (Sauerkraut)				Haselnüsse (bei Sod-brennen)
Gastritis & Magen-Darm-Beschwerden allgemein			Tee		
Blähungen					
Durchfall			Tee (entzün-dungsbed.)		Gemmo-therapie (Wacholder) – nach Anti-biotika
leberstärkend					
Gallensteine					Fichtentee
Koliken *siehe Nerven, Psyche, Schmerztherapie*					
Nerven, Psyche, Schmerztherapie					
allgemeines Schmerz-geschehen		Blätter-auflage	Bad, Tee, Salbe, Tinktur		Fichtenöl-salbe/-rauch
Koliken			Tee, Tinktur		Wacholder-tinktur
Gicht-, Rheuma- und Gelenkschmerzen	Wickel, Breiauflage	Bad, Brei-umschlag	Bad, Tee, Salbe, Tinktur Rauch		Buchskom-presse, Wacholder-tinktur/-rauch
Kopfschmerzen	Tee		Tee, Tinktur		
Zahn- und Ohren-schmerzen	Kohlsaft	Saft, Brei-umschlag			Gemmo-therapie (Hasel)

Engelwurz	Beifuß	Schafgarbe	Rote Bete	Lärche	Apfel
Seite 137–139	**Seite 161–163**	**Seite 178–180**	**Seite 195–196**	**Seite 214–216**	**Seite 240**
	Tee	Tee			
Tee, Tinktur	Tee	Tee	Essen		
		Tee	Essen		Essen
Tee		Tee	Essen		Essen (gerieben)
Tee					
					Essen (gerieben)
Tee		Tee, Wickel	Essen		
	Tee				
Tee, Tinktur	Tee, Öl, Kompresse	Tee			Tee aus frischen Füchten
Öl, Kompresse, Kissen	Öl, Dampf, Rauch	Bad, Kompresse		Nadelspiritus, Salbe, Bad, Öl	Tee aus frischen Füchten
Tee (bei Migräne), Salbe			Teekompresse		Essen bei Migräne
Saft		Frischkraut	Teekompresse		Schalentee Essen (gekocht)

Heilrezepte im Buch	Kohlrübe	Efeu	Weide	Scharbocks-kraut	Palm
	Seite 33–34	Seite 67–69	Seite 85–86	Seite 101–102	Seite 114–119
Nervosität	Tee				Wacholder-tee, Fichten-bad/-kissen, Haselnüsse
Schlafprobleme	Tee		Tee		Fichten-bad/-kissen
Depressionen, Ängste	Tee				
Herz und Kreislauf, Blut, Gefäße					
herztonisierend und -stärkend					
blutdruckausgleichend					
blutdrucksteigernd					Haseltee-kompresse
blutverbessernd, cholesterinsenkend					Birken-saft/-tee, Haselnüsse
arteriosklerosevorbeugend	Essen				
Krampfadern, Hämor-rhoiden				Bad, Tinktur, Frischkraut	Hasel-kompresse
allgemein durchblutungs-fördernd					Fichtenöl-salbe/-rauch
Frauenleiden					
Unterleibskrämpfe und -schmerzen	Umschlag				
ausgewogene Regel-blutung, PMS					Gemmo-therapie (Birke)
unerfüllter Kinderwunsch					
Wechseljahres-beschwerden					
Impotenz, Frigidität					
Vaginalentzündung					
Myom		Teemi-schung			
Geburt				Dammriss: Salbe	

Engelwurz	**Beifuß**	**Schafgarbe**	**Rote Bete**	**Lärche**	**Apfel**
Seite 137–139	**Seite 161–163**	**Seite 178–180**	**Seite 195–196**	**Seite 214–216**	**Seite 240**
Salbe, Kissen	Bad, Tee		Essen	Bad, Räuchern	
	Kissen				Essen (abends)
Salbe, Kissen, Tee	Kissen, Rauch			Salbe, Bad, Räuchern	Gemmotherapie
Tee, Tinktur, Therapie		Tee	Essen		Essen
		Tee	Essen		
			Essen		Essen
		Tee	Essen		
		Kompresse, Bad, Tinktur			
	Fußbad, Tee	Tee		Salbe, Öl	
Salbe, Kompresse, Kissen	Tee, Dampf, Öl, Wickel	Tee, Wickel			
Tee, Tinktur	Tee	Teemischung			
	Tee				
Tee, Tinktur		Tee	Essen		
Tee	Tee	Tee			Gemmotherapie
		Bad			
	Geburtsvorbereitung: Tee, Dampf	Tee (bei Wassereinlagerung im Wochenbett)			

Literatur

Auteroche, Bernard und Michele; Gervais, Gerard; Navailh, Paul; Toui-Kan, Evelyn: Übungen zur Akupunktur und Moxibution. Hippokrates 1993

Bächtold-Stäubli, Hanns (Hrsg): Handwörterbuch des deutschen Aberglaube, Band 1–9 (1927–42). Weltbild 2005

Bader, Marlis: Räuchern mit heimischen Kräutern. Kösel-Verlag 2005

Beiser, Rudi: 13 magische Heilpflanzen. Kosmos 2015

Bickel-Sandkötter, Susanne: Nutzpflanzen und ihre Inhaltsstoffe. Quelle & Meyer 2003

Bohlmann, Ullmann: Essen als Medizin. Gräfe und Unzer 2013

Botheroyd, Sylvia und Paul: Lexikon der keltischen Mythologie. Diederichs Verlag 1996

Brönnimann, Julia; Bichsel, Barbara: Gemmotherapie. Verlag Eugen Ulmer 2016

Bühring, Ursel: Praxis-Lehrbuch der modernen Phytotherapie. Haug 2009

Bühring, Ursel; Bächle-Helde, Bernadette: Heilsame Wickel und Auflagen. Verlag Eugen Ulmer 2014

Burckhardt, Coco: Alles aus Wildpflanzen. Verlag Eugen Ulmer 2015

Burckhardt, Coco: Der Wildpflanzen Praxis-Coach. BLV 2016

Burckhardt, Coco: Erste Hilfe mit frischen Wildpflanzen. Verlag Eugen Ulmer 2016

Dürr, Hans Peter: Traumzeit. Suhrkamp 1994

Eliade, Mircea: Geschichte der religiösen Ideen, Band 1–4 (1976). Verlag Herder 2002

Ennet Dieter; Reuter Hans: Lexikon der Heilpflanzen. Nikol 2004

Fink, Hans: Verzaubertes Land – Volkskunde und Ahnenbrauch in Südtirol. Tyrolia Verlag 1969

Fink-Henseler, Roland: Naturrezepte aus der Hausapotheke. Gondrom Verlag 1996

Fischer-Rizzi, Susanne: Blätter von Bäumen. Irisiana 2001

Fleischhauer, Steffen Guido: Enzyklopädie der essbaren Wildpflanzen. AT-Verlag 2004

Frazer, James: Der goldene Zweig. Rowohlt 2011

Fuchs, Leonard: The New Herbal of 1543. Taschen 2001

Genaust, Helmut: Etymologisches Wörterbuch der botanischen Pflanzennamen. Nikol 2005

Green, James: The Male Herbal. Crossing press 2007

Grimm, Jacob: Deutsche Mythologie (1875–78). Drei Lilien Verlag 1992

Haag, Stefan: Liebeskraut und Zauberpflanzen. Kosmos 2010

Hageneder, Fred: Geist der Bäume. Neue Erde 1998

Herder Lexikon: Germanische und keltische Mythologie. Herder 1982

Herder Lexikon: Griechische und römische Mythologie. Herder 1990

Herder Lexikon: Symbole. Herder 1993

Hertling, Bernd: Wie aus dem Zankapfel die Einbeere wurde – (Heil-) Pflanzen im griechischen Mythos. Foitzick Verlag 2006

Höchstetter, Fred: Großes illustriertes Kräuterbuch. Ensslin & Laiblin 1882

Höfler, Max: Volksmedizinische Botanik der Germanen (1908). Verlag für Wissenschaft und Bildung 1990

Holzapfel, Otto: Lexikon der abendländischen Mythologie. Herder 2000

Hübotter, Franz: Chinesisch-tibetische Pharmakologie und Rezeptur. Haug Verlag 1957

Huschik, Klaus: Historischer Kräutergarten – Burg Pappenheim. wek-Verlag 2006

Johnson, Hugh: Bäume. Gräfe und Unzer 2010

Kalbermatten, Roger: Wesen und Signatur der Heilpflanzen. AT-Verlag 2013

Kneipp, Sebastian: Pflanzenatlas. Verlag der Jos. Kösel`schen Buchhandlung 1897

Körber-Grohne, Udelgard: Nutzpflanzen in Deustchland – von der Vorgeschichte bis heute. Nikol 1995

Koschtschejew, A. K.: Wildwachsende Pflanzen unserer Ernährung. VEB 1990

Kronfeld, Ernst: Zauberpflanzen und Amulette (1898) Verlag Edition geheimes Wissen 2011

Kronfeld, Ernst; v. Hovorka: Vergleichende Volksmedizin – Band 1. Strecker und Schröder 1908

Kühn, Uwe und Stefan; Ullrich, Bernd: Bäume die Geschichten erzählen. BLV 2005

Kühn, Uwe und Stefan; Ullrich, Bernd: Deutschland älteste Bäume. BLV 2003

Laudert, Doris: Mythos Baum. BLV 2004

Lonicerus, Adamo: Kreuterbuch (1679); Verlag Konrad Kölbl 1962

Madejsky, Magret: Lexikon der Frauenheilkräuter. AT-Verlag 2012

Magdunensis, Odo: Macer floribus (11. Jhd). Verlag Leipzig 2003

Maier, Johann: Judentum von A–Z. Herder 2001

Mannhardt, Wilhelm: Wald und Feldkulte Bd. 1 (1904). Elibron Classics Replica 2005

Marzell, Heinrich: Wörterbuch der deutschen Pflanzennamen (1943–58). Parkland Verlag 2000

Marzell, Heinrich: Bäume in der Volkskunde – Zusammenfassung und Nachdruck einzelner Artikel. Wurzel-Verlag 1995

Marzell, Heinrich: Geschichte und Volkskunde der deutschen Heilpflanzen (1938). Reichl Verlag 2002

Marzell, Heinrich: Zauberpflanzen Hexentränke. Frankh´sche Verlagshandlung 1964

Melcher, Erna und Hans: Das große Buch der Heiligen. Südwest 1978

Melzig, Matthias; Hiller, Karl: Lexikon der Arzneipflanzen und Drogen. area Verlag 2003

Messegue, Maurice: Das Messegue-Heilkräuter-Lexikon. Molden Verlag 1976

Molenkamp, Felicia: Kräuter-Biotika. AT-Verlag 2015

Nedoma, Gabriela: Knospen. Freya 2014

Ody, Penelope: The Complete Guide to Medicinal Herbs. Dorling Kindersley 2000

Pahlow, Mannfried: Das große Buch der Heilpflanzen. Gräfe und Unzer 1993

Pakenham, Thomas: Bäume. Christian Verlag 2003
Perger, Anton: Deutsche Pflanzensagen (1864). Fourier Verlag 1979
Potterton, David: Culpeper's Colour Herbal. W. Foulsham & Co 2002
Ranke-Graves, Robert: Die weiße Göttin. Rowohlts 1985
Rippe, Olaf; Madejsky, Magret: Kräuterkunde des Paracelsus. AT-Verlag 2009
Robbins, Tom: Pan Aroma. Rowohlt 1996
Rosenberg, Kerstin; Nagerseth, Kalyari; Küthe-Albrecht, Andrea: Ayurveda mit heimischen Pflanzen. BLV 2015
Roth, Lutz; Daunderer, Max; Kormann, Kurt: Giftpflanzen Pflanzengifte. Nikol 1994
Rozencwajg, Joe: Dynamic Gemmotherapy. Emryss Publisher 2013
Sachranger Frauenbund: Sachranger Hausmittel, Eigenverlag 1995
Scherf, Gertrud: Pflanzengeheimnisse aus alter Zeit. BLV 2004
Schmeil, Otto; Fitschen, Jost: Flora von Deutschland. Quelle & Meyer 2003
Schütt, P.; Schuck, H.J.; Stimm, B.: Lexikon der Baum- und Straucharten. Nikol 2002
Schütt, P.; Schuck, H.J.; Stimm, B.: Enzyklopädie der Laubbäume. Nikol 2006
Sommer, Yvonne: Pflanzenmonographie Tausendgüldenkraut im Rahmen der Wild- und Heilpflanzenpädagogikausbildung 2017 der Naturschule Freiburg
Sperber, Georg; Thierfelder, Stephan: Urwälder Deutschlands. BLV 2005
Stammel, Heinz: Das Heilwissen der Indianer. Wunderlich 1986
Storl, Wolf-Dieter: Pflanzen der Kelten. AT-Verlag 2001
Storl, Wolf-Dieter: Urmedizin. AT-Verlag 2015
Storl, Wolf-Dieter: Wandernde Pflanzen. AT-Verlag 2012
Storl, Wolf-Dieter; Phyl, Paul: Bekannte und vergessene Gemüse. AT-Verlag 2002
Strassmann, Renato: Baumheilkunde. AT-Verlag 2006
Thoreau, Henry David: Wilde Früchte. Manesse Verlag 2012
von Bingen, Hildegard: Physica, Band V. Beuroner Kunstverlag 2012
Weidinger, Hermann-Josef: Hollerbusch, Kranewitt und Haselnuß. Freunde der Heilkräuter 1996
Weidinger, Hermann-Josef: Kräuter für die Seele; Freunde der Heilkräuter 1993
Wilkens, Johannes: Die Heilkraft der Christrose. AT-Verlag 2014
Zerling, Clemens: Lexikon der Pflanzensymbolik. AT-Verlag 2007

Danksagung

Ich möchte mich beim Verlag Eugen Ulmer, insbesondere bei Christine Hutschenreuther und Ina Vetter bedanken, weil sie Lust hatten, mein „Herzensbuch“, trotz des ungewöhnlichen Konzepts, zu veröffentlichen. Herzlichen Dank auch an Bernd Hertling und Ute Boos, die das Manuskript im Vorfeld durchgearbeitet und hilfreiche Verbesserungsvorschläge beigesteuert haben. Den Schriftstellern J.R.R. Tolkien, Tom Robbins, Peter S. Beagle und Leonie Swann möchte ich für ihre fantastischen Werke und inspirierenden Worte danken. Meinem ehemaligen Waldkindergarten den Erlanger „Pfifferlingen“ gilt ein ganz elementarer und besonderer Dank, denn sie waren das erstes Publikum und der Initialfunke meiner Geschichten.

Und Dir, Rafi, will ich diesmal für deine Zeichnungen danken. Deine Abbildungen der Pflanzen berühren mich tief – sie zeigen mir etwas vom Innersten des Pflanzenwesens. Ich könnte Stunden über ihnen meditieren. Und wie Du es geschafft hast, von meinem inneren Auge heraus die Szenenbilder abzumalen, weiß ich bis heute nicht! Meine tiefe Dankbarkeit gilt natürlich auch Wald und Wiesen, die mir so viele Geheimnisse und Geschichten zu wispern und mir helfen, meine keltischen Wurzeln wachsen zu lassen.

Wichtig zu erwähnen ist mir abschließend der Verein Alma in Paris. Dieser Verein setzt sich für den Erhalt des Urapfels *Malus sieversii* in Kasachstan ein und hat einen bewegenden Film („Les Origines de la Pomme“, „Alte Gene für neue Äpfel“) zum Thema gedreht. Informationen zum Projekt sowie ein Spendenkonto finden Sie unter www.almaoriginedelapomme.com.

Register

Die Zeichnungen im Buch stammen von Rafael Kläger.

Die in diesem Buch enthaltenen Empfehlungen und Angaben sind von der Autorin mit größter Sorgfalt zusammengestellt und geprüft worden. Eine Garantie für die Richtigkeit der Angaben kann aber nicht gegeben werden. Autorin und Verlag übernehmen keine Haftung für Schäden und Unfälle. Bitte setzen Sie bei der Anwendung der in diesem Buch enthaltenen Empfehlungen Ihr persönliches Urteilsvermögen ein.
Der Verlag Eugen Ulmer ist nicht verantwortlich für die Inhalte der im Buch genannten Websites.

Bibliografische Information der Deutschen Nationalbibliothek
Die Deutsche Nationalbibliothek verzeichnet diese Publikation in der Deutschen Nationalbibliografie; detaillierte bibliografische Daten sind im Internet über http://dnb.d-nb.de abrufbar.

Wollgrasweg 41, 70599 Stuttgart (Hohenheim)
E-Mail: info@ulmer.de
Internet: www.ulmer.de
Lektorat: Ulf Müller, Ina Vetter, Antje Munk
Herstellung: Jürgen Sprenzel
Umschlag-Konzeption: Ruska, Martín, Associates GmbH, Berlin
Umschlagentwurf: red.sign, Anette Vogt, Stuttgart
Satz: r&p digitale medien, Echterdingen
Druck und Bindung: Neografia, Martin, Slowakei
Printed in Slovakia

ISBN 978-3-8186-0074-7